全国普通高等医学院校护理学专业规划教材

护理管理学

供护理学（专科起点升本科）、健康服务与管理及相关专业使用

主　编　沈　勤　张　颖

中国协和医科大学出版社

北　京

内容简介

本教材是"全国普通高等医学院校护理学专业规划教材"之一,系根据本套教材的编写指导思想和原则要求,结合专业培养目标和本课程要求的教学目标编写而成。内容涵盖了护理管理学和管理学的基本概念、基本理论、基本方法;管理五大职能、护理质量管理、护理信息管理、与护理管理相关的法律法规等。此外,本教材还增加了教学课件、思维导图、能力测试等数字资源,丰富了教材内容,增强了线上和线下教学的联动性,以提升学生学习的主动性和积极性。

本教材主要供护理学(专科起点升本科)、健康服务与管理及相关专业使用,也可作为临床护理管理人员、其他管理相关人员的指导用书及临床护士继续教育使用的参考书。

图书在版编目(CIP)数据

护理管理学 / 沈勤,张颖主编. -- 北京:中国协和医科大学出版社,2024.7

全国普通高等医学院校护理学专业规划教材

ISBN 978 - 7 - 5679 - 2398 - 0

Ⅰ.①护… Ⅱ.①沈…②张… Ⅲ.①护理学 – 管理学 – 医学院校 – 教材 Ⅳ.①R47

中国国家版本馆 CIP 数据核字(2024)第 092211 号

主 编	沈 勤 张 颖
策划编辑	张 晶
责任编辑	涂 敏
封面设计	邱晓俐
责任校对	张 麓
责任印制	黄艳霞
出版发行	中国协和医科大学出版社

(北京市东城区东单三条 9 号 邮编 100730 电话 010 – 65260431)

网 址	www.pumcp.com
印 刷	三河市龙大印装有限公司
开 本	889mm×1194mm 1/16
印 张	15.75
字 数	390 千字
印 次	2024 年 7 月第 1 版
版 次	2024 年 7 月第 1 次印刷
定 价	59.00 元

周谊霞（贵州中医药大学）

郑琳琳（辽东学院）

孟红英（江苏大学）

赵　冰（沈阳医学院）

赵丽萍（中南大学）

姜兆权（锦州医科大学）

韩　琳（兰州大学）

裘秀月（浙江中医药大学）

臧　爽（中国医科大学）

全国普通高等医学院校护理学专业规划教材
评审委员会

编者名单

主　　编　沈　勤　张　颖

副 主 编　秦元梅　王佳琳　张　岚　朱仁英

编　　者（按姓氏笔画排序）

王　凌（湖北中医药大学）

王佳琳（成都中医药大学）

毕东军（浙江省台州医院）

朱仁英（牡丹江医科大学）

刘彩霞（河北中医药大学）

李青青（浙江中医药大学）

李若和（温州市中西医结合医院）

杨艳明（河南中医药大学第一附属医院）

沈　勤（浙江中医药大学）

宋玉磊（南京中医药大学）

张　岚（锦州医科大学）

张　若（温州医科大学附属第二医院）

张　颖（河北中医药大学）

陈　玲（广西中医药大学）

官慧敏（浙江中医药大学）

秦元梅（河南中医药大学）

董光宇（辽东学院）

编写秘书　李青青（浙江中医药大学）（兼）

刘彩霞（河北中医药大学）（兼）

党的二十大报告提出，"推进健康中国建设""把保障人民健康放在优先发展的战略位置"。在这一发展战略下，护理工作的范畴从个体向群体，从医院向家庭、社区、健康服务机构扩展，促进健康、预防疾病、协助康复、康养照护已成为护理专业实践的目标。专业实践领域的扩展和社会需求的源动力，驱动了人才培养的提速。20多年来，高等护理教育的规模迅速扩大，为了不断满足基层医疗卫生机构对高水平、高素质应用型人才的需求，我国大幅提升了护理学专业专升本招生规模。人才培养规模的快速提升，使得依托高质量、有权威的教材对教学活动进行规范，成为现阶段护理学专业专升本教育最为现实的需求。

教材是体现教学内容和方法的载体，在人才培养中起着至关重要的作用。加快推进护理学专业专升本教材体系建设，全面提升教材建设水平，是推动护理学专业建设、护理教育高质量发展的重要基础，是进一步深化护理教育教学改革、提高人才培养质量的重要环节。

为打造适应时代要求的精品教材，中国协和医科大学出版社联合全国40多所医学院校和医疗单位，开创性地组织了本套全国普通高等医学院校护理学专业规划教材（专科起点升本科）的编写工作。来自全国医学院校和医疗单位的300余名从事护理教育教学的教师、学者和临床一线护理工作者、管理者，秉承着护理学专业教材应体现终身教育的理念，在教材建设中对标一流，结合相关国家政策、行业标准，同时，立足当前国内护理学发展实际，紧密结合并充分体现当今护理事业及相关产业发展水平，融合思政内容，进行探索研究，悉心编撰。

本套教材涵盖护理学专业专升本课程共计24门，定位清晰、特色鲜明，具有如下特点。

一、全国首套成体系的护理学专业专升本教材

本套教材作为全国首套针对普通高等医学院校护理学专业（专科起点升本科）的规划教材，坚持"系统思维，明理致用"的编写理念，结合护理学专业专升本人才培养目标定位，找准教材重点、亮点和突破点，特色鲜明。

二、与时俱进，紧紧围绕需求导向

经过长期发展，高等护理学专业教材建设形成了鲜明的专业特色和质量品牌，在教材编写过程中，我们努力做到既遵循教学规律，又适应行业对人才的要求，主动对标健康中国战略需求，突出时代性与先进性，充分满足社会发展对护理学专业人才素质与能力的要求。

三、坚持立德树人，融入课程思政

把立德树人贯穿于教材编写的全过程、全方面，发挥中医药文化育人的优势，指导学生树立正确的世界观、人生观、价值观。

四、突出"三基五性"，注重内容严谨准确

遵循教材编写的"三基五性"原则。三基，即基本知识、基本理论、基本技能；五性，即思想性、科学性、先进性、启发性和实用性。教材编写充分考虑学科间的交叉与融合，注重理论与实践的结合，突出护理学专业专升本特点。

五、加强数字化建设，丰富拓展教材内容

发挥信息化技术的优势，数字赋能教材，以适应现代教育的需求。在纸质教材的基础上，强化数字化教材开发建设，融入更多实用的数字化教学素材，如教学课件、简述题、案例题及自测题等，丰富拓展教材内容。

在编写过程中，我们得到了教材建设指导委员会和教材评审委员会的大力支持和指导帮助，各位编者充分地展现了认真负责的精神，不辞辛劳，在宏大的护理学专业体系中梳理关键知识点，以帮助学生更快、更好地掌握护理学专业核心知识，在此，出版社深表谢忱！教材编写力求概念准确、内容新颖完整、理论联系实际，尽管力臻完善，但难免有不足与疏漏之处，请广大读者批评指正，使教材日臻完善。

前　言

本教材主要根据全国普通高等医学教育护理学专业培养目标和主要就业方向及职业能力要求，按照本套教材编写指导思想和原则要求，结合本课程教学大纲，由全国十三所院校从事护理教学和临床护理的教师、学者悉心编写而成。

随着护理学科的不断发展，护理管理学已成为护理学专业学生的主干课程和必修课程，本课程的教学主要为护理学专业学生从事护理管理岗位工作奠定理论知识和技能基础。本教材共十章，第一、二章着重介绍管理学和护理管理学的基本概念、基本理论、基本方法及护理管理面临的挑战和发展趋势；第三章至第七章结合护理实践介绍管理的五大职能，即计划、组织、人力资源管理、领导、控制；第八章至第九章重点介绍临床护理工作中的护理质量管理、护理信息管理的相关理论和技能；第十章主要介绍与护理管理相关的法律法规。本教材主要供护理学（专科起点升本科）、健康服务与管理及相关专业使用，也可作为临床护理管理人员、其他管理相关人员的指导用书及临床护士继续教育使用的参考书。

本教材在编写过程中遵循"三基五性"的原则，重视理论与实践相结合，突出思政引领，体现以下三大特色。

1. 思政引领，立德树人。本教材将思政引领，立德树人的原则和特色融入教材内容中。科学设计思政教育内容，加强学生的理想信念和专业认同感，培养学生优秀的职业素养。

2. 纸数融合，创新形式。本教材的编写充分体现了与现代科技发展、现代管理发展融合的理念，在教材内容中融合管理环境、互联网技术、智慧医院等最新理念和技术，并配套教学课件、模拟试题等网络增值服务。

3. 实用新颖，提高效用。本教材注重理论联系实际，每章均设置临床情景导入案例，引导学生在实际临床情景中学习护理管理相关理论和知识，同时，在各章节内容中穿插知识拓展、思政案例等，提高学生的学习兴趣。

本教材在编写过程中，参考、借鉴了国内外相关著作、教材和文献资料，在此谨向有关作者致以诚挚的感谢！本教材的编写也得到了各编者所在单位的大力支持，在此表示衷心的感谢！

尽管力臻完善，但教材中难免有不妥之处，敬请读者批评指正！

编　者
2024 年 5 月

目 录

第一章 绪论 ……………………………………………………………… 001

第一节 管理概述 ………………………………………………………… 002

一、管理的相关概念与特征 …………………………………………… 002

二、管理的内容 ………………………………………………………… 004

三、管理者 ……………………………………………………………… 007

第二节 护理管理概述 …………………………………………………… 009

一、护理管理的相关概念 ……………………………………………… 009

二、护理管理的内容 …………………………………………………… 010

三、护理管理环境 ……………………………………………………… 010

第三节 护理管理面临的挑战与发展趋势 ……………………………… 012

一、护理管理面临的挑战 ……………………………………………… 012

二、护理管理的发展趋势 ……………………………………………… 013

第二章 管理理论与原理 ………………………………………………… 015

第一节 管理思想 ………………………………………………………… 016

一、中国古代管理思想 ………………………………………………… 016

二、西方管理思想 ……………………………………………………… 020

第二节 管理理论的形成与发展 ………………………………………… 022

一、古典管理理论 ……………………………………………………… 022

二、行为科学管理理论 ………………………………………………… 026

三、现代管理理论 ……………………………………………………… 029

第三节 管理的基本原理和原则 ………………………………………… 032

一、系统原理 …………………………………………………………… 032

二、人本原理 …………………………………………………………… 033

三、动态原理 …………………………………………………………… 035

四、效益原理 …………………………………………………………… 036

第三章 计划职能 ………………………………………………………… 038

第一节 概述 ……………………………………………………………… 039

　　　　一、计划的概念与基本特征 ································ 039

　　　　二、计划的作用与分类 ···································· 040

　　　　三、计划的编制步骤和方法 ····························· 043

　　第二节　目标管理 ··· 045

　　　　一、目标管理的相关概念与特征 ······················· 046

　　　　二、目标管理的过程 ···································· 047

　　　　三、目标管理的优势性与局限性 ······················· 049

　　第三节　管理决策 ··· 050

　　　　一、决策的概念与类型 ·································· 050

　　　　二、决策的原则与方法 ·································· 051

　　　　三、决策的程序 ·· 054

　　第四节　时间管理 ··· 056

　　　　一、时间管理的相关概念与作用 ······················· 056

　　　　二、时间管理的方法与过程 ····························· 057

第四章　组织职能 ··· 063

　　第一节　概述 ··· 064

　　　　一、组织的概念和基本要素 ····························· 064

　　　　二、组织的类型 ·· 065

　　第二节　组织结构与组织设计 ···································· 065

　　　　一、组织结构 ·· 066

　　　　二、组织设计 ·· 069

　　第三节　卫生组织 ··· 073

　　　　一、卫生组织的分类与功能 ····························· 073

　　　　二、我国医院组织系统 ·································· 075

　　　　三、我国护理组织系统 ·································· 077

　　第四节　组织文化 ··· 080

　　　　一、组织文化概述 ······································ 080

　　　　二、组织文化的建设与管理 ····························· 082

第五章　人力资源管理职能 ··· 085

　　第一节　概述 ··· 086

　　　　一、人力资源管理的相关概念 ·························· 086

　　　　二、护理人力资源管理的目标与内容 ··················· 087

　　第二节　护理人力资源的配置与使用 ······························ 089

　　　　一、护理人力资源的配置 ······························· 089

　　　　二、护理岗位管理 ······································ 093

　　　　三、护士层级管理 ······································ 093

　　　四、护理工作模式 ·· 094
　　　五、护理人员排班 ·· 096
　第三节　护理人力资源的招聘与培训 ····························· 099
　　　一、护理人力资源的招聘 ·· 099
　　　二、护理人力资源的培训 ·· 101
　第四节　护理绩效管理 ·· 104
　　　一、绩效管理的相关概念与功能 ·································· 105
　　　二、绩效管理的原则与方法 ······································ 105
　　　三、绩效管理的程序 ·· 108
　第五节　护理薪酬管理 ·· 109
　　　一、薪酬管理的相关概念与功能 ·································· 109
　　　二、薪酬管理的原则与影响因素 ·································· 110
　　　三、薪酬管理的程序 ·· 112
　第六节　护理人员职业生涯管理 ··································· 112
　　　一、职业生涯管理的相关概念与理论 ······························ 112
　　　二、护理人员职业生涯管理的原则 ································ 114
　　　三、护理人员职业生涯管理的程序 ································ 114

第六章　领导职能 ·· 116

　第一节　概述 ·· 117
　　　一、领导的相关概念 ·· 117
　　　二、领导与管理的区别和联系 ···································· 117
　　　三、领导者的影响力 ·· 118
　　　四、领导的作用与领导效能 ······································ 120
　第二节　领导理论 ·· 121
　　　一、领导特质理论 ·· 121
　　　二、领导行为理论 ·· 122
　　　三、领导权变理论 ·· 125
　第三节　激励 ·· 130
　　　一、激励的概念与方法 ·· 130
　　　二、激励的原则与过程 ·· 131
　　　三、激励理论 ·· 132
　第四节　领导艺术 ·· 136
　　　一、沟通艺术 ·· 136
　　　二、冲突处理艺术 ·· 140
　　　三、授权艺术 ·· 143
　第五节　压力管理 ·· 146
　　　一、压力管理的相关概念 ·· 146

二、护理工作压力来源 ·· 146

三、护士工作压力管理 ·· 147

第七章　控制职能 ·· 149

第一节　概述 ·· 150

一、控制的概念与作用 ·· 150

二、控制的内容与原则 ·· 150

三、控制的类型 ·· 152

第二节　控制的过程和方法 ·· 153

一、控制的过程 ·· 153

二、控制的基本方法 ·· 157

第三节　护理成本控制 ·· 158

一、成本控制的相关概念 ·· 158

二、护理成本控制的方法 ·· 159

第四节　护理安全管理 ·· 163

一、护理安全的相关概念 ·· 163

二、患者安全管理 ·· 164

三、护士安全管理 ·· 167

第八章　护理质量管理 ·· 169

第一节　质量管理概述 ·· 170

一、质量管理的相关概念 ·· 170

二、质量管理的产生与发展 ·· 171

第二节　护理质量管理概述 ·· 173

一、护理质量管理的相关概念 ·· 173

二、护理质量管理的任务与标准 ······································ 175

三、护理质量管理组织体系 ·· 177

第三节　护理质量管理过程与方法 ······································ 178

一、护理质量管理过程 ·· 178

二、护理质量管理方法 ·· 179

第四节　护理质量评价 ·· 187

一、护理质量评价的概念与原则 ······································ 187

二、护理质量评价的内容与方法 ······································ 188

三、护理质量评价结果分析方法 ······································ 192

第九章　护理信息管理 ·· 200

第一节　概述 ·· 201

一、护理信息的相关概念 ·· 201

二、护理信息的特征 …………………………………………………………………… 202

三、护理信息的分类 …………………………………………………………………… 203

四、护理信息收集原则和处理方法 …………………………………………………… 204

五、护理信息安全管理 ………………………………………………………………… 205

第二节　护理信息系统与管理 …………………………………………………………… 206

一、护理信息系统的组成 ……………………………………………………………… 206

二、护理信息系统的优势 ……………………………………………………………… 209

三、信息化手段在护理实践中的应用 ………………………………………………… 210

第十章　护理管理与法律法规 …………………………………………………………… 214

第一节　概述 ……………………………………………………………………………… 215

一、卫生法体系 ………………………………………………………………………… 215

二、护理法 ……………………………………………………………………………… 215

第二节　我国护理管理相关的法律法规 ………………………………………………… 216

一、《医疗机构管理条例》 …………………………………………………………… 216

二、《护士条例》 ……………………………………………………………………… 216

三、《护士执业注册管理办法》 ……………………………………………………… 217

四、《中华人民共和国传染病防治法》 ……………………………………………… 218

五、《中华人民共和国民法典》 ……………………………………………………… 219

六、《医疗事故处理条例》 …………………………………………………………… 220

七、《中华人民共和国献血法》 ……………………………………………………… 223

八、《医疗机构从业人员行为规范》 ………………………………………………… 223

九、《药品不良反应报告和监测管理办法》 ………………………………………… 224

第三节　护理管理中常见的法律问题 …………………………………………………… 225

一、护士的执业权利和义务 …………………………………………………………… 225

二、依法执业问题 ……………………………………………………………………… 226

三、执业安全问题 ……………………………………………………………………… 228

四、护理工作中法律问题的预防 ……………………………………………………… 228

参考文献 …………………………………………………………………………………… 230

第一章 绪 论

教学课件

学习目标

1. 素质目标

具有主动提升政治素质、知识素质、能力素质、身心素质的自我管理意识。

2. 知识目标

(1) 掌握：管理、护理管理的相关概念。

(2) 熟悉：管理及护理管理的内容、任务。

(3) 了解：护理管理面临的挑战及发展趋势。

3. 能力目标

(1) 能结合临床护理工作，对管理者的角色和技能进行分析。

(2) 能结合文献及临床实际工作，分析影响护理管理发展的因素。

案例

【案例导入】

中国首位南丁格尔奖获得者——王琇瑛

我国首位南丁格尔奖得主王绣瑛曾说："患者无医，将陷于无望；患者无护，将陷于无助。"这番话激励着我国一代又一代的护理人员。

1931年，王绣瑛以优异的成绩从北京协和医学院高等护理学校毕业，后在美国哥伦比亚大学师范学院获得理科硕士学位。抗美援朝期间，她自告奋勇率领第一批护士教学队奔赴东北，为前线培训了50余名优秀的护士长。后来在她的积极努力下，改建并创办了北京市三所护士学校。1961年，她被调任为北京第二医学院护理系主任，开创了新中国第一个自己的高等护理专业，从聘请老师、扩建教室到编写教材、制定教学计划无不凝聚着她的心血。

1983年王绣瑛获得南丁格尔奖，中华护理学会在北京召开颁奖大会，邓颖超同志出席会议，并亲自向王琇瑛颁发了国际红十字会授予的第29届南丁格尔奖奖章和奖状。王绣瑛成为我国护理界的典型代表，并以实际行动带动了我国护理界的发展进步。自1983年王绣瑛获奖以后，截至2023年，我国共有90人相继获得了这个国际护理界的最高奖。

【请分析】

你从王琇瑛老前辈的事迹中得到了哪些启示？

【案例分析】

　　管理是人类生活中最常见、最普遍和最重要的活动之一，也是人类社会组织活动的一个最基本手段。在人们以群体方式有效率地去进行任何一项活动且达到目标的过程中，管理是协调各种资源的最重要因素之一。管理学是由自然科学、社会科学和其他学科相互渗透融合的一门综合性学科。它以一般组织的管理为研究对象，探讨和研究管理的基本概念、原理、方法和程序。护理管理学就是将管理学提供的理论和方法，结合护理工作的特点进行研究和探索，从而使护理管理更趋科学化、专业化和效益化。

第一节　管理概述

一、管理的相关概念与特征

（一）管理的相关概念

　　1. 管理（management）　管理活动历史悠久，在管理学发展过程中，许多管理学家对什么是管理这个问题，从不同的角度提出了不同的见解。泰勒认为"管理就是确切知道要别人干什么，并注意让他们用最好、最经济的方法去干"。法约尔认为"管理就是实行计划、组织、指挥、协调、控制，是一种分配于领导人与整个组织成员之间的职能"。孔茨认为"管理就是研究如何为以团队方式工作的个体设计和保持某种特定的环境，从而使其能够高效实现企业既定目标的工作过程"。西蒙认为"管理就是决策"。我国管理学家周三多则认为"管理是指组织为了达到个人无法实现的目标，通过各项职能活动，合理分配、协调相关资源的过程"。

　　综上所述，管理是管理者通过计划、组织、人力资源管理、领导、控制等各项职能开展工作，合理分配、协调组织内部一切可调用资源，与被管理者共同实现组织目标，并取得最大组织效益的动态过程（图1-1）。

　　要准确理解管理的概念，需要明确以下几点：①管理是一个有意识、有目的的行为过程。②管理的宗旨是实现组织目标。③管理的核心是执行计划、组织、人力资源管理、领导和控制五大职能。④管理的对象是组织内部一切可以调用的资源，包括人、财、物、信息、时间、技术、空间等。⑤管理的作用是提高任务完成的效率及效果，以同样的投入获得最大的社会效益和经济效益。

　　2. 管理学（management science）　是系统地研究人类管理活动基本规律、基本原理及一般方法的科学，是社会科学、自然科学和其他学科相互交叉而产生的综合性学科。管理学的研究目的，就是如何在现有条件下通过更为合理地组织和配置人、财、物等所能利用的资源，提高劳动效率和生产力水平。

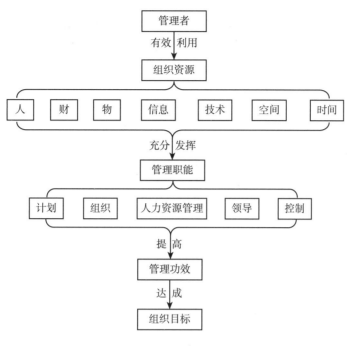

图1-1 管理的过程

（二）管理的基本特征

1. 管理的二重性

（1）管理的自然属性：又称管理的生产力属性或一般属性。在管理过程中，为有效实现组织目标，需要合理配置人、财、物、时间、信息、技术、空间等资源，协调各项管理职能活动，以实现生产力的科学组织。这种不因生产关系、社会文化的变化而变化，只与生产力发展水平相关的属性，就是管理的自然属性。管理的自然属性为各个国家间相互学习、借鉴成熟的管理经验提供了机会和理论依据，如将国外成熟的护理理论借鉴、引用到我国临床护理实践中，提高我国护理管理水平和护理质量。

（2）管理的社会属性：又称管理的生产关系属性或管理的特殊属性。在管理过程中，为维护生产资料所有者的利益，需要对人们之间的利益进行分配和调整，协调人与人之间的关系，它反映的是生产关系与社会制度的性质，故称为管理的社会属性。不同的生产关系、社会文化和经济制度都会使管理思想、目的及方式呈现出一定的差别，从而使管理具有不同的个性。管理的社会属性说明中国的管理方式、方法不能全盘照搬国外的做法，必须结合国情，构建有中国特色的管理模式。

管理的二重性是相互联系、相互制约的。一方面，管理的自然属性总是在一定的社会形式、社会生产关系下发挥作用，而管理的社会属性也不可能脱离管理的自然属性而存在，否则，管理的社会属性就成为没有内容的形式。另一方面，管理的自然属性要求有一定社会属性的组织形式和生产关系与其相适应；同时，管理的社会属性也必然对管理的方法和技术产生影响。

2. 管理的科学性与艺术性

（1）管理的科学性：是指管理者在管理活动中遵循管理原理和原则，按照管理客观规律解决实际管理问题。管理的科学性主要表现在以下三方面。①规律性：人类在长期的社会生产实践活动中，通过科学总结发现管理活动具有规律性。②程序性：日常管理工作中重复出现的管理业务可按照它的客观规律分类，并形成程序化的操作规范。③技术性：管理活动需要运用系统方法和工具技术，管理技术是实现组织管理的基础，也是实现高效管理的强大推动力。

（2）管理的艺术性：是指管理者在掌握一定的管理理论和方法的基础上，还要有灵活运用这些理论和方法的技巧和诀窍，针对不同的管理情境采用不同的管理方法和技能，以达到预期管理效果。管理的艺术性主要表现在以下三方面。①应变性：管理者在管理活动中遇到不同的情况和对象时，要能随机应变，找到合适的解决办法。②策略性：管理者不仅需要运用智慧进行战略层面上的思维和动作，更需要策略层面上的灵活操作。③协调性：管理者的重要任务就是协调人、财、物等各种关系，其中，人际关系的协调是对管理者能力的重大考验。

管理的科学性和艺术性是辩证统一的。科学性在于解释和揭示事物的内在规律，是艺术性的前提和基础；艺术性则强调管理的实践性，是科学性的补充和提高。实践证明，有效的管理活动来自渊博的管理知识和丰富的实践经验。

3. 管理的普遍性与目的性

（1）管理的普遍性：管理活动普遍存在于人们的社会活动、家庭活动及各种组织活动中，与人类社会息息相关。具体表现在：①组织中不同层次的管理活动在本质上是相同或相似的。②不同类型组织中的管理活动的本质基本一致。③管理可模仿、学习和借鉴。

（2）管理的目的性：管理是人类一种有意识、有目的的实践活动。盲目的、没有明确目的的活动，无意识的本能活动，都不能称为管理。管理的目的就是为了实现组织目标，有了共同的目标，不同的管理职能、管理活动才能成为一个整体，组织才能生存和发展。

二、管理的内容

管理的内容主要包括三个方面：管理职能、管理对象和管理方法。

（一）管理职能

管理职能（management function）是对管理基本功能和活动内容的理论概括，是管理或管理人员所发挥的作用或承担的任务。20世纪早期，法国的管理学家亨利·法约尔（Henri Fayol）首次提出，管理具有5项基本职能——计划、组织、指挥、协调和控制。20世纪50年代中期，美国两位管理学家哈罗德·孔茨（Harold Koontz）和西里尔·奥唐奈（Cyril Donnell）提出：计划、组织、人事、领导和控制是管理的5项基本职能。本教材将从目前公认的计划、组织、人力资源管理、领导、控制这5个方面来论述管理职能。

1. 计划（planning） 计划是管理过程中的首要职能，也是最基本的职能，是指管理者为实现组织目标而对未来行动方案进行预先筹划和安排的过程，具体而言就是确定做什么（what）、为什么做（why）、谁来做（who）、何时做（when）、何地做（where）和如何做

（how）。计划是实施其他管理职能的前提条件，做好计划可以避免行动的盲目性，使工作有序进行，确保组织目标的实现。

2. 组织（organizing） 在管理学上，组织的含义可以从静态与动态两方面来理解。静态的组织是指人们按照一定的目的、任务和形式编制起来的、有一定结构和功能的网络。这一网络可以把分工的范围、程度、相互之间的配合关系、各自的任务和职责等用部门和层次的方式确定下来，成为组织的框架体系。动态的组织是指人们为了达到目标而创造组织结构，为适应环境的变化而维持和变革组织结构，并使组织结构发挥作用的过程。具体包括组织结构设计、岗位设计、职权分配、职责制定、选拔和配置人员、组织变革和组织文化建设等。

3. 人力资源管理（human resources management） 是指组织为了获取、开发、保持和有效利用人力资源，通过运用科学、系统的技术和方法进行各种相关的计划、组织、领导和控制活动，以实现组织既定目标的管理过程。人力资源管理职能的核心为选人、育人、用人、评人和留人。高效率的管理在很大程度上依赖于对人力资源的充分利用与开发，因此，人力资源管理已逐渐发展成为一门独立的管理学科分支——人力资源管理学。

4. 领导（leadership） 是指管理者利用组织赋予的权利和自身素质指挥并影响下属为实现组织目标而努力的活动过程。领导是使各项管理职能有效地实施、运转并取得实效的统率职能，是联结计划、组织、人力资源管理和控制等各职能的纽带。领导工作成功的关键是通过创造和保持一个良好的工作环境，正确运用领导者的影响力来激励下属的工作自主性、积极性和创造性，从而提高工作效率，保证组织目标的达成。

5. 控制（control） 是指按照既定的目标和标准对组织活动进行监督、检查和评价，发现偏差并采取纠偏措施，使工作按原定的计划进行，或者适当地调整计划，使组织目标得以实现的活动过程。控制工作贯穿于管理过程的始终，其目的是保证组织的实际活动及其成果和预期目标相一致，是组织获得成功的重要保障。

（二）管理对象

管理对象也称为管理客体，是指管理者实施管理活动的对象。管理对象包括组织中的所有资源，主要有以下几种。

1. 人力资源 是保持组织有效运作最重要的资源。人具有思维性和创造性，是一种可以反复利用、不断增值的资源。通过对人力资源的有效开发、合理利用和科学管理，做到人尽其才、人事相宜，充分发挥组织中人的主动性、积极性和创造性，提高劳动生产效率，是人力资源管理的重要工作目标。

2. 财力资源 包括经济和财务，是一个组织在一定时期内所掌握和支配的货币数量和物质资料的价值表现。财力资源的管理目标是管理者通过对组织财力资源的科学管理，用有限的财力资源创造更大的社会效益和经济效益。

3. 物力资源 是指组织中的有形资产和无形资产，如建筑设施、仪器、设备、药品材料、能源、技术等，是人们从事社会实践活动的基础。物力资源的管理目标是根据组织目标和实际情况，遵循事物发展的客观规律，对各种物力资源进行合理配置和最佳利用，做到开源节流，物尽其用。

4. 时间资源 时间是一种特殊的、有价值的无形资源，清晰的时间成本效益观念是进行有效时间管理的基础。时间资源的管理目标是管理者对时间进行管理，在同样的时间消耗情况下，能主动为提高时间的利用率和有效性而进行一系列控制工作，做到在最短的时间内完成更多的事，创造更多的财富。

5. 信息资源　是指人类社会信息活动中积累起来的以信息为核心的各类信息活动要素（信息技术、设备、设施、信息生产者等）的集合。信息资源的管理目标是管理者利用各种技术和管理手段，对信息内容及相关的人员、设施、系统等进行综合管理，以发挥信息资源价值。其中，信息资源价值的发挥是信息资源管理的核心目标，而人员、设备等相关资源的投入及技术与管理手段的应用则是为了保障这一核心目标的实现。

6. 技术资源　包括与解决实际问题相关的软件知识以及为解决这些问题所使用的设备、工具等硬件知识。科学技术对生产力的发展具有巨大的推动作用，实施技术开发与管理是实现生产力高速发展的关键，对组织的兴衰成败有直接影响。

7. 空间资源　是空间环境中能够被开发利用的物质与非物质资源的总称。研究和开发空间资源，是为了更好地利用空间资源弥补地球资源不足的缺陷、优化资源配置、提高资源的综合利用水平，以拓展人类的生存与发展空间。

（三）管理方法

管理方法是指在管理活动中为实现管理目标、保证管理活动顺利进行所采取的具体方案和措施，是管理理论、原理的具体化和实际化。近年来，随着科学管理理念的不断深入，管理方法也逐渐趋于数据化、标准化、系统化和民主化。

1. 法律方法　是指在管理活动中运用法律手段和法律思维，调整各种社会关系，以实现组织目标、维护组织秩序和保障各方权益的一种管理方法。法律方法具有严肃性、规范性、强制性等特点。

2. 行政方法　是指管理者依靠行政组织的权威，通过命令、规定、指示、条例等行政手段，以权威和服从为前提，直接指挥下属工作的管理方法。行政管理方法是最基本、最传统的管理方法，具有权威性、强制性、垂直性、具体性、无偿性等特点。

3. 经济方法　是指依靠利益驱动，利用经济手段，通过调节和影响被管理者的物质需要而促进管理目标实现的方法。它是经济管理活动中常用的方法，主要目的是提高经济效益和管理效率。经济方法具有利益性、关联性、灵活性、平等性等特点。

4. 教育方法　教育是按照一定的目的和要求对受教育者从德、智、体等诸多方面施加影响的一种有计划的活动。对组织成员不断进行培养教育，促进其全面发展，是管理者实现管理目标过程中必不可少的方法。教育方法具有强制性、示范性、群体性、个体性、自主性等特点。

5. 数量分析方法　是指通过运用数学和统计学有关原理、技术和量化模型等手段，对管理过程中的各种数据进行收集、整理、分析和解释，从而为管理决策提供科学依据的一种方法。数量分析方法具有逻辑性、客观性、精确性的特点。

6. 社会心理学方法　是一种将社会心理学原理应用于管理实践中，以改善和提升组织内部的人际关系、团队动力、员工心态以及组织氛围的综合性方法。它关注个体与群体在组织结构中的心理互动过程，以及这些过程如何影响组织效能和员工行为。社会心理学方法具有复杂性、针对性、启发性、灵活性等特点。

三、管理者

（一）管理者的含义与分类

1. 管理者的含义 管理者（manager）是指在组织中行使管理职能，承担管理责任，指挥、协调他人活动，达到与他人或者通过他人实现组织目标、目的的人。管理者是管理活动的主体，在管理中起主导作用。管理者具有三个基本特征：①拥有制度规定的权利。②拥有必要的管理职能。③既是一定职位的代表，又是本组织权利和利益的化身。

2. 管理者的分类

（1）按管理者所处的组织层次分类：可以分为三类：高层管理者、中层管理者、基层管理者。

1）高层管理者：是指对整个组织的经营决策与运营管理负有全面责任的高级管理人员，主要职责是制定组织的总目标，制定实现既定目标的战略和路径；合理配置资源、组织和监控组织业务正常运营等。如医院院长、学校校长，以及公司董事长、总经理等。

2）中层管理者：是指处于高层管理人员和基层管理人员之间的一个或若干个中间层次的管理人员，起着承上启下的关键作用，主要职责是执行高层管理者的战略决策，指导和管理基层员工的具体工作。如医院职能科室的科长、高校中的系主任或学院院长等。

3）基层管理者：也称第一线管理人员，是处于组织中最低层次的管理者，主要职责是给下属作业人员分派具体工作任务，直接指挥和监督现场作业活动，保证各项任务的完成。基层管理者的工作直接关系到组织计划的落实和目标的实现。如医院的病区护士长，学校的教研室主任等。

（2）按管理者的领域分类：按管理者所从事管理工作的领域宽窄及专业性质不同，一般可划分为两类：一是综合管理者；二是专业管理者。

1）综合管理者：是指负责管理整个组织或组织中某个事业部全部活动的管理者。除了高层管理者中的主要领导人外，中层管理者甚至基层管理者中的直线主管一般都是综合管理者。综合管理者在组织中扮演着至关重要的角色，需要具备全面的管理技能和领导力，以确保组织的稳定运营和持续发展。

2）专业管理者：是指在各级管理组织中直接从事各类专业技术管理工作的管理人员。他们的主要职责是运用专业技术知识，通过有效的管理手段和方法，来推动组织目标的实现。根据这些管理者所管理的专业领域性质的不同，可以具体划分为行政管理者、生产管理者、营销管理者、财务管理者、人力资源管理者和其他专业管理者。

（二）管理者的角色与技能

1. 管理者的角色 20 世纪 70 年代，加拿大管理学家亨利·明茨伯格（Henry Mintzberg）提出了著名的管理者"三元"角色理论，他认为管理者扮演着十种角色，这十种角色可被归入三大类：人际关系角色、信息传递角色和决策制定角色。

（1）人际关系角色

1）代言者：管理者需要履行一些礼仪性的职责，如会见来访的参观者，在新工厂的开工仪式上讲话，或者代表公司出席政府举办的重要活动。

2）领导者：管理者在制定组织的大政方针和发展战略的同时，还要对其下属进行工作方面的指导、激励和控制，需要对组织成员的工作好坏负责。领导者角色的发挥取决于管理者的影响力。

3）联络者：作为管理者角色中的联络者，主要承担着组织内外部沟通的重要职责。管理者不仅需要确保组织内部的顺畅运行，还需要积极与外部利益相关者建立良好关系，为组织的发展创造有利条件。

（2）信息传递角色

1）监督者：作为监督者，管理者须持续关注组织内外环境的变化以获取对组织有用的信息，并通过对这些信息的掌握和分析，识别组织的潜在机会和威胁。

2）传播者：作为传播者，管理者要确保信息在组织内外得到有效的传播和共享。传播者不仅需要将组织的目标、价值观和决策等信息向下属传递，以确保他们了解并执行，还需要将下属的意见、建议和反馈向上传递，以便管理层能够及时了解基层的情况，做出正确的决策。

3）发言人：管理者作为发言人，是团队中代表不同利益群体发声的重要角色。他们需要根据自己所处的位置和职责，面对不同的受众，以适当的角度和方式发表观点和意见，如向媒体和公众发布信息等。

（3）决策制定角色

1）企业家：管理者在企业家角色中，主要扮演的是决策者和创新者的角色。他们不仅需要有敏锐的市场洞察力和战略眼光，能够准确判断市场趋势和把握商机，还需要有勇气和决心去冒险和尝试，带领组织不断向前发展。

2）混乱驾驭者：一个组织不管被管理得多好，它在运行过程中，总会遇到或多或少的冲突或问题。管理者在面临混乱、不确定性和复杂问题时，需要展现出其独特的领导力和管理能力，以恢复秩序、推动问题的解决，并带领团队走出困境。

3）资源分配者：管理者需要根据组织的战略目标和优先事项，对财务、人力、时间和设备等资源进行合理配置，以确保资源得到最有效的利用，从而推动组织的发展。

4）谈判者：管理者需要代表组织与外部或内部的不同利益方进行有效的沟通和协商，以达成对各方都有利的协议或共识。谈判者的核心任务是确保组织的利益得到最大化的保障。

2. 管理者的技能　美国学者罗伯特·卡茨（Robert Katz）在 20 世纪 50 年代中期提出管理者在行使五种管理职能和扮演三类角色时，必须具备三种基本技能，即概念技能、人际技能和技术技能，这三种技能的界定至今仍被沿用。

（1）概念技能：是指管理者对复杂情况进行分析、诊断，并进行抽象和概念化的技能。这种技能实质上是一种战略思考及执行的能力，它要求管理者能够统观全局，面对复杂多变的环境，具备分析、判断、抽象和概括的能力，从而认清主要矛盾，抓住问题实质，形成正确的概念并做出正确决策。概念技能对于高层管理者最重要，对于中层管理者较重要，对于基层管理者不是很重要。

（2）人际技能：是指管理者处理人际关系的能力，包括与他人有效沟通、建立关系、解决冲突、激励和领导团队的技巧。通过不断提升自己的人际技能，管理者可以更好地与团队成员和利益相关者建立良好关系，促进团队合作和凝聚力，从而实现组织目标和愿景。人际技能对于所有层次管理者都十分重要。

（3）技术技能：是指管理者对专业领域中的过程、惯例、技术和工具的熟练掌握和运用能力。当管理者具备了技术技能，他们就能够更好地理解和指导团队的工作，确保工作的高效执行和目标的顺利实现。对于基层管理者来说，技术技能的重要性尤为突出。因为他们需要直接参与和监督具体的工作过程，对技术和操作细节有深入的了解和掌握，才能更好地指导团队成员，解决工作中遇到的技术问题。例如，ICU 护士长必须懂急危重症患者护理的相关知识和技能，才能有效指导护士开展工作。技术技能对于中层管理者较重要，对于高层管理者不是很重要。

 知识拓展

如何成为一名卓有成效的管理者

美国著名管理学家彼得·德鲁克在其著作《卓有成效的管理者》一书中提出，要成为一名卓有成效的管理者，必须在思想上养成 5 个习惯。

1. 有效的管理者知道他们的时间用在什么地方。

2. 有效的管理者重视对外界的贡献。

3. 有效的管理者善于利用自己和他人的长处，善于抓住有利形势，做他们想做的事情。

4. 有效的管理者善于集中精力于少数重要的领域，按照工作的轻重缓急设定优先次序，而且坚守优先次序。

5. 有效的管理者必须善于做有效的决策。

第二节　护理管理概述

一、护理管理的相关概念

1. 护理管理（nursing management） 世界卫生组织（World Health Oraganization，WHO）对护理管理的定义：护理管理是为了提高人们的健康水平，系统地利用护士的潜在能力和其他相关人员、设备、环境和社会活动的过程。美国护理学专家吉利斯（Gillies）认为护理管理过程应包括资料收集、规划、组织、人事管理、领导与控制。归纳起来，护理管理就是对护理工作的诸多要素（如人员、时间、信息、技术、设备等）进行科学的计划、组织、领导、协调、控制，从而使护理系统有效地运转，实现组织目标，并使护士的能力及素质得到全面发展的活动过程。

2. 护理管理学（nursing management science） 是管理学在护理管理工作中的具体应用，是在结合护理工作特点的基础上研究护理管理活动的基本规律、基本原理与方法的一门学科。其任务是研究如何有效利用各种管理职能和资源，发现并利用护理管理活动的规律，进而实施科学管理，以提高护理工作效率和质量。

二、护理管理的内容

护理管理的内容非常广泛，涉及护理领域各个方面。目前认为护理管理的主要内容包括护理行政管理、护理业务管理、护理教育管理、护理科研管理四个方面。

1. 护理行政管理　是指依靠医院护理行政组织和领导者的权力，通过运用行政手段和按照行政方式对护理工作进行管理。护理行政管理包括组织内涵管理，如组织设计、团队文化、意见沟通、组织发展等；人力资源管理，如人力资源规划、招聘、调配、用人等；薪资绩效管理，如制定具有激励作用的绩效考核方案等。

2. 护理业务管理　核心内容是质量控制，包括制定各类护理标准和管理制度、控制护理实施过程、监测分析护理品质指标、持续质量改进活动、护理意外事件防范与分析，以及开展新技术、新业务等。护理业务管理是衡量医院护理管理水平的重要标志。

3. 护理教育管理　是指针对各级护理人员教育培训活动的管理，包括护理教育组织管理体系的建设、教育管理制度的制定、教学质量评价体系的制定及落实、教学师资的选拔及培养、分层培训管理等。

4. 护理科研管理　是指运用现代管理的科学原理、原则和方法，结合护理科研规律和特点，对护理科研工作进行领导和协调的管理过程。护理科研管理的目的是对护理科研活动进行计划、实施、控制，从而实现预定目标。

 知识拓展　●●●

2023 年 "国际成就奖" 获得者章金媛

"国际成就奖" 是由国际护士会（International Council of Nurses，ICN）和佛罗伦斯·南丁格尔国际基金会（Florence Nightingale International Foundation，FNIF）发起评选的全球性奖项，是全球护理界及健康领域最负盛名的奖项之一。我国优秀的护理工作者章金媛女士，因其在岗位中的出色表现荣获了 2023 年 "国际成就奖"。

章金媛女士从事临床护理工作 40 余年。退休后，她创建了具有示范作用的社区 – 医院 – 家庭 – 志愿者 "四位一体模式"，以及居家养老（全患者、全家庭、全护理、全方位、全过程）连锁服务模式和 "智慧养老服务" 平台，将护理专业实践延伸到社区。在章金媛的感召下，近 2 万名退休护士加入志愿者队伍，先后为 70 余万人提供爱心服务，并将服务模式延伸至全国。

三、护理管理环境

（一）管理环境的概念与构成

1. 管理环境的概念　管理环境是指影响一个组织生存和发展的所有内外部因素的总和。任何组织都是在一定环境中从事活动，任何管理也都要在一定的环境中进行，这个环境就是管理环境。管理环境的特点制约和影响管理活动的内容。环境对组织的管理活动会产生各种影响，而组织的管理实践也会作用于环境。所有的管理环境都与组织特定的管理活动相关联，同时也处于不断变化之中。管理环境的变化要求管理的内容、手段、方式、方法等也要随之调整，以利用机会，趋利避害，更好地实施管理。

2. 管理环境的构成　管理环境包括外部环境和内部环境。

（1）外部环境：是指存在于特定组织之外，对管理系统的建立、存在和发展产生影响的各种自然和社会条件。外部环境还可以进一步划分为一般环境和任务环境。

1）一般环境：也称宏观环境，是各类组织共同面临的社会环境因素，包括政治环境、社会文化环境、经济环境、技术环境和自然环境等。例如，国家的宏观经济政策、利率政策、外交政策、社会的文化传统等，都会给组织的管理活动带来影响。

2）任务环境：也称微观环境，是指某个社会组织在完成特定职能过程中所面临的特殊环境因素，包括对管理者的决策和行动产生直接影响并与实现组织目标直接相关的要素。微观环境对每一个组织而言都是不同的，并随条件的改变而变化。

（2）内部环境：是指组织内部的各种物质、文化环境的总和。内部环境随着组织的诞生而形成，在一定条件下可以控制和调节。内部环境决定了管理活动可选择的方式方法，而且在很大程度上影响组织管理的成效。有学者认为，组织的内部环境包括组织文化、生产技术、组织结构和组织资源。也有学者认为，内部环境包括人力资源环境、物力资源环境、财力资源环境和组织文化，其中，组织文化对于组织的竞争优势尤为重要。

（二）护理管理环境的特点

1. 客观性　管理环境具有不依赖管理主体的意志为转移的属性。护理管理环境作为一个实际存在的系统，其特点和规律是客观的，不依赖于人的主观意识而存在。护理管理的文化环境虽然其本身不是物质性的存在物，但它是护理工作长期积淀的结果，并通过物质载体存贮、表现自己，也是一种现实的存在，具有客观性。因此，在进行护理管理时，需要客观地分析和理解护理管理环境，遵循其客观规律，制定出符合实际情况的管理策略。

2. 复杂性　护理工作所面临的环境因素既包括人的因素，也包括物的因素；既包括内部因素，也包括外部因素；既包括一般环境因素，也包括具体环境因素。这些因素同时对每个护理组织的管理工作产生影响，决定着护理管理绩效。在这种复杂的环境下，护理管理者只有全面了解和分析各种因素的影响，才能做出正确的决策。

3. 系统性　组织环境是由与组织相关的各种外部事物和条件相互联系所组成的整体。护理组织所处的外部环境和内部环境的各个要素相互关联、相互作用，构成一个具有一定结构的整体系统，这些要素也各自成为一个子系统。任何子系统的变化都可能引起其他系统的连锁反应，如社会经济环境的变化会影响护理组织文化。因此，护理管理者在制定管理策略时，必须全面、系统分析管理的内部环境和外部环境，统筹兼顾。

4. 动态性　护理管理环境的各个要素不是一成不变的，其总是处于变化之中。如国家政策的调整、法律的不断完善、患者需求的多样化等，随之而来的就是环境的变化。由于环境的不确定性威胁着组织的成败，因此护理管理者要加强预见性，全面了解、分析和研究环境，及时掌握环境变化的趋势，做出正确的管理决策，使护理组织的生存和发展与环境相适应。

第三节　护理管理面临的挑战与发展趋势

一、护理管理面临的挑战

(一)护理管理环境变化带来的挑战

1. 疾病谱改变和人口老龄化　随着工业化、城镇化、人口老龄化进程加快,我国群众生产生活方式和疾病谱不断发生变化,慢性非传染性疾病的发病率逐年增高。此外,来自大气、水、土壤等生态环境污染,食品、药品安全,生物安全风险等问题也构成了重大健康隐患。近年来发生的多起突发公共卫生事件也极大地改变了公共卫生研发和服务系统的面貌。疾病谱改变和人口老龄化进程加快带来了对护理健康服务的巨大需求,因此,制定与社会及群众需求相适应的护理战略目标,发展适合我国国情的护理服务和管理模式迫在眉睫。

2. 护理服务要求不断提高　随着社会经济的发展和人民群众生活水平的提高,社会对护理服务的需求已经从简单的疾病治疗转变为全面的健康管理和生活质量提升。群众希望护士具备丰富的护理技能和专业知识,良好的沟通能力和团队协作精神,能熟练运用信息化工具,重视患者安全和心理需求,提供更加人性化、专业化和高效的护理服务。如何满足人民群众日益提高的护理服务要求,优化管理机制,激发护理人员的工作热情,提高护理人员的工作能力和护理质量,是护理管理者需要深入思考的问题。

3. 经济和医疗技术快速发展　经济全球化的迅猛发展使护理领域的国际交流与合作日益扩大,为专业发展提供了机遇,但也给管理者带来如何正确应对人才流失和人才引进这方面工作的挑战。此外,随着云计算、大数据、人工智能、物联网等技术的快速发展,护理实践范围和技术进一步拓展和提高,如互联网+护理、远程护理、机器人辅助护理等。这些新的护理实践需要相应的管理策略和制度,以保障患者安全和护理效果。如何进一步运用先进的信息化技术,建立新型护理服务和管理模式,是护理管理者面临的新挑战。

(二)医疗卫生体制改革带来的挑战

1. 护理服务领域拓展　随着医疗卫生体制改革的深入推进,我国护理服务领域正在经历显著的发展和变革,逐步从医疗机构向社区和家庭拓展,服务内容从临床疾病护理向慢性病管理、老年护理、长期照护、健康促进、安宁疗护等方面延伸。护理服务领域的拓展必然带来护理管理模式和策略的改革,护理管理需要顺应时代发展,适应新的医疗环境和服务模式,改革护理管理体制,建立长效护理服务运行机制,满足社会对护理服务多元化和高品质的需求。

2. 护理人力资源不足　近年来,我国护理人力资源的规模和质量得到了长足发展,但仍存在一些问题。第一,相比于广大人民群众日益提高的健康服务需求,我国护理人力资源仍处于相对缺乏的状况。第二,护理人力资源的分布不均衡,这主要表现在中西部地区和不同等级医院之间的差异上。第三,护理人力资源的结构尚存在年龄结构不均衡、职称结构不合理等情况。第四,护士的职业荣誉感和归属感不足,亦可能导致人才流失和招聘困难。如何完善和优化护理人力资源队伍的总量、分布、结构,提高护士的职业认同感和荣誉感,是护理管理者面临的挑战。

（三）护理学科发展带来的挑战

1. 护理教育改革　自 2011 年我国护理学成为一级学科以来，护理教育得到了迅猛发展。护理教育硕士和博士学位授权点不断增加，国家卫生健康委员会提出"院校教育、毕业后教育、继续教育"三阶段医学教育体系等学校和在职护士教育体系的改革，使护理管理者面临着人才培养教育模式及组织管理等一系列新任务和新挑战。

2. 临床护理实践　随着医学技术的不断进步和人民群众对健康需求的提高，我国临床护理实践发展正处于一个不断进步和发展的阶段，如护理实践范围不断扩大、护理质量要求不断提高、护理专业方向不断细化、多学科合作和国际交流不断增加，信息化技术广泛应用，这些都需要护理管理者不断进行管理改革和创新，以应对临床护理实践的新发展。

3. 护理科研创新　学科是研究的基础和框架，而研究则是学科发展的重要推动力。近年来，我国护理研究发展迅速，但护理理论、护理实践、护理伦理、护理管理和教育、护理科研方法及跨学科合作研究等方面仍有很大的提升空间。如何带领和指导护理人员开展科研创新，是护理管理者面临的重要工作任务和挑战。

二、护理管理的发展趋势

（一）探索护理管理实践

利用大数据、人工智能等技术，对护理数据进行深度挖掘和分析，为护理管理决策提供科学依据；应用移动护理信息系统、智能化护理设备，提高管理效率和护理质量。根据患者的个性化需求，制定个性化的护理计划和方案，借助远程医疗技术，提供更加精准的护理服务。

（二）创新护理服务模式

为出院患者提供延续性护理服务，包括家庭护理、康复指导等，以帮助患者提高自我护理能力。利用共享经济理念，建立共享护理平台，提供便捷的护理服务，满足不同人群的护理需求。通过基因检测、症状监测等手段，精准识别患者的护理需求，提供精准化护理服务。基于大数据和 AI 技术，为患者制定个性化的护理计划，提高护理效果。

（三）加强跨学科团队合作

打破传统学科壁垒，组建跨学科的医疗护理团队，加强团队成员之间的沟通与协作，共享信息、交流经验，共同为患者提供全面、连续的护理服务。加强与医疗技术领域的合作，引进先进的医疗设备和技术，提高护理服务的科技含量。加强与医疗管理领域的交流，学习借鉴先进的医疗管理经验，提高护理管理水平。加强与医疗保险领域的合作，推动护理服务的医保政策制定和完善，为患者提供更加优质的护理服务。

（四）推进护理科研创新

护理管理者应加大对护理科研项目的支持力度，设立专项资金支持护理科研项目，通过科学研究不断探索新的护理方法和技术，推动护理学科的发展。建立完善的护理科研人才培养机制，提高护理人员的科研素质和创新能力。引导、鼓励护理人员在护理实践、护理教育、护理管理等领域开展理论研究、实证研究和循证研究。加强国际学术交流与合作，引进先进的护理理念和技术。促进科研成果的转化和推广应用，提高护理实践的科学性和有效性。

本章小结

思考题

1. 管理的基本方法有哪些？
2. 简述"三元"角色理论的主要内容。
3. 管理者需要具备哪些基本技能？

更多练习

（沈　勤）

第二章　管理理论与原理

学习目标

1. 素质目标

通过学习中国古代管理思想，增强学生的爱国情怀及民族自豪感。

2. 知识目标

（1）掌握：古典管理理论和行为科学理论的代表人物和主要观点。

（2）熟悉：现代管理理论的主要学派及主要内容、熟悉系统原理、人本原理、动态原理及效益原理的主要观点。

（3）了解：儒家、道家、法家、墨家、兵家思想的代表人物和主要观点。

3. 能力目标

提高学生在护理管理实践中运用系统原理、人本原理、动态原理及效益原理及其相应原则的能力。

案例

【案例导入】

精彩的护理管理交流会

某三甲医院召开护理管理交流会，会上两位护士长分别介绍了各自的管理经验。

内分泌科的李护士长认为，护理管理工作的关键是严格执行规章制度。科室在年初制定奖惩计划，年终对每位护士的工作业绩进行考核，以此作为晋升、晋级的标准。平时护士上下班采用打卡机考勤，迟到、早退每次罚款50元，加班按照国家规定，发放高于工作日两倍的工资。发表1篇论文奖励300元，年度最受欢迎的护士奖励500元。在李护士长的领导下，该病区的护理工作完成得相当不错，颇受领导好评。

泌尿外科的王护士长认为，护理管理工作的关键是人性化管理及调动下属的积极性。护士长平时喜欢和护士进行情感交流，了解其心理动态和家庭情况；科室经常开展各种文娱活动，为护士减压；布置任务时，根据护士的特长和兴趣，合理授权，鼓励护士参与管理决策；病区护士成员中有自发形成的小群体是正常现象，护士长引导小群体培养正确的价值观，营造积极向上的病区文化。在王护士长的带动下，该病区的组织凝聚力强，并多次被评为优秀护理科室。

【请分析】

你认为两位护士长在管理实践中分别运用了什么管理理论？

【案例分析】

管理是人类社会存在的一种方式，人类自从有了社会生活与劳动，就有了管理，也就萌发了管理思想。管理思想起源于人类的实践活动，是管理经验的概括和总结。管理理论是管理实践中积累起来的经验的提炼和总结，逐步形成对管理活动系统化的认识，它的形成受到管理活动所处的历史环境与社会发展阶段的影响，管理理论反过来又对管理实践活动起到指导与推动作用。

管理理论出现前，管理思想可分为两大阶段，即早期管理实践与管理思想阶段和管理理论产生的萌芽阶段。这一时期的管理思想朴素、直观，主要停留在经验描述或类比思维的阶段，不具有系统的理论形式。19 世纪末 20 世纪初，管理学成为一门独立的学科后，管理理论的发展经历了三个阶段，即古典管理理论阶段、行为科学管理理论阶段、现代管理理论阶段。

第一节　管理思想

一、中国古代管理思想

（一）儒家管理思想

儒家思想由春秋末期思想家孔子创立，后经孟子、荀子的进一步发展，形成了思想体系完整、内容极其丰富的儒学。作为中国古代最有影响的学派，儒学对中国以及东方文明产生了重大影响，并一直持续至今。儒家管理思想是我国古代管理思想的重要组成部分，对于现代管理具有重要的借鉴意义。

1. 孔子及其管理思想　孔子是我国历史上著名的思想家与教育家。其弟子将他的谈话和他与门徒的问答，辑成《论语》一书，古人有"半部《论语》治天下"之说。

孔子的核心思想是"仁政、德治、礼治"。关于"仁"的论述在《论语》中有 58 章，"仁"是儒家理论的核心。孔子先后回答弟子说"仁者，爱人""仁者先难而后获""夫仁者，己欲立而立于人，己欲达而达于人"。孔子所谓的"仁"，实质上是发展了春秋以来的民本思想，其认为管理的最终目的在于实现为人民谋福利，管理者首先应"仁"，要严以律己，以身作则，身体力行，宽厚爱人。无论是管理者还是被管理者，都应该具备仁爱、诚信、和谐、自律等道德准则。

孔子认为仁政是通过德治的形式实现的，依靠领导者的以身作则，进而对下属和民众实行道德教化，是儒家所强调的"为政以德"的管理手段。孔子曰："道之以政，齐之以刑，民免而无耻；道之以德，齐之以礼，有耻且格"（《论语·为政》）。管理国家如果只用政令来引导，用刑罚来整顿，百姓即使能免于犯罪但不会有羞耻之心；如果用道德来引导，用礼教来整顿，百姓不仅有羞耻之心而且能够诚心归服。因此，管理者应通过道德教化来进行管理，通过自身的模范行为，把一定的价值观念灌输到被管理者的头脑中去，使之转化为一种发自内心的行为，实行内在的自我控制，从而达到管理的目标。

孔子认为推行礼治是德治的重要手段。"为政先礼，礼，其政之本欤"。在孔子看来，在一个秩序优良的社会中，从天子到庶人，都应该谨于职守，每一个等级的人都应该做与自己的社会地位相应、相称的事情，礼所规定的名分等次是绝对不可僭越的。因此，礼治在管理过程中的作用就在于提供一整套规范的行为模式。对所有民众而言，具有正身和自律的作用；对管理者而言，严于律己，起到表率模范作用，要求被管理者做什么事情则不需要动员说服，他们就会自觉、主动地去做，就如同"天不言，而万物化成"一样，达到"不治而治"之效。

2. 孟子及其管理思想　孟子是我国伟大的思想家、教育家，儒家学派的代表人物。著有《孟子》一书，被后世尊为"亚圣"，与孔子合称为"孔孟"。孟子继承并发展了孔子的儒家管理思想，扩大了儒家管理思想在当时社会的影响，为儒家管理思想能够成为西汉主导的统治思想奠定了基础。

孟子的主要思想是他的性善论。孟子认为善良是人的本性。人的善良体现在慈爱之心，仁者爱人。仁、义、礼、智四德是性善的表现，其核心是"仁"。孟子的性善论是其仁政学说的基础。

孟子在国家管理上提倡"仁政"，孟子提出"民为贵，社稷次之，君为轻"的民本思想，即人民放在第一位，国家其次，君在最后，这是一种早期的人本管理思想。君主应以"老吾老，以及人之老；幼吾幼，以及人之幼"的推恩办法来治民，君主只要将自己的仁德推广，以爱护人民为先，保障人民权利，就是仁政。

3. 荀子及其管理思想　荀子是战国后期著名的思想家、文学家。他是战国后期儒家的主要代表，著有《荀子》一书。

荀子主张"性恶论"，他认为人们天生具有自私、贪婪、暴力等恶劣的本性。他认为，只有通过严格的教育和道德规范，才能使人们摆脱恶性本能，实现道德上的完善。他主张先法后王，在政治上主张用礼、法来维护社会秩序。因此可以说，荀子已经超脱了儒家思想的束缚，他的学说，对以后法家思想的发展有一定的影响。

4. 董仲舒及其管理思想　董仲舒是西汉时期著名的哲学家、经学大师。董仲舒在著名的《举贤良对策》中建议"罢黜百家，独尊儒术"，为汉武帝所采纳。

董仲舒以《公羊传》为依据，将宗教天道观和阴阳、五行学说结合起来，吸收法家、道家、阴阳家等思想，建立了一个新的儒学思想体系，儒家思想成为汉武帝后的统治思想。经过董仲舒的发展，儒家的管理思想确立了其在国家管理思想中的主导地位，结束了管理思想百家争鸣的局面。董仲舒之后，儒家管理思想开始逐渐作为官方管理哲学的意识形态出现，它通过教育、科举等社会制度的推行，渗入社会管理的各个层面，逐步开始了长达两千多年的思想统治。

（二）道家管理思想

道家和儒家同属春秋时期的重要思想流派，道家创始人是老子。道家其他的代表人物还有战国时期的庄周、惠施、田骈等人。老子所著的《道德经》（又称《老子》）及庄周所著的《庄子》是道家的经典著作。《道德经》中对天道的探寻、国家管理和君子修身等都有所研究与阐述，其中对国家政治和社会管理进行了积极的哲学反思，阐述了统治者的治国安邦之道，蕴藏着丰富的管理思想，形成了比较完整的理论体系，其主要内容有以下几点。

1. 道法自然　道家所说的"道"，不仅是指治国的思想和主张，也是指客观事物存在的规律。道法自然是老子提出的核心管理思想。老子在《道德经》中提出："人法地，地法天，天法道，道法自然。"老子认为，人和自然要协调，强调人们必须按照自然规律办事，顺其自然，做到天地相合，充分融会，实现人和自然的和谐统一。自然是道的本性，是道的最高原则，因此，在管理活动中，管理措施必须符合规律并顺应民心。

2. 无为而治　老子在《道德经》中提出"无为"的概念。"无为"是道家学说的精髓，也是道家管理思想的最高原则。"无为"就是人们应该按照事物的发展规律去"为"，在顺应客观规律的前提下充分发挥人的主观能动性，与客观事物发展相违背的"不为"。在现代管理中，强调"无为而治"，要求管理者在制定和执行法律、法规、制度的过程中要顺应自然，不违背社会发展的客观规律，强调人们必须按照自然规律办事，顺其自然，做到天地相合，充分融会，实现人和自然的和谐统一。同时管理者应该有所为、有所不为，要顺应自然和尊重事物发展的客观规律，不为所欲为、不胡作非为，即有"不妄为、不乱为"。

3. 以弱胜强　道家提出了独特的"柔弱胜刚强"的策略，即"反者道之动，弱者道之用"的原理。老子认为，"天下莫柔弱于水，而攻坚强者莫之能胜"，也就是滴水能穿石、以柔克刚的道理。老子关于以弱胜强的观点，体现了丰富的辩证思想。"上善若水，水善利万物而不争"。告诉人们，管理者要像江海那样，谦退不争。有海纳百川的胸怀，才能把更多的人才吸引到自己的周围。这是道家处理人事关系的基本方略。

（三）法家管理思想

法家是中国历史上提倡以法治为核心思想的重要学派，主要代表人物有李悝、管仲、商鞅、申不害、韩非子。商鞅是前期法家最突出的代表人物，以商鞅改革材料为内容，形成《商君书》。后期法家是指集法家之大成的思想家韩非子，他的杰出贡献主要是在政治学术思想方面，其著有《韩非子》一书。法家排斥儒家的礼治，认为"法"是管理的最有效途径，该思想为秦始皇所接受，成为其统一中国的理论武器。法家管理思想主要内容有以下几点。

1. 以法治国的行政管理思想　所谓"以法治国"，就是把"法"作为治理国家的准则。韩非子认为治理国家的好方法是法治而不是人（圣贤）治。何谓法？韩非子曰："法者，编著之图籍，设之于官府，而布之于百姓者也。"法是由君主制定，由官府颁布，编著于图籍之上的成文法。由群臣执行，进行统治。也就说，法不仅要公开，更重要的是百姓能够知晓、理解，这样才能被掌握、运用。所以韩非子提出了"三易"，即易见、易知、易为。"易见"即容易使人看见；"易知"即容易使人知晓懂得；"易为"即容易使人执行和遵守。韩非子主张各级官吏要学习和精通法律，以便经常向百姓宣传。法家还主张"法不阿贵"，即法律面前人人平等之意。

2. 富国强兵的经济管理思想　法家学派将富国强兵、成就霸王之业作为治国目标。商鞅和韩非子都先后提出农战政策，"耕战合一""寓兵于农"，农战实施的目的就是实现"富国强兵"。农民应该专心致力于农业生产，同时，广大民众应为国家效忠沙场，从而实现"富国强兵"的目的。韩非子曰："圣人之治也，审于法禁，法禁明著则官治。必于赏罚，赏罚不阿则民用。民用官治则国富，国富则兵强，而霸王之业成矣。"（《韩非子·六反》）。通过严明的法治，可以使官吏治理得当、百姓听从命令，从而实现富国强兵。

3. "法、术、势"结合　法家认为，"法""术""势"并不是单独存在的，三者相互区别又相互影响，要使三者有机结合，管理活动才能顺利进行。韩非子提出了法、术、势三者结合的法治理论。所谓的"法"是指法律、法治；"术"指办事、用人的方法和艺术，亦即驾驭下属、推行法令的策略和手段；"势"则指权力、权威、权势。在法、术、势三者之中，法是中心，术与势是行使法的必要条件。管理者要充分发挥自己的主观能动性，形成权威之势，并利用自己的权威之势推行自己的主张，实现自己的宏图大略。但同时还要赢得民众的尊重和拥戴，才能统治长久。

（四）墨家管理思想

墨家思想是对中国传统社会具有深远影响力的管理思想流派之一，墨家学派立足于底层社会，因此实行纪律严明的人身管理。代表人物墨子，战国时期著名思想家、政治家、军事家，其著作有《墨子》一书。墨家管理思想主要内容有以下几点。

1. 兼相爱，交相利　"兼相爱"是墨子行政管理思想的核心。他认为当时社会动乱不安，主要就是由于人们不相爱造成的。管理者如果平等地去爱下属，则能得到比较好的绩效。墨子的"兼相爱"思想是以"交相利"为基础的，作为管理者，必须关心百姓疾苦，体察民情，爱民诚心，为民谋利，同时不是指人们谋取一己之私利，而是要求人们去谋求社会或大众之公共利益。

2. 尚同　尚同是墨家提出的行政管理原则。墨子认为，在一个国家中，如果政令不一，会致社会动荡。"尚同"即"上同"，墨子主张"一同天下之义"，把天下人的思想统一起来。墨子认为尚同是行政管理之根本。即在国家治理中，应实行集权的行政管理原则，各级行政长官，包括全体人民，都要有统一的意志。只有统一意志、统一思想，才能政令畅通，社会稳定，天下才能大治，实现民富国治。

3. 尚贤　尚贤是与尚同相辅而行的行政管理原则。墨子认为，要想治理好一个国家，首先是国君要做到尊重人才、聚集人才、重用人才。尚贤是为政之本，是治国之要。墨子在《墨子·尚贤上》中说："故古者圣王之为政，列德而尚贤，虽在农与工肆之人，有能则举之，高予之爵，重予之禄，任之以事，断予之令。""故官无常贵，而民无终贱。有能则举之，无能则下之。"即墨子在人才选拔方面提出应在实践中选拔人才；在人才任用方面提出，官吏应能上能下，不搞终身制；在人才管理方面则强调，对人才不能苛求，只要具备德义的基本条件，有自己的特长，就应该把他们选拔上来，在工作岗位上使用、考察。

（五）兵家管理思想

兵家管理思想的代表人物是春秋末期的孙武，他所著的《孙子兵法》是我国现存最早的兵书，它不仅对世界军事思想产生了重大的影响，还被推广运用于社会经济、生活等多个领域，尤其在行政管理、企业管理、商业竞争等活动中得到了广泛的重视和应用。兵家管理思想主要内容有以下几点。

1. 未战而庙算的战略思想 《孙子兵法》开篇就提出了"经五事，校七计"的系统思想。孙子强调要在战前对事关全局的战略进行部署和谋划，综合考虑多种因素，按照战争中各个方面、各个阶段的关系来决定军事力量的准备和运用。孙子还认为谋略需要"知己知彼"，运筹帷幄的关键在于处理好与战争直接相关的事宜，要在知己知彼的基础上确定战略目标，从而做出战略决策，制定战略计划。

2. 令文齐武 孙武在《孙子兵法·行军篇》中提出了"故令之以文，齐之以武，是谓必取。令素行以教其民，则民服；令不素行以教其民，则民不服。令素行者，与众相得也"的行政管理原则和方法。所谓"令之以文"，就是通过思想教育的方法，对下属动之以情、晓之以理。所谓"齐之以武"，就是同时利用规章制度规范人们的行为，严明纪律，严肃法度。所谓"令素行以教其民，则民服；令不素行以教其民，则民不服。令素行者，与众相得也"，就是管理者必须以身作则，下属才会信服并遵从。

3. 择人任势 《孙子兵法·势篇》中说"故善战者，求之于势，不责于人，故能择人而任势"。所谓"择人"，就是善于量才用人。挑选将领是战争胜败的关键，孙武提出挑选将领的标准是："将者，智、信、仁、勇、严也。"所谓"任势"，就是善于造势和利用形势。在兵战中"任势"的根本作用是要激发和加强自身的力量，提高队伍的素质和士气，以增强战斗力。所谓"择人而任势"，就是要求军事指挥员重视选用人才，通过造势和利用形势，来战胜敌人。

二、西方管理思想

西方文化起源于古希腊、古罗马、古埃及和古巴比伦等文明古国，这些古国在国家管理、生产管理、军事、法律等方面都有过辉煌的历史。随着资本主义的发展和社会化大生产的形成，生产过程的协调和指挥日益重要，在该背景下，西方产生了现代意义上的管理思想和管理理论。

（一）亚当·斯密

亚当·斯密（Adam Smith），被誉为"古典经济学之父"。英国古典政治经济学的主要代表人物之一。他在1776年出版的《国民财富的性质和原因的研究》（简称《国富论》）一书中，系统阐述了其政治经济学观点，为资本主义经济的发展奠定了理论基础，它的发表标志着古典自由主义经济学的正式诞生。同时，他也提出了劳动价值论和劳动分工论等影响深远的管理思想。

亚当·斯密在详细分析制针业的情况后，提出劳动分工是提高劳动生产率的因素之一。

他认为分工提高经济利益的原因主要有三点。

1. 分工可以使劳动者专门从事一种单纯的操作，从而提高劳动熟练程度，提升劳动效率。

2. 分工可以减少劳动者的工作转换，节约由一种工作转到另一种工作所需要花费的时间。

3. 分工使劳动简化，可以使人们把注意力集中在一种特定的对象上，有利于发现比较方便的工作方法，并有利于促进工具的改革和机器的发明。

此外，亚当·斯密还提出"经济人的观点"，他认为，人的本性是"利己心"，是自然赋予的。人们在经济活动中，追求的完全是个人的私利，但每个人的私利又为其他人的私利所限制，这就迫使每个人必须顾及他人的私利，由此产生了相互的共同利益，进而产生了社会利益。亚当·斯密认为，私利与公益似乎是由"一只看不见的手"所引导，逐步趋向和谐与均等，这乃是一种自然的秩序。亚当·斯密的劳动分工论和"经济人"观点，对后来西方管理理论的形成产生了巨大而深远的影响。

（二）查尔斯·巴贝奇

查尔斯·巴贝奇（Charles Babbage）是英国著名的数学家、机械学家，也是科学管理的先驱者。巴贝奇在亚当·斯密提出的劳动分工论的基础上，又进一步对专业化问题进行了深入分析。1832 年，他出版了《论机器和制造业的经济》一书，对专业化分工、机器与工具使用、批量生产、均衡生产，以及成本记录等问题都做了充分论述。巴贝奇的管理思想主要可以概括为以下几个方面。

1. 在亚当·斯密提出的劳动分工提高经济利益的三个原因的基础上，补充了第四个原因，脑力劳动也同体力劳动一样可以进行分工。

2. 主张按照贡献大小来确定工人的报酬，提出一种固定工资加利润分享的报酬制度。报酬的构成分三个部分：①按照工作性质所确定的固定工资。②按照对提高生产效率所做出的贡献分得的利润。③为提高生产效率提出建议而获得的奖金。

3. 重视对生产方法的研究和改进，设计并发明了一些有助于提高作业效率的机器和工具，如"计数机器""观察制造业的方法"等。

巴贝奇管理思想的新颖之处在于主张劳资合作，当时人们都认为劳资是对立的，他则认为工人应与资本家一起分配企业利润，他的这种主张为科学管理学派的产生奠定了基础。

（三）罗伯特·欧文

罗伯特·欧文（Robert Owen）是 19 世纪初期最有成就的实业家之一，也是现代人事管理之父、人本管理的先驱。欧文认为，人是环境的产物，只有处在适宜的物质和道德环境下，才能培养出良好的品德。管理中最重要的因素是人，工厂要盈利，就必须注意关心人。

欧文为了实践他的管理思想，在自己的工厂里进行了一系列改革：合理布局生产设备；改善工厂的工作条件；缩短雇员劳动时间；提高工资；禁止雇佣童工；禁止对工人进行惩罚；在工厂内提供免费膳食；在工厂内开设商店，按成本价出售给工人生活必需品；设立幼儿园和学校；创办互助储金会和医院；发放抚恤金；建设工人住宅与修建街道等。虽然改革最终未能获得成功，然而他提出的在管理中应重视人的因素这一观点，使他成为现代管理中行为学派的先驱者之一。

第二节　管理理论的形成与发展

一、古典管理理论

古典管理理论是管理理论最初形成阶段，这一阶段侧重于从管理职能、组织方式等方面研究工作效率，其观点比较注重管理的科学性、准确性、纪律性和法理性，对人的心理因素考虑较少。这一阶段以泰勒的科学管理理论、法约尔的一般管理理论和韦伯的行政组织理论为代表，这些管理理论是古典管理理论阶段的经典管理理论。

（一）泰勒的科学管理理论

费雷德里克·泰勒（Frederick Taylor，1856—1915）是美国古典管理学家，科学管理理论的创始人。泰勒18岁从一名学徒工开始，逐步被提拔为车间管理员、小组长、工长，最后到总工程师。在此过程中，他不断在工厂实地进行试验，系统地研究和分析工人的操作方法和动作所花费的时间，逐渐形成科学管理的理论体系。他在1911年出版的《科学管理原理》一书中提出了科学管理理论。该著作的发表标志着管理学科的正式诞生。由于对科学管理的杰出贡献，泰勒被尊称为"科学管理之父"。

 知识拓展

泰勒的"科学试验"

1898年，泰勒开展了著名的"搬运铁块试验"和"铁锹试验"。泰勒对搬运铁块的操作方法进行研究，通过改进操作方法，并按新方法训练精心挑选的"一流工人"，结果显示经过训练的"一流工人"每人每天搬运量由12.5英吨增加到47.5英吨，工人的工资由1.15美元/日，增加到1.85美元/日。此外，泰勒还进行了"铁锹试验"。他设计了两种不同大小的铁锹，装卸铁矿砂时用小锹，装卸煤屑时用大锹。训练推广后，工人搬运量从每人每天16英吨提高到56英吨，工人的工资也大幅提高。这一系列试验，都是以研究工人及工具的最佳负荷量和最好的工作方法为出发点。泰勒用科学的调查研究和分析方法代替了传统的经验管理，成为科学管理的良好开端。

1. 泰勒的科学管理理论的主要观点

（1）改进工作方法以提高工作效率：泰勒通过对工人工作的动作和工时进行详细观察与分析，制定出科学的操作方法，用以规范工人的工作方式。并制定了科学的工作定额，以谋求最高的工作效率。

（2）标准化管理：在科学分析的基础上确定有关标准，使工作人员能够掌握标准化的操作方法，使用标准化的工具、机器和材料，并使作业环境标准化，从而提高生产效率。

（3）精心挑选和培训工人：根据岗位要求挑选最适合该工作的一流人员，实现工作人员的能力与所从事工作的最佳适配，并根据岗位要求运用科学的培训方案对工人进行培训。

（4）改革工资报酬制度：根据工人完成工作定额的情况，按不同的工作产量支付工资，采用刺激性的工资报酬制度来调动工人的积极性，提高生产效率。

（5）劳资双方共同协作：雇主真诚地与工人们合作，确保劳资双方均能从生产效率提高中得到好处，从而认识到提高效率对双方都有利。

（6）管理职能划分：明确管理者和工人各自的工作和责任，把管理者制定计划和对工人发布命令称为计划职能，工人则专门从事执行职能，而且必须按照计划规定的标准执行。

（7）实行"职能工长制"：将管理工作进一步细化，使每一位工长只承担一种管理职能，管理人员职能明确，更容易提高工作效率。

（8）提出例外原则：即高级管理人员把例行事务授权给下级管理人员，自己则只保留对例外事务的决定权和监督权。

2. 泰勒的科学管理理论的主要贡献

（1）率先提出了用科学管理法代替经验管理，开拓了管理视野：科学管理理论冲破了传统、落后经验管理方法的束缚，将科学管理引进管理领域，用精确的调查研究和分析方法将其形成观点和理念来代替个人的判断、意见和经验，使人们认识到在管理上引进科学研究方法的重要性和必要性。

（2）最早采用试验方法研究管理问题：泰勒对管理问题的研究是基于在工厂中做了大量的试验，使得管理学变成了一门严谨的科学。采用的实证方法为管理学研究开辟了一片无限广阔的新天地。

（3）开创对工作流程的分析，是流程管理学的鼻祖：泰勒的贡献还在于选取整个现场作业管理中的某个局部，从小到大地来研究管理，该方法与实证方法相配合，对单一或局部工作流程进行研究，成为研究和改进管理工作的主要方法。

（4）率先提出了工作标准化思想，是标准化管理的创始人：依靠科学的管理方法和操作程序，使各项工作形成标准化，有效地提高了生产效率，标准化管理已经成为现代管理一个普遍性核心构成部分。

（5）首次将管理者和被管理者的工作区分开来：科学管理理论将管理职能与执行职能分离，管理者职责主要在计划，被管理者职责主要在执行，把管理从生产中分离出来，是管理专业化、职业化的重要标志。

3. 科学管理理论在护理管理中的应用

（1）科学确定护理流程标准与操作规范：在护理各项工作中制定护理技术的操作标准和护理工作流程，并对护士进行针对岗位需要的个性化培训和考核，通过提高护理技术操作的标准化，大大提高护理服务质量。

（2）科学制定岗位职责：根据各护理单元的具体工作内容，科学设定工作岗位，明确岗位职责。依据护士自身特点，结合岗位需求合理分配工作，并对其进行规范化培训。护理管理者将护士按工作内容进行分工，分别执行不同的护理工作职责，例如：主班护士主要完成医嘱处理与分工，护理班护士主要完成患者直接护理任务，药班护士主要进行药物领取、核对和发放，治疗班护士主要负责患者各项治疗任务等。

（3）合理制定奖惩制度：各护理单元应根据自身工作特点，制定切合实际的薪酬分配制度，实现护士的贡献与工作报酬相匹配，避免平均主义。

（二）法约尔的一般管理理论

亨利·法约尔（Henri Fayol，1841—1925），法国人，长期担任企业高级领导。法约尔的研究以企业整体作为研究对象，1916 年出版的《工业管理和一般管理》是其最主要的代表作，标志着一般管理理论的形成。法约尔作为西方古典管理理论的杰出代表，被尊称为"现代经营管理之父"。

1. 法约尔的一般管理理论的主要观点

（1）区别了经营活动和管理活动：经营活动分为六种，即技术活动、商业活动、财务活动、安全活动、会计活动和管理活动。法约尔主张将管理活动从经营活动中提炼出来，并提出管理活动处于核心地位，是其他活动能否顺利进行的关键。

（2）明确提出了管理的五大职能：法约尔认为管理活动可以划分为不同的职能性活动，并将这些活动分为计划、组织、指挥、协调和控制五大管理职能。

（3）倡导管理教育：法约尔认为，管理能力可以通过教育来获得，因此应该在学校设置管理课程，并在社会各个领域普及、传授管理知识。

（4）归纳了管理的十四项基本原则：①管理分工。②权利和责任的一致。③严明的纪律。④统一指挥。⑤统一领导。⑥个人利益服从集体利益。⑦个人报酬公平合理。⑧集权与分权相适应。⑨明确的等级制度。⑩良好的工作秩序。⑪公平公正的领导方法。⑫人员任用稳定。⑬鼓励员工的创新精神。⑭增强团体合作和协作精神。

2. 法约尔的一般管理理论的主要贡献

（1）提出了管理的"普遍性"与"一般性"：法约尔强调管理理论是概括性的，所涉及的是具有普遍性的管理问题，能适用于各种行业和部门，具有普遍性和一般性的特点。同时，他把管理活动从经营中提炼出来，作为一个独立的职能和研究项目，在更广泛的视野里看到管理活动的普遍性。

（2）为管理过程学派奠定了理论基础：法约尔的一般管理理论的价值在于对现代管理理论的深远影响。该理论最先将经营与管理分开，并归纳了管理的五大职能，在管理学史上是一个重要的里程碑，为管理科学提供了一套科学的理论构架，成为管理过程学派的理论基础。

3. 一般管理理论在护理管理中的应用

（1）管理五大职能的运用：护理管理者在管理过程中承担计划、组织、协调和控制等各项工作事宜，这些工作相互联系、相互影响。护理计划是做好护理工作的基础，组织是护理工作有效进行的保障。护理工作是团队化工作，强调团队成员之间的和谐统一与通力合作，因此必须要有一个正式的护理组织管理体系与架构给予保障，每一层级和岗位的人员都需要各司其职，每一个人在各自岗位上都需要权责对等，分工合作。因此，各科室的护理工作必须围绕护理部的总体目标共同努力。

（2）十四项管理原则的运用：十四项管理原则在今天的护理管理中仍然适用，如管理分工、权利和责任的一致、严明纪律、统一指挥、统一领导、个人利益服从集体利益、个人报酬公平合理、集权与分权相适应、明确的等级制度、建立良好的工作秩序、人员任用稳定、鼓励护士创新精神、增强护理团队的合作和协作精神等。

（3）重视护理管理者的教育与管理能力的培养：护理管理者想要提高管理效能，就必须强化管理意识，学习管理知识，积极寻求高效的管理方法，提高自身的管理能力。

（三）韦伯的行政组织理论

马克斯·韦伯（Max Weber，1864—1920）生于德国，曾担任过教授、政府顾问、编辑，对社会学、宗教学、经济学与政治学都有相当高的造诣。他在 1910 年出版的代表作《社会和经济组织的理论》中提出了理想的行政组织理论。该理论从行政管理的角度对管理的组织结构体系进行深入研究，目的是解决管理组织结构优化的问题。他创立了全新的组织理论，对后来的管理学发展有着深远的影响，被尊称为"行政组织理论之父"。

1. 韦伯的行政组织理论的主要观点

（1）权力是组织形成的基础：韦伯认为，任何组织都必须以某种形式的权力作为基础，没有权力，任何组织都不能达到自己的目标。人类社会存在三种权力，即传统权力、超凡权力和法定权力。①传统权力：由传统惯例或世袭得来，服从者基于对神圣习惯的认同和尊重而服从，领导人的作用只为了维护传统，效率较低，不宜作为行政组织体系的基础。②超凡权力：来源于对管理者超凡魅力或模范品格的崇拜和信任，带有感情色彩，并不依据规章制度，也不宜作为行政组织体系的基础。③法定权力：指依法任命，并赋予行政命令的权力。韦伯认为，只有法定权力才能作为行政组织体系的基础。

（2）理想的行政组织体系的特征：主要有以下几个特征。①明确的分工：组织内存在明确的分工，每个职位的权力和责任都应有明确的规定。②自上而下的等级系统：组织内的各个职位，按照等级原则进行安排，形成自上而下的等级系统。③合理的人员任用：组织中人员的任用，要根据职位的要求，经公开考试合格进行人员任用，务求人尽其才。④管理队伍的职业化制度与晋升制度：对组织成员进行合理分工，明确各自工作范围及权责，通过技术培训提高工作效率。同时，按组织成员的职位与贡献支付薪酬，并建立奖惩与升迁制度，使成员安心工作，培养其事业心。⑤遵守规则和纪律：组织中的所有成员都必须严格遵守组织的规则和纪律。⑥组织成员间关系：组织中人员之间的关系完全以理性准则为指导，不受个人感情的影响，成员间的关系是对事不对人的关系。韦伯认为，具有上述特征的组织可表现出高度理性化，组织成员的工作行为能达到预期效果，组织目标也能顺利达成。

2. 韦伯的行政组织理论的主要贡献

（1）提出了理想的行政组织体系：韦伯将法定权力作为行政组织的基础，设计出了具有明确分工、清晰等级关系、周密详尽的规章制度、非人格化的理想的行政组织体系。该体系强调规则而非个人意志，强调能力而非偏爱，摆脱了传统组织随机、主观、偏见的不足。

（2）描述了行政组织的基本特征：韦伯的行政组织理论另一创新之处在于展示官僚体制的连续性、纪律性、验证性和可靠性的特征。

（3）为社会发展提供了一种高效、理性的管理体制：在韦伯之前，组织管理还处于混沌状态，凭借个人力量协调组织的状况非常普遍。韦伯界定了权力和个人的关系，使得每个人能够借助组织管理的力量，发挥最大的功效。韦伯的行政管理体制经过时间的验证，成为现代管理体制的基础，也奠定了其在古典管理理论中不可动摇的地位。

3. 行政组织理论在护理管理中的应用

（1）实现分级管理：目前我国医院的护理组织结构有三级管理模式（即护理部主任、科护士长、护士长）和二级管理模式（即护理部主任或总护士长、护士长）两种，体现了分级管理思想。同时，还根据护士的工作能力、技术水平、工作年限、职称等级等因素，以能级对应为原则对护士进行分层管理。

（2）明确岗位职责：依照护理人员的个人专长进行分工，每个人均有明确的岗位和责任范围，每一层次分工明确，职责与权力对应，并有一定的规章及程序。不同层级的管理者有相应的职责范围，如护理部主任更多承担本院护理工作发展的规划与战略的制定，帮助科室解决具体问题的战术方案的制定；科护士长承上启下，协助护理部主任完成医院护理战略方向和具体实施方案的制定和落实；护士长更多的是在科室层面落实完成护理部、科护士长制定的护理工作计划，在科室层面制定完成医院护理工作计划的具体实施方案，并领导护士执行。

（3）奖罚分明，明文规定奖惩制度和执行程序：由于管理的根本是基于岗位职责进行评价，因此应做到"对事不对人"，同时，在调整岗位时除了考虑学历、经验等情况以外，还必须参考工作表现和奖罚记录等。

（4）完善规章制度：建立健全各项护理规章制度和操作规范，完善护理人员各项行为准则，并督促落实。

二、行为科学管理理论

20 世纪 30 年代，不少管理学者意识到古典管理理论的不足和缺陷，开始重视对人和人的行为的研究，形成了许多新的管理理论，其中最具代表性的是行为科学管理理论。行为科学管理理论研究个体行为、团体行为与组织行为，重视研究人的心理、行为等对高效率地实现组织目标的影响作用。行为科学管理理论的代表包括梅奥的人际关系学说、麦格雷戈的 X – Y 理论等。

（一）梅奥的人际关系学说

乔治·埃尔顿·梅奥（George Elton Myao，1880—1949），原籍澳大利亚，美国行为科学家，是人际关系学说的创始人。1924—1932 年他在美国西方电气公司霍桑工厂，主持组织管理与生产效率之间关系的试验，也就是著名的霍桑试验。此后，梅奥相继出版了《工业文明的人类问题》《工业文明的社会问题》等著作。

 知识拓展

霍桑实验

霍桑实验共分为 4 个阶段：

1. 照明实验　当时的实验假设是"提高照明度有助于减少工人疲劳，使生产效率提高"。但经过两年多实验，发现照明度的改变对生产效率并无影响。

2. 福利实验　实验目的是查明福利待遇的变换与生产效率的关系。但经过两年多的实验，发现不管福利待遇如何改变，都不影响产量的持续上升。

3. 访谈实验　工人们长期以来对工厂的各项管理制度和方法存在许多不满，访谈计划的实行恰恰为他们提供了发泄机会。发泄过后心情舒畅，士气提高，使产量得到提高。

4. 群体实验　梅奥等人在试验中选择 14 名工人在单独的房间里工作，并实行特殊的工人计件工资制度。原设想，实行这套奖励办法会使工人更加努力工作，以便得到更多的报酬。但试验的结果显示产量只保持在中等水平。进一步调查后，发现工人们之所以维持中等水平的产量，是因为他们担心提高产量后，管理者会改变现行的奖励制度，而干得慢的伙伴会受到惩罚甚至失业。

1. 梅奥的人际关系学说的主要内容

（1）人是"社会人"而不是"经济人"：人的行为动机并不是单纯地追求金钱，还有社会、心理方面的需要，即追求人与人之间的友情、安全感、归属感和尊重等，而社会、心理方面的需求更为重要。因此，要调动工人的积极性、提高生产效率，不能单纯从技术和物质条件入手，而是必须尽可能地满足工人在社会、心理方面的需求。

（2）正式组织中存在非正式组织：通过霍桑试验发现，一切组织中都存在两种类型。一种是正式组织，是由职位、权力、责任及其相互关系和规章制度明确界定、相互衔接而构成的组织体系；还有一种是非正式组织，是在正式组织的共同劳动过程中，因相同的兴趣、爱好、利益等而结成的自发性群体组织，具有群体成员自愿遵从的不成文规范和惯例，对成员的感情倾向和劳动行为具有很大的影响力。非正式组织能够影响正式组织生产效率和目标的实现。因此，管理者必须正视非正式组织的存在及其作用，发现并利用非正式组织为正式组织服务，而不是无视或取缔非正式组织。

（3）新型领导重视提高工人的满意度：梅奥通过试验证明，生产效率的提高很大程度上取决于工人的积极性、主动性和协作精神，取决于对各种需要的满足程度，满足程度越高，士气就越高，劳动生产率也就越高。新型领导应尽可能满足工人需要，不仅要解决他们物质生活或生产技术方面的问题，还要善于倾听工人意见，沟通上下的思想，适时且充分地激励工人，最大可能地提高工人的士气，进而从根本上提高生产效率。

2. 梅奥的人际关系学说的主要贡献

（1）提出了人际关系学说：人际关系学说弥补了古典管理理论忽视人的因素的缺陷，不仅为管理理论的发展开辟了新的领域，也为现代行为科学发展奠定了理论基础。

（2）重视人的因素："霍桑效应"发现，员工可能因为被夸奖或受到额外关注而提高绩效，这提示管理者在管理中应选择适当的管理方法和手段。此外，梅奥通过实验揭示了人还有除经济物质方面以外的需要，如情感需要和尊重需要，而这些需要的满足对提高生产效率有重要影响。

（3）有效的沟通是管理的重要方法：霍桑访谈试验中，梅奥发现有效的沟通不仅有助于营造和谐的工作氛围，还可以提高员工的满意度，使其尽可能为实现组织目标而努力。

（4）重视非正式组织与组织文化的使用：人际关系学说的重要贡献之一就是发现了非正式组织。管理者应该重视非正式组织对员工的影响，培养组织共同的价值观，营造积极向上的组织文化，协调个人与组织的利益关系，以增强组织的凝聚力。

3. 人际关系学说在护理管理中的应用

（1）重视"霍桑效应"的应用：护理管理者在绩效管理中，不要过分强调物质奖励的作用，很多时候护士在工作中感受到了理解、信任、尊重，会对他们有着更长久的激励和促进作用。护理管理者应该重视人本管理方法，善于建设组织文化和维护科室良好的人际关系，尽量减少简单粗暴的命令式管理，更多采取说服式、参与式或授权式的管理方式，给护士提供更多参与决策的机会。

（2）重视非正式组织的作用：护理管理者应注意科室中非正式组织的存在，引导这些组织目标与科室工作目标保持一致，但当出现目标分歧时，应注意防范非正式组织对科室工作目标的威胁与不良影响。同时正视护士自发形成的"小圈子"，并对其进行正确的引导，使这些非正式组织成员的个人目标和护理组织的目标尽可能一致，以求得更融洽的人际关系和更高的工作效率，从而有助于护理工作任务的圆满完成。

（3）重视护理组织文化的建设：护理管理者要在组织中营造和谐向上的文化氛围。用共同的价值观和目标协调好护理组织内部各方面的利益和关系，发挥组织内的协同作用，激发组织的强大凝聚力，确保组织目标更好地实现。

（二）麦格雷戈的 X - Y 理论

道格拉斯·麦格雷戈（Douglas McGregor，1906—1964）是美国著名的行为科学家，也是人际关系学派最具影响力的管理学家之一。麦格雷戈 1957 年在美国《管理理论》杂志上发表的《企业的人性面》一文中提出了两大类可供选择的人性观，即著名的 X - Y 理论。他认为管理者应从两种不同的角度看待员工，并相应地采取不同的管理方式。

1. 麦格雷戈的 X - Y 理论的主要观点

（1）X 理论对人性的假设：①人们生来好逸恶劳，常常逃避工作。②人们不求上进，不愿意承担责任，宁愿听命于人。③人生来以自我为中心，淡漠组织需要。④人习惯于保守，反对变革，把个人安全看得高于一切。⑤只有少数人才具有解决组织问题所需要的想象力和创造力。⑥人缺乏理性，易于受骗，随时可能被煽动者当作挑拨是非的对象，做出一些不适宜的行为。

基于以上假设，以 X 理论为指导思想的管理工作要点：①管理者应以利益为出发点来考虑对人、财、物等生产要素的运用。②严格的管理制度和法规，处罚和控制是保证组织目标实现的有效手段。③管理者要把人视为物，把金钱诱惑当作人们工作中最主要的激励手段。

（2）Y 理论对人性的假设：①人并非天性懒惰，要求工作是人的本能。②一般人在适当的激励下，不但愿意承担责任而且愿意担负责任后果。③外力的控制和处罚不是使人们达到组织目标的唯一手段，人们更愿意通过实行自我管理和自我控制来完成相应目标。④个人目标和组织目标可以统一，有自我要求的人往往会把实现组织目标视为个人目标。⑤一般人则具有较高的解决问题的能力和想象力，只是其智力潜能还没有得到充分发挥。

基于上述假设，以 Y 理论为指导思想的管理工作要点：①管理者要通过有效地综合运用人、财、物等要素来实现组织目标。②人的行为管理，其任务在于给人安排具有吸引力和富有意义的工作，使个人需要和组织目标尽可能地统一起来。③鼓励人们参与个人目标和组织目标的制定，信任并充分发挥下属的自主权和参与意识。

2. 麦格雷戈的 X - Y 理论的主要贡献　X - Y 理论阐述了人性假设与管理理论的内在关系，人性假设是管理理论的哲学基础，提出了管理理论都是以人性假设为前提的重要观点，揭示了人本管理原理的实质。X - Y 理论提出了管理活动中要充分调动人的主观能动性、积极性和创造性，使个人目标与组织目标相一致，鼓励下属参与管理工作、丰富其工作内容等，对现代管理理论的发展和管理水平的提高具有重要的借鉴意义。

3. X - Y 理论在护理管理中的应用　护理管理者应该将护理组织当成一个"家庭"来建设，在管理中采用人本观点，关心每一位护士的成长，包容他们偶尔的过失或过错，不轻易对人下定论，要用发展的眼光和心态看待护士，要与护士之间建立充分的尊重与信任的人际关系，结合护士不同的人性特点，采取有针对性的激励手段，从而调动其工作主观能动性、积极性和创造性。只有当每一位护士在组织中都能积极主动地提升个人绩效，才能最终提高组织的整体绩效，这也是护理管理者的价值所在。

三、现代管理理论

20世纪40年代到80年代，随着现代科学和技术的发展，生产力发展迅速，生产和组织规模快速扩大，生产的社会化程度不断加深，企业经营范围不断扩展、结构更加复杂，管理理论受到普遍的重视与关注。诸多学者基于前人的理论和实践经验，从不同学科和角度对管理展开研究，从而形成多样化的管理学派。1961年，美国管理学家哈罗德·孔茨（Harold Koontz，1908—1984）提出，管理学至少形成了六大学派，主要包括管理过程学派、管理科学学派、社会系统学派、系统管理学派、决策理论学派和权变理论学派。这些管理学派研究方法众多，管理理论不一，各个学派都有各自的代表人物及所主张的理论内容和方法。1980年，他进一步把管理学派划分为11个，提出现代管理理论学派林立，形成了"管理理论丛林"现象。

（一）现代管理理论丛林的主要学派

1. 管理过程学派 又称为管理职能学派、经营管理学派，由美国加利福尼亚大学的哈罗德·孔茨教授等提出，这一学派是目前占主导地位的学派。它以管理职能或管理过程作为研究对象，认为管理就是在组织中通过别人或与别人共同完成任务的过程，将管理职能或过程分为计划、组织、人事、领导和控制，而把协调作为管理的本质。该学派认为，组织性质和组织环境存在差异，管理人员所从事管理的职能却是相同的。管理过程学派通过对管理职能或过程进行分析、研究和阐述，从理性上加以概括，把用于管理实践的概念、原则、理论和方法结合起来，构成管理的科学理论。

2. 管理科学学派 又称为数量管理科学学派、数量学派，是对美国著名管理学家弗雷德里克·泰勒的科学管理理论的继承和发展，代表人物是美国的埃尔伍德·斯潘赛·伯法（Elwood Spencer Buffa）等。管理科学学派是以定量分析为主要方法的学派，它主张通过运用数学、统计学的方法和电子计算机的技术，为现代管理决策提供科学依据，通过计划和控制以解决组织中生产与经营问题。主要目标是探求最有效的工作方法或最优方案，以最短的时间、最少的支出，取得最好的效果。

3. 社会系统学派 由美国的切斯特·巴纳德（Chester Barnard）创立，这一学派从社会学的角度研究管理，认为社会的各级组织都是一个协作系统，进而把组织中人们的相互关系看成是一种协作系统。其主要观点是：组织是由人组成的协作系统，由三个因素构成，即协作的意愿、共同的目标和组织成员之间良好的信息沟通。管理人员在组织中的作用，就是在信息沟通系统中作为相互联系的中心，并通过信息沟通来协调组织成员的协作活动，以保证组织的正常运转，实现组织的共同目标。管理人员的主要职能有三项：①建立和维持一个信息沟通系统。②确定组织的共同目标及各部门的具体目标。③选拔任用组织成员，使组织成员为这些目标的实现作出贡献，同时保证协作系统的生命力。

4. 系统管理学派 其代表人物是美国的卡斯特（Kast）、罗森茨威克（Rosenzweig）等。系统管理学派认为，组织是一个整体的系统，包含若干个相互关联的子系统。系统与子系统之间可以相互转变，系统可分解为子系统，子系统相互融合即为系统，该特点便于管理者依据组织实际情况进行组织管理问题的分析与解决。系统与外界环境进行物质、能量、信息交换，在不断循环往复中，系统实现自我调节、自我修复，从而实现自身目标。系统管理学派认为，以往的管理理论都只侧重于管理的某一个方面，如或侧重于生产技术过程的管理，或侧重于人际关系，或侧重于一般的组织结构问题，而系统管理学派的产生就是为了解决组织整体的效率问题。运用系统管理的方法，可以全面高效地控制整体效率，为管理者提供有效的切入点，使管理活动更为灵活、有效。

5. 决策理论学派 其主要代表人物是美国管理学家和社会科学家赫伯特·西蒙（Harbert Simen），西蒙于 1978 年获得诺贝尔经济学奖。该理论学派吸收了系统理论、行为科学、运筹学和计算机科学等学科的研究成果，着眼于合理的决策，研究如何从各种可能的抉择方案中，选择一种"令人满意"的行动方案。决策理论学派认为，管理就是决策，决策贯穿于整个管理过程。该理论突出了决策在管理中的作用，认为决策是组织及其活动的基础。决策的制订分四个主要阶段：收集情报、拟订计划、选择计划和评价计划。他们特别强调信息联系在决策过程中的作用。决策学派把社会系统理论与心理学、行为科学、系统理论、计算机技术、运筹学结合起来考察人们在决策中的思维过程，并分析了程序化决策和非程序化决策及其使用的传统技术和现代技术，提出了目标－手段分析法等决策的辅助工具，帮助管理人员进行决策，为人工智能等问题的深入研究提供了基础。

6. 权变理论学派 形成于 20 世纪 60 年代末 70 年代初，是在经验主义学派基础上发展起来的管理理论，是西方组织管理学中以具体情况及具体对策的应变思想为基础的一种管理理论。其代表人物卢桑斯（Luthans）于 1976 年出版著作《管理导论：一种权变学》。权变理论学派认为，每个组织的内在要素和外在环境条件各不相同，在管理活动中不存在适用于任何情境的理论和方法，管理者要根据组织所处的条件和环境来决定其管理手段和管理方法，要按照不同的情境、不同的组织类型、不同的目标和价值，采取不同的管理手段和管理方法。成功管理的关键在于对组织环境条件的充分了解和有效的应变策略。该理论的核心是研究组织与环境之间的关系，确定各种变量的关系类型和结构类型，强调管理要根据组织所处的环境随机应变，不同环境要有相应的管理模式。权变理论的精髓在于"变"，关键是管理者能否敏锐地观察到内外环境的变化对组织各方面的影响，从而对管理方式和方法进行创新。

7. 经验主义学派 又称案例学派，其代表人物是美国管理学家彼得·德鲁克和欧内斯特·戴尔。经验主义学派主张通过分析经验（即分析案例）来研究管理的问题，通过深入分析和比较、研究各种成功的管理经验和失败的管理教训，抽象出某些一般性的管理结论或管理原理，帮助学生和实际工作的管理者学习与理解管理学理论，使他们更有效地从事管理工作。经验主义学派强调实践经验在管理中的重要性，认为通过学习和借鉴成功的管理经验，可以提高管理效率，促进企业的发展。同时，它也提醒我们，每个企业的管理环境和条件都是独特的，因此在借鉴他人经验时，需要结合自身的实际情况进行灵活应用。这也是经验主义学派的一个重要观点，即管理并非一成不变，而是需要根据具体情况进行调整和创新。这种从实际出发，注重实践经验和案例分析的研究方法，使得经验主义学派在管理理论界独树一帜。

此外，"管理理论丛林"还包括行为科学学派、经理角色学派、社会－技术学派和群体行为学派等。

（二）现代管理理论新发展

知识经济的崛起、全球经济一体化进程的加快、市场竞争的日益激烈和员工需求的不断提升及变化等企业内外环境的改变，导致组织管理面临许多前所未有的新情况和新问题。针对这些新情况和新问题的探讨与研究，结果产生了众多新的、颇具建设性的管理理论，这些理论分别从不同的视角提出了组织管理的发展思路。

1. 学习型组织理论　由美国彼得·圣吉（Peter Senge）提出，该理论认为学习型组织（learning organization）是通过培养弥漫于整个组织的学习气氛、充分发挥员工的创造性思维能力而建立起来的一种有机的、高度柔性的、扁平的、符合人性的、可持续发展的组织。构建学习型组织的五项要素包括：①培养"自我超越"的员工。②改善心智模式。③建立共同愿景。④促进有效的"团队学习"。⑤形成"系统思考"。学习型组织具有持续学习的能力，综合绩效高于个人绩效总和。学习型组织理论认为，企业应建立学习型组织，变革组织中的人力资源，充分启迪员工、训练员工、培育员工，挖掘企业组织内的知识，促进知识的流动与共享，提高企业组织员工的适应性、变革能力与竞争力。

2. 企业文化理论　企业文化或称组织文化，形成于20世纪80年代。企业文化是一个组织由其价值观、信念、仪式、符号、处事方式等组成的特有的文化形式。企业文化是企业为解决生存和发展问题而树立形成的，被组织成员认为有效而共享，并共同遵循的基本信念和认知。企业文化集中体现了一个企业经营管理的核心主张，以及由此产生的组织行为。企业通过培养、塑造这种文化来影响组织成员的工作态度和行为方式，从而实现组织目标。

美国哈佛大学教育研究院教授特雷斯·迪尔（Terrence Deal）和麦肯锡咨询公司顾问阿伦·肯尼迪（Allan Kennedy）在合著的《企业文化：企业生存的习俗和礼仪》一书中提出，企业文化包括五要素：企业环境、价值观、英雄人物、礼仪和庆典、文化网络，其目标是创建共同的价值观念体系和共同的行为准则。企业环境是形成某种文化时影响最大的一个因素；价值观是基石，是成功哲学的精髓；英雄人物是价值观的人格化和组织力量的集中体现者；礼仪和庆典是传播和强化公司文化的重要形式；文化网络是公司价值观和英雄轶事的"载体"，是通道。

3. 知识管理理论　知识管理是在知识经济时代出现的一种新的管理思想流派。20世纪60年代初，美国管理学教授彼得·德鲁克（Peter Drucker）首先提出知识工作者和知识管理的概念，指出我们正在进入知识社会，在这个社会中最基本的经济资源不再是资本、自然资源和劳动力，而应该是知识，在这个社会中知识工作者将发挥主要作用。知识管理的内涵界定和概念表述呈现出百家争鸣的态势。然而不同的知识管理定义中，存在着一些共同的因素，这些共识包括：知识管理与组织的知识创新、组织的绩效有着密切关系；知识管理融入组织的知识创造、确认、收集、组织、共享、使用等过程之中；知识管理需要由拥有专业知识的知识员工、具体的知识管理的策略、技术、文化、领导等强有力的促动因素来支持。

因此，知识管理是一个动态、持续的知识获取、储存与创新过程：由知识员工不断地把个人显性与隐性知识转变成组织知识，并不断扩大组织的智力资本以增加组织竞争力的过程。在企业知识管理的流程里，如何存储、寻找、共享与创新知识是知识管理工作的重点，与此相对应，形成了知识管理工作的三种基本方法，即知识库（knowledge base）、知识地图（knowledge map）和知识社区（knowledge community）。

4. 团队管理理论　著名的《团队的智慧》的作者乔恩·卡曾巴赫（Jon Katzenbach）等认为，"团队就是少数有互补技能、愿意为了共同的目的、业绩目标和方法而相互承担责任的人们组成的群体"。在这个定义中，强调团队的五个基本要素，具体如下。①人数不多：

一般在 2~25 人，多数团队的人数不到 10 人。②互补的技能。③共同的目的和业绩目标。④共同的方法。⑤相互承担责任。责任与信任是支持团队的两个重要因素。

团队进行有效运转的四个相互关联的必备条件：①团队内必须充满活力，活力可通过员工创造性的主动发挥、员工出成就的高度热情、员工和睦相处的精神氛围体现出来。②团队内必须有一套为达到目标而设置的控制系统。③团队必须拥有完成任务所需的专业知识。④团队必须有一定的影响力，特别是团队要有这样一小部分人，他们不仅对团队内部有影响力，而且对团队以外的更大范围也有影响力。

现代管理新理论还包括竞争合作理论、情境管理理论、战略管理理论、智力资本理论、业务流程再造理论、局限管理理论、可持续发展理论和六西格玛理论等。

第三节　管理的基本原理和原则

管理原理（Principle of Management）是对管理工作的本质及其基本规律的科学分析和概括。管理原则是根据对管理原理的认识和理解而引申出的管理活动中要求人们共同遵循的行为规范。管理原理、管理原则是进行管理活动的行动指南，是实施管理职能的理论依据，对管理实践具有普遍的指导意义。现代管理的基本原理包括：系统原理、人本原理、动态原理和效益原理等，每项原理又包含若干原则。

一、系统原理

系统论是由美籍奥地利生物学家路德维希·冯·贝塔朗菲（Ludwig Von Bertalanffy，1901—1972）创立的。系统原理是运用系统论的基本思想和方法指导管理实践活动，解决和处理管理的实际问题。

（一）系统原理的基本内容

系统（system）是指由若干相互联系、相互作用的要素组成的，在一定环境中具有特定功能的有机整体。系统的一般特征包括整体性、相关性、层次性、动态平衡性、目的性和环境适应性。系统按照与环境的关系，可分为封闭系统和开放系统。封闭系统又称孤立系统，指与外界没有联系或联系较少的系统；开放系统是与环境保持密切联系的物质、能量、信息交换的系统，具有输出某种产物的功能，完整的开放系统必须以从环境中输入为基础，经过系统处理之后输出，通过反馈进行调节。开放系统的基本要素见图 2-1。

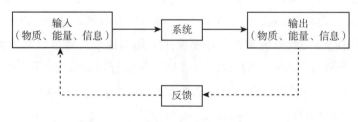

图 2-1　开放系统示意

系统原理强调将管理对象视为一个整体的动态系统，而并非孤立分割的部分，必须从整体的角度看待部分，使部分服从整体。同时还应明确，管理对象是一个整体系统，同时这个系统还属于更大系统的一个构成部分，需要将管理对象置于更广泛的环境和背景中进行分析和评估，明确其在更大系统中的位置和作用，这样才能确保管理决策在符合管理对象利益的同时符合更大系统的整体利益。

（二）与系统原理相应的管理原则

系统原理是贯穿整体管理过程中的第一个基本原理，这个原理在实践中可具体化为若干管理原则。

1. 整分合原则 指在管理中把统一领导与分级管理有机结合起来，在整体规划下明确分工，在分工基础上进行有效的综合，其精髓在于整体把握、科学分解、组织综合。该原则在实施中包括以下步骤：①需充分细致地了解整体工作。②在此基础上，科学地将整体分解为若干组成部分，明确分工，制订工作规范，建立责任制。③进行总体组织综合，实现系统的目标。管理者需从整体要求出发，制订系统的目标，进行科学的分解，明确各子系统的目标，按照明确的规范检查执行情况，处理例外，考虑发展措施。由此可见，分解是关键，分解正确分工就合理，规范才能明确、科学。例如：护理质量控制的目标管理必须遵循整分合原则。护理质量由不同层次护理部门的工作质量体现，各级护理部门必须明确各自的责任分工，确保各自的护理质量。最终通过各部门严密有效的合作实现护理质量目标。

2. 相对封闭原则 指对于系统内部，管理的各个环节必须首尾相接，形成回路，使各个环节的功能作用都能充分发挥。对于系统外部，任何闭合系统又必须具有开放性，与相关系统有输入输出关系。管理在系统内部是封闭的，管理过程中的机构、制度和人都应是封闭的。管理机构应包含决策机构、监督机构、反馈机构和执行机构。执行机构必须准确无误地贯彻决策机构的指令，并设置监督机构。没有准确的执行，就没有正确的输出。同时还要设置反馈机构来检查输出，以保证决策的准确，形成封闭系统。管理中的人也应该是封闭的，要分层管理，一级对一级负责，形成回路才能发挥各级的作用。不封闭的管理是没有效能的。

（三）系统原理在护理管理工作的应用

系统原理在护理管理中应用广泛，如护理系统是由不同层次的护理部门分工合作而形成的。护理系统的总目标和总效率是单个护士或单个护理部门独立活动所无法达到的，各级护理部门必须分工协作，并需要有明确的权利范围和责任制度来保证。同时，护理部门还是医院大系统中的一个子系统，护理部门的各项工作应与医院目标一致，并且与相关部门协调一致，而不能过分强调护理的独立性，只有与其他部门协调发展、通力合作，才能更好地完成医院的工作目标。医院护理系统从上至下有护理部主任、护理部副主任、科护士长、护士长、副护士长和护士，不同的职位有着不同的职责、权利和待遇。从最高管理层一直贯穿到组织最低层，做到责权分明，分级管理，护理组织内部权责对应才能确保组织系统的高效运转。

二、人本原理

（一）人本原理的基本内容

1. 管理的核心是人，管理的动力是人的积极性 人本原理认为，管理应以调动人的积极性，做好人的工作为根本。人本原理要求每个管理者必须明确，要做好整个管理工作，管好资金、技术、时间、信息等，就必须做好人的管理工作，这是管理工作的基础。管理者应使全体人员都明确整体目标、自身职责和相互之间的关系，使他们主动地、创造性地完成自己的任务。

2. 强调把人的因素放在首位，尽可能发挥人的能动性 人本原理强调要将人的因素置于首位，重视处理人与人之间的关系，创造条件以最大限度地发挥每个人的能动性。护理管理者要强调和重视人的作用，要积极发现、培养和使用人才，树立新的人才观念、民主观念、行为观念和服务观念，做好人的管理，推动护理事业持续发展。

（二）与人本原理相应的管理原则

人本原理是强调以人为核心的管理，相应的管理原则有能级原则、动力原则和行为原则。

1. 能级原则 管理者在从事管理活动时，为了使管理活动高效、有序、稳定和可靠，按一定标准、规范和秩序将管理中的组织和个人进行分级，设置各管理层次相应的管理职责和工作要求，然后按照管理系统中组织成员的自身特点、能力和素质情况，安排在各个职位上，使人尽其才。管理的能级使管理有规律地运动，不以人的意志转移而客观存在。管理的任务是建立一个合理的能级，使管理内容处于相应能级中。

遵循能级原则要求管理者做到以下几点：①管理能级必须具有分层、稳定的组织形态。任何一系统结构都分层次，管理层次不能随意划分，各层次也不可以随意组合。稳定的管理结构应是一个正三角形。层次的划分可以指导人们科学地分解目标。②不同能级应该表现出不同的、相对应的权力物质利益和精神荣誉，以符合封闭原则。有效的管理不是消除或拉平权力、利益和荣誉上的差别，而是根据合理的能级给予相应的待遇。③各类能级必须动态地对应。人有各种不同的才能，管理岗位有不同的能级，各类人才只有处于相应能级的岗位上，管理系统才会处于高效运转的稳定状态。

2. 动力原则 人的行为是需要动力的，管理动力是管理的能源。管理的动力原则是指管理者在从事管理活动时，必须正确认识和掌握管理的动力源，运用有效的管理动力机制，使被管理者的行为聚集到组织整体目标的方向上。正确运用管理动力可以激发人的劳动潜能和工作积极性，因此，要正确认识和综合运用各种管理动力。

在管理中有三种不同却相互联系的动力。①物质动力：是通过一定物质手段，推动管理活动向特定方向运动的力量。对物质利益的追求而激发出来的力量是支配人们活动的原因。②精神动力：是在长期管理活动中培育形成，大多数人认同和恪守的理想、奋斗目标、价值观念和道德规范、行为准则等，是个体行为推动和约束的力量。精神动力不仅可以补偿物质动力的缺陷，而且在特定情况下，可成为决定性的动力。③信息动力：当今社会是信息社会，信息是组织经营中的关键性资源，是推动组织发展的动力。管理者要正确认识和把握这三种动力的作用和关系，综合协调地运用各种动力，调动被管理者的积极性。另外，要建立有效的动力机制，使动力的作用方向与组织目标保持一致。

3. 行为原则 是指管理者要掌握和熟悉管理对象的行为规律，从而进行科学的分析和有效的管理。需要与动机是决定人行为的基础，人类的行为规律是需要决定动机，动机产生行为，行为指向目标，目标完成需要得到满足，于是又产生新的需要、动机、行为，以实现新的目标。掌握人的行为规律，管理者就能进行有效的科学管理，最大限度地发掘员工的潜能。加强对人的科学管理必须注意两个方面：①激发人的合理需要和积极健康的行为动机，及时了解并满足人们的合理需要，充分调动人的积极性。②注意不同个体的个性倾向和特征，积极创造良好的工作和生活环境，以利于人们良好个性的形成和发展，同时用人之所长，避之所短，科学地使用人才，从而提高管理效果。

（三）人本原理在护理管理中的应用

护理管理是对人的管理，在管理活动中应重视人的因素的决定性作用，把人作为管理的中心。在管理中，应引入激励机制，建立以人为本的科学合理的绩效考评制度。管理中应注意以下三点。

1. 精神鼓励　护理管理者应积极改变传统严厉的工作方式，采用人性化的管理手段，对护士的辛勤劳动给予及时的肯定和赞美，同时营造良好的护理文化，让护士感受到更多的人文关怀，同时注重发现护士的优势和特长，关注护士的个人成长和发展，激励其发挥自身的工作热情与潜能，变被动工作为主动工作。

2. 重视授权　授权的意义在于表明护理管理者对护士的鼓励与信任，在护理管理中要以人本原理为基础，注重护理人才的选拔、培养、考核和使用，同时可让护士参与管理，充分发挥护理人才的作用。人员的任用要遵循能级原则，使岗位要求与任职资格相匹配，做到"职、责、权、利"四位一体。

3. 物质鼓励　建立有效的激励机制，充分调动护士的工作积极性。奖金的分配应当与工作绩效挂钩，通过制定合理的绩效评估体系，对护士的工作表现进行客观、公正地评价，并根据评价结果给予相应奖励，使分配相对合理。应更多采用正向激励，对工作有疏忽、麻痹大意的护士，也应进行适当的惩罚，并结合说服教育等其他管理手段，以帮助其认识错误并进行改进。

三、动态原理

（一）动态原理的基本内容

动态原理是指管理者在管理活动中，注意把握管理对象运动、变化的情况，不断调整各个环节以实现整体目标。管理的动态原理不仅体现在管理主体、管理对象、管理手段和方法上的动态变化，而且组织的目标以至管理的目标也是处于动态变化中。因此，有效的管理是一种随机制宜的管理。动态管理原理要求管理者应不断更新观念，避免僵化、一成不变的思想和方法，具体情况具体处理。

（二）与动态原理相对应的管理原则

管理对象瞬息万变，管理者要想把握动向，保证不离目标，就必须遵循与动态原理相应的反馈原则和弹性原则。

1. 反馈原则　是指管理者及时了解所发指令的反馈信息，及时作出反应并提出相应的建议，以确保管理目标的实现。反馈在管理中具有关键作用，能有效地发挥管理中各个环节的功能和作用，从而形成有效的管理。如没有反馈信息不断输入大脑，人体运动就无法协调，同样，没有反馈，管理就缺乏效率和效果。在现代管理中，为使系统达到既定目标，必须贯彻落实反馈原则，且为了保持系统的有序性，必须使系统具有自我调节的能力。通过基于反馈结构的不断调节，逐步完善管理。

2. 弹性原则　是指任何管理活动都要有适应客观情况变化的能力，都必须留有余地。管理必须遵循弹性原则的原因在于：①管理问题是涉及多因素的复杂问题，人不可能完全掌握所有因素，管理者必须承认自己认识上的缺陷，管理必须留有余地。②管理活动本身具有很大的不确定性，管理者与被管理者的思维活动都处于不断变化中，某种管理方法也许非常适应一种情况，但如果把这种方法僵化起来，没有弹性，在另外一种情况下可能就不起作用。③管理是行动的科学，影响管理因素多变，一个细节的疏忽都可能产生巨大的影响，管理从开始就应保持可调节的弹性。

（三）动态原理在护理管理中的应用

随着现代护理模式的发展，新的卫生政策、管理制度、管理方法的出现，护士的思想、观念、行为方式、知识结构的不断变化，对护理工作不断提出了新的要求。护理管理者必须把握上述变化，收集信息，及时反馈，对管理目标及管理方式进行调整，因地制宜，保持充分弹性，有效地进行动态管理，以适应社会环境的变化对护理的要求。例如，护理部在每年年初都会制定详细的年度工作计划，对全年的日常工作和特殊工作进行计划和部署。制定年度计划时，护理部应对计划的执行留有余地，以应对计划赶不上变化的可能。同时需要不断根据新的形势及时调整工作计划。

四、效益原理

（一）效益原理的基本内容

效益原理是指在管理中要讲求实际效益，以最小的消耗和代价，获得最大的经济效益和社会效益。经济效益是指人们的经济活动所取得的收益性成果。社会效益是指人们的社会实践活动对社会发展的积极作用和有益效果。效益原理要求每个管理者必须时刻不忘管理工作的根本目的在于创造出更多更好的经济效益和社会效益，为社会提供有价值的贡献，充分发挥管理的生产力职能。坚持效益原理还要区别效益和效率的概念，效益 = 正确的目标 × 效率。由此可见，提高现代管理效益不仅要有较高的工作效率，而且必须有正确的工作目标，效益体现了效果与效率的统一。

（二）与效益原理相应的管理原则

与效益原理相对应的管理原则是价值原则。管理学中的价值是指衡量事物有益程度的尺度，是功能与费用的综合反映。管理者应使用人力资源、财力资源、物力资源、时间资源和信息资源，以最少的耗费达到最高的效用，以满足服务对象的需要。提高服务价值的途径有五种：功能不变，降低成本；费用不变，提高功能；功能提高，费用降低；费用略有提高，功能大幅度提高；功能略有降低，费用大幅度下降。

（三）效益原理在护理管理中的应用

护理管理要遵循效益原理，需加强科学管理，并不断发展护理新方法和新技术。科学管理可以根据内外部环境变化，把护理工作中的各种要素、关系以最佳的方式组合起来，使其协调有序地朝着预期目标发展，达到提高护理工作效益的目的。而护理技术的发展是提高科学管理水平的基础，可以为护理工作提供新观念、新方法和新手段，把护理技术转化为生产力，能进一步提高护理工作效益。

知识拓展

运用效益原理 创新护理管理

　　急诊是一家医院面临最多突发和危急情况的部门。以往急诊分诊主要依靠接诊人员的经验，预检分诊差异化大、效率低。南丁格尔奖获得者赵雪红长期工作在急危重症一线，她意识到了这一问题，并开始思考如何进行创新性改革以提高护理效率，并形成了一套可推广、可复制的经验与理论。

　　2008 年，赵雪红组建循证护理小组，研究构建了符合中国国情的急诊预检分诊系统，并于 2011 年主持开发了"智能化急诊预检分诊信息系统"，用于快速筛查高危患者，实现了分诊工作的同质化和标准化，提高了预检分诊的效率。该系统荣获全国"护理管理创新奖"。2022 年，她继续带领团队开发"智能化发热门诊预检分诊信息系统"和"智能化传染病风险预警模型"，实现了发热门诊分区管理，降低了患者交叉感染的风险，从而提高了护理效益。

本章小结

思考题

1. 中国古代管理思想的主要学派及其代表人物有哪些？

2. 古典管理理论的主要代表人物有哪些？其对管理实践的贡献有哪些？

3. 管理的基本原理和原则有哪些？

更多练习

（董光宇　官慧敏）

第三章　计划职能

教学课件

学习目标

1. 素质目标

具备统筹规划、正确决策、合理运用时间及自律务实的护理管理专业精神。

2. 知识目标

（1）掌握：计划、目标管理、时间管理与决策的概念；计划种类及步骤、目标管理特征。

（2）熟悉：目标管理的过程，管理决策的原则及影响因素，常用的决策和时间管理方法。

（3）了解：计划的特征、目标的作用、决策程序和时间管理过程。

3. 能力目标

（1）能运用计划的步骤与方法，制定合理的工作、学习、生活等计划。

（2）能根据目标管理的过程，为护理工作制定可行的目标管理方案。

（3）能根据决策原则和方法，对临床问题做出科学决策。

（4）能利用时间管理方法，提高自身的生活、学习、工作效率。

案例

【案例导入】

"一科一品一特色"计划书

为全面提升护理服务能力，深化护理服务内涵，将品牌意识及策略导入护理服务，某医院护理部开展了"一科一品一特色"主题活动。鼓励各科室根据自身特点与优势创建护理服务品牌，实施精准护理服务，找对发展方向，促进科室快速成长。

该院骨科病区拟将中医护理技术打造为科室品牌，通过开展腕踝针、耳穴压豆、中药塌渍等十余项中医护理技术，来减轻患者围手术期的不适。但是其中涉及的人员培训、质量控制、经费预算等问题让护士长很是苦恼。

【请分析】

　　该护士长感到苦恼的原因是什么？开展好"一科一品一特色"活动首先应该做什么？

【案例分析】

　　人们常说谋定而后动、深谋远虑、多谋善断等，这里的"谋"指的就是计划。古人云"凡事预则立，不预则废"，其中的"预"也是指计划，都是人们对未来的筹划与安排。计划是管理的基本职能之一，是管理者的重要工作职责，是管理活动的起点。组织活动要有卓越成效，首先必须明确所追求的目标，明确通过什么途径，采取什么方案来实现这些目标，这些活动便是计划，它为目标的实现提供保证。

第一节　概　　述

一、计划的概念与基本特征

（一）计划的概念

　　计划（plan）是根据实际情况，通过科学的预测，权衡客观的需要和主观的可能，明确在未来一定时期内所追求的目标及实现目标的途径与方法。计划有狭义和广义之分，狭义的计划是指组织制定计划的单一活动过程；广义的计划是指制定计划、实施计划、检查评价和持续改进的全过程。在管理学中，计划具有双重含义，一是指计划工作，即根据对组织外部环境与内部条件的综合研判，制定组织在一定时期内的奋斗目标和实现目标的方案途径。二是指计划形式，是指用文字或指标等形式所表述的组织和组织内不同部门和不同成员，在未来一定时期内确定实现目标的途径与方法的管理文本。

　　一个完整的计划，通常可以用"5W2H1E"来表示。①What：决定做什么？指设立目标和内容，明确一定时期内计划的具体任务和要求。②Why：为什么做？论证计划的可行性，明确计划的宗旨、目标和战略。③Who：由何人来做？落实责任人，将计划的目标或任务分配给具体的部门和个人来执行、协助、督查执行等。④Where：在什么地方做？确定计划实施的地点和场所，掌控环境条件和空间布局。⑤When：什么时间做？设定计划中各项工作的开始、进度及结束时限，以便进行有效的控制和平衡资源。⑥How：怎样做？制定实施计划的措施，对人、财、物等资源进行合理分配与使用。⑦How much：多少？指用数字的形式来表示制定计划所需要的成本和可能获得的利润。⑧Effect：效果，表示计划实施后的成果，组织从中获得的经济效益与社会效益。

（二）计划的基本特征

　　任何事物都有自己的特性，理解事物的特征是为了更好地把握事物发展。计划主要包括以下几个基本特征。

1. 目的性　计划是实现目标的方法手段，各种计划及其所有派生计划都应该有明确的目的性。任何组织或个人制定计划都应该有助于完成组织目标和服务于实现组织目标，做到合理配置组织各种资源，规范组织成员行为。

2. 纲领性　计划工作在管理职能中处于引导地位。一是计划工作是在组织、人力资源、领导与控制实施之前进行的，是管理的基础，具有首位性。二是计划工作是付诸实施的管理职能，它影响并且始终贯穿于组织、人力资源管理、领导和控制等管理活动中，是需要完成的管理工作。

3. 普遍性　计划的普遍性表现在两个方面。一是组织的任何管理活动都需要有计划，计划执行涉及组织的各个层次、各个部门及全体员工。二是计划是所有管理者都应具有的能力，为了提高资源的利用率和有效性，各层级管理者都要根据其职责和权限制定相应的计划。

4. 效率性　是指制定与执行计划时的产出与投入之比。一份好的计划，在制定时要充分考虑计划的效益、效率及时效。要考虑经济方面和非经济方面的利益和损耗；明确计划工作的步骤，选择最佳方案以提高组织运行效率；任何计划都有一个开始和截止的时间，计划的制定工作必须在计划开始前完成。

5. 前瞻性　计划必须遵从事物发展的规律，从事实出发，依据科学的态度制定。但计划是为未来制定的，是对未来行动的预先安排。计划是制定者在行动之前，针对未来各种内外环境的变化进行预判的基础上，对行动的目标、任务、方案等做出的预见性的决定，它是创造性的管理活动。

二、计划的作用与分类

（一）计划的作用

计划是根据社会的需求及组织的自身能力，通过计划的编制、实施和检查，为全体员工指明努力的方向，减轻对未来变化的冲击，并能提高组织活动效率，减少浪费，为控制提供标准，其具体作用有以下四点。

1. 有利于实现组织目标　制定计划，有利于明确工作目标和努力方向。通过计划设立总目标，并将总目标进行层层分解，落实到各个部门、各个环节。使每一位成员明确其应承担的责任、完成的任务、要求和努力的方向，从而协调各成员的活动，使其相互合作形成团队，并使该团队在思想和行动上保持高度一致，从而完成组织共同的目标。

2. 有利于应对或规避风险　计划工作面向未来，无法消除环境变化和未来不确定因素的影响。只有管理者在制定计划过程中，预测未来的可能变化，以及变化对活动产生的影响，事先制定适宜变化的最佳方案，才能降低工作中的不确定因素，有效规避风险，减少工作中的失误，保证组织的稳定发展，达到预期的结果。例如某医院护理部制定的护理相关应急预案计划，在出现紧急情况时即可快速启动，护士根据流程做好应对和适应性反应，既能保障工作有序开展，又能根据应急预案规避风险的发生。

3. 有利于合理使用资源　计划提供了明确的工作目标和实现目标的最佳途径，有助于各部门及成员明确分工，各司其职；同时计划有明确的时限，管理者依照实施方案对人、财、物、时间和信息等资源进行合理分配，做到物尽其用，最大程度减少重复行动和浪费，有利于提高管理效率，获得最佳经济效益。

4. 有利于组织活动的控制 计划和控制是管理职能中两个重要环节。计划为组织活动制定工作目标、工作内容、工作指标、时间进度及预期目标等，是管理工作中控制活动的标准和依据。管理者可将实际工作与计划进行对照，发现问题或偏差及时采取措施纠正，修订和调整原计划，保持正确的方向性。所以计划有利于组织活动的控制，控制保证计划的合理实施，二者在管理活动中互相制约、互相促进。

（二）计划的分类

美国著名管理学家哈罗德·孔茨（Harold Koontz）指出"只要记住，计划包含有任何的行为过程，我们就能认识到计划的多样性"。计划按照不同标准，可以划分为不同的类型。

1. 按计划的层次分类 主要分为战略计划、战术计划和作业计划三种类型。

（1）战略计划：一般由高层管理者制定，涉及的职能范围较广，时间跨度较大，对组织影响深远，决定着整个组织的目标和发展方向。战略计划既是对实现战略目标所进行的谋划，又是制定其他计划的依据，体现了计划的长期性、整体性和全面性，一旦确定，则不易更改。例如《全国护理事业发展规划（2021—2025 年)》。

（2）战术计划：一般由中层管理者制定，通常按照组织的职能进行制定，涉及的范围多为指定的职能领域，时间跨度较短，是战略计划的具体、局部和阶段性实施计划。它包括组织资源的合理分配和利用，并指明组织内各个部门在未来较短时期内的行动方向。例如病区护士业务学习计划、医院专科护士培训计划等。

（3）作业计划：一般由基层管理者制定，是战术计划的具体实施计划，是围绕着如何实现总体目标而设定的为各种作业活动制定的详细具体的说明和规定，是实际执行和现场控制的依据。例如科室护理带教计划、科室护理查房计划等。

2. 按计划的时间分类 主要分为长期计划、中期计划和短期计划三种类型。

（1）长期计划：由高层管理者制定，一般指 5 年及以上的计划。对组织具有一定的战略性、纲领性和指导性意义。长期计划是建立在对未来发展趋势的充分预测、评估、论证和研究的基础上，以科学的态度、正确的步骤制定的组织长期发展方向、方针和蓝图。例如《全国护理事业发展规划（2021—2025 年)》等。

（2）中期计划：由中层管理者制定，期限介于长期计划和短期计划之间，一般指 2 ~ 4 年的计划。根据组织总体目标的完成要求进行制定，内容较详细，切实可行性高，对长期计划与短期计划起衔接作用。例如某医院护理部制定的专科护士培训计划、新护士培养轮转计划等。

（3）短期计划：由基层管理者制定，一般指期限 1 年或 1 年以内的计划。短期计划是组织具体工作部署、活动安排和应达到的要求，为各组织成员在近期内的行动提供了依据，时间短、内容详细，以任务为中心。例如护士长制定的年度工作计划，科室护士的培训计划等。

3. 按计划的明确程度分类 主要分为指令性计划和指导性计划两种类型。

（1）指令性计划：由主管部门制定，以指令的形式下达给执行单位，具有明确规定的目标，是一种具体计划，易于执行、考核及控制，但灵活性较低。指令性计划既提出明确、具体的可测量目标，又规定了严格遵照执行的行动方案。例如护理部年度绩效考核计划等。

（2）指导性计划：由上级主管部门下达给执行单位，只规定一般的方针，对完成计划的具体方法不做强制性规定，要根据各地的具体情况加以实施。例如国家疾病控制中心开展的全民健康生活方式行动计划等。

4. 按计划覆盖范围分类　主要分为综合计划和专项计划两种类型。

（1）综合计划：又称为整体计划，是一个组织和系统的总计划和全面安排，用来把握全局。例如某医院的年度发展计划。

（2）专项计划：又称为局部计划，是以综合计划作为指导，为完成某个局部领域或某项特定工作而制定的计划，专业性较强。例如某医院建设重点专科呼吸内科的专项计划。

5. 按计划的表现形式分类　从抽象到具体，计划可以划分为目的或使命、目标、战略、政策、程序、规则、方案或规划、预算等。

（1）目的或使命：是指一定的组织机构在社会上应起的作用和所处的地位，它决定组织的性质，是区别于其他组织的标志。主要表明组织是干什么的，应该干什么，不同的组织其使命不同。例如军队的使命是保家卫国、大学的使命是教书育人、医院的使命是治病救人等。

（2）目标：在抽象和原则化的目的或使命基础上，进一步具体划分组织一定时期和各部门共同努力达到的结果被称为目标。目标是具体的、可测量的和可评价的计划。各部门的目标必须依据组织不同时期存在的使命来制定，并为完成使命而努力。例如临床科室抢救仪器设备完好率100%、住院患者健康宣教覆盖率100%等。

（3）战略：是为了实现组织总目标而采取的整体行动部署和资源分配的总计划，指出工作的重点和顺序，以及人、财、物、信息、时间等资源合理部署的一个总纲。一般来说，战略是一种计划形式，是从全局、宏观上规定组织的发展方向，是同目标联系在一起的。例如某综合医院为发展某些专科，将工作部署与资源配置的重点放在本医院的骨外科、普外科等优势学科建设上。

（4）政策：是管理者决策的指南，是组织对成员做出决策或处理问题应遵循的行动方针的一般规定。政策一般比较稳定，由组织高层管理者确定，规定了组织成员行动的方向和界限，保证组织成员活动协调一致。政策能帮助组织事先决定问题的处理方法，比目标具体和操作性强。例如医院的护士晋升政策、绩效考核政策等。

（5）程序：是一种计划，是对所要进行的行动规定时间顺序。它详细地列出了处理问题的例行办法、步骤，是执行政策的具体实施方法及行动指南。政策与程序都含有规定，但程序规定的是办事细则，越到基层组织，程序数量越多越具体化。例如护理部制定护理计划是政策，科室详细规定护理工作中处理问题的方法和步骤是程序。

（6）规则：是根据具体情况对是否采取某种特定行为所做出的规定。规则通常是最简单形式的计划，按照时间的顺序，详细、明确地阐明行动要求，约束和管理执行者的行为，起到指导行动的作用，成为员工实现目标而遵守的行为规范。例如各类规章制度、技术操作规则、护理常规等。但就规则的本质而言，制定的规则越多，在实际工作中出现限制思考，照章办事的可能性就越大。

（7）方案或规划：是执行程序中每一步应遵循的原则和规章，包含目标、政策、程序、规则、任务划分、步骤执行、资源分配及为完成既定行动方案所需的其他因素，是一个综合的计划。通常情况下，一个主要方案或规划可能需要很多派生计划或支持计划，它们相互依赖、相互影响，缺一不可。例如护理部制定全院的护士分层培养方案中，不同职称、岗位的护士应制定不同的培养方案，包括培训目标、培训方法、时间安排、经费支持、政策规定等。

（8）预算：是一种用数字表示预期结果的计划，也称为"数字化计划"。预算是文字计划实施的支持和保障，将资源的分配以量化的形式表示，管理人员通过预算起到控制和指导工作的作用，明确本部门与组织总目标的关系，使计划更加精准和科学。例如护理部关于科研经费的预算。

 知识拓展

《"健康中国 2030"规划纲要》

2016 年 10 月 25 日中共中央、国务院印发的《"健康中国 2030"规划纲要》是推进健康中国建设的宏伟蓝图和行动纲领。其战略目标是：到 2020 年，建立覆盖城乡居民的中国特色基本医疗卫生制度，健康素养水平持续提高，健康服务体系完善高效，人人享有基本医疗卫生服务和基本体育健身服务，基本形成内涵丰富、结构合理的健康产业体系，主要健康指标居于中高收入国家前列。到 2030 年，促进全民健康的制度体系更加完善，健康领域发展更加协调，健康生活方式得到普及，健康服务质量和健康保障水平不断提高，健康产业繁荣发展，基本实现健康公平，主要健康指标进入高收入国家行列。到 2050 年，建成与社会主义现代化国家相适应的健康国家。

三、计划的编制步骤和方法

计划是管理的一项基本职能，是一种连续不断的循环过程。通过制定计划，组织可预测其发展方向，确定组织在一定时期内的整体目标，有效利用组织的各项资源，协调安排好组织的各项活动，以达到最佳的经济效益和社会效益。因此计划的制定比计划本身更为重要，在组织目标确定后须制定切实可行的计划。虽然计划的类型和表现形式多样，但是任何完整计划的编制与实施都必须遵循一定的步骤和程序。

（一）计划的编制步骤

1. 分析形势 对系统或组织现存形势进行分析是计划工作的起点。通过收集组织内外环境的各种资料，使用社会调查、预测、比较等方法，分析、估量社会需求、社会环境、社会对组织的影响因素，组织现状、政策、实力的利用情况及服务对象的需求等内容，预测未来可能出现的情况、组织发展的机会及利用机会的能力，以及不确定因素对组织可能产生的影响等，尽量全面地掌握整体情况，由此做出正确决策。

2. 确定目标 计划工作的第二步就是为整个计划确定目标，也就是计划预期的成果。在目标制定中，首先，要注意计划设立的目标与总目标价值一致。其次，在一定的时期和条件下，根据目标的内容及重要性决定目标成果的优先顺序。最后，目标要有准确的衡量指标。组织的总目标要为组织内的所有计划指明方向，而这些计划要将组织目标分解落实到各部门、各活动环节，形成组织目标体系，使得整个组织的计划内容都纳入总目标体系内。

3. 评估资源　是明确实施计划的前提条件。根据确立的目标，为了使计划切实可行，制定者要预测组织所处的外部环境及可能发生的变化，社会大环境如人口、政策、法令、法规等。全面分析本组织内已经具备的条件和有利及不利因素，如组织的人力资源、技术力量、经费、设备物资资源、物理环境、人际关系等与相关部门的关系。分析环境状况及优劣形式，了解得越详细，计划制定越合理。管理者可对组织的资源进行 SWOT 态势评估，其中 S（strength）指组织内部的优势；W（weakness）指组织内部的劣势；O（opportunity）指来源于组织外部可能存在的机遇；T（threat）指来源于组织外部可能存在的威胁或不利因素。将调查得出的各种因素根据轻重缓急或影响程度等排序方式，构造 SWOT 矩阵，便可以制定出相应的行动计划。例如某医院护理部计划开设造口护理门诊，经评估，S——人力资源可得到保证，医院有经验丰富的压力性损伤、造口专科护士；W——门诊部诊室紧张，无空闲诊室开设造口护理门诊；O——可向医院申请一定的经费支持；T——市区内其他医院已经有开设成熟的造口护理门诊。

4. 拟定备选方案　实现某一目标的方案途径是多样的，管理者应从不同的途径备选方案。拟订方案不是越多越好，要在合理性、适宜性和创新性的基础上，考虑方案与组织目标的相关性、可预测的投入和效益比、可接受程度、时间因素等。

5. 比较备选方案　备选方案拟定后，根据组织的目标和前提条件，认真考查、论证，综合评价每一个备选方案，衡量其可靠性、科学性、可行性、经费预算合理性、效益显著性等。比较备选方案时应注意：①考虑到每一个计划的优缺点及与组织目标的相关程度。②考虑到执行计划带来的有形和无形的效益和投入，以及潜在的、间接的损失。③考虑每一个执行计划的制约因素和隐患。④时间因素等。

6. 选定方案　是计划流程中最关键的一步。根据对多个备选方案全方位进行分析、比较和排列出优先次序后，结合组织、部门或成员的实际情况和可完成的具体条件，选择出最优的计划方案，并将其方案进行细化和完善。

7. 制定辅助或派生计划　方案选定后，还需要根据总计划涉及的内容及部门，制定辅助计划或派生计划，例如人、财、物等单项计划，来帮助总计划的落实。辅助计划是以总计划为核心制定的分计划，要清楚地确定和描述分计划。辅助计划是保证总计划是否按时有效执行并达到预期目标的必要措施。

8. 编制预算　是计划工作的最后一步。实质是对组织资源的分配计划，包括人员、经费、物资、时间等方面的内容。通过拟定、比较、选定实施方案后，将其转化为预算，使之数字化。编制预算，可以提供质量管理的考核标准，便于全员参与管理，同时有效地控制和应用资源，是衡量计划工作执行进度和完成程度的重要标准。

（二）计划的编制方法

在现代管理实践中，计划编制是一个关键环节，当组织目标确定后，行之有效的计划编制能够帮助组织应对环境变化，提高资源利用率。其中常用的编制方法有滚动计划法、计划评审技术与甘特图等。

1. 滚动计划法（rolling plan）　是根据计划的执行和环境变化情况，结合短期计划、中期计划，定期修订长期计划并逐期向前推进的计划编制方法。它是一种动态编制计划的方法，采用近细远粗的原则，在计划期的第一阶段结束时，根据计划的执行情况和内外环境的变化，调整和修订未来计划，每次修订都使整个计划向前滚动一个阶段。例如某医院护理部在 2020 年年底采用滚动计划法制定了 2021～2025 年的计划，在 2021 年底，根据当年计划完成情况和实际环境的变化，对 5 年计划进行修订，其后依此类推，具体制定过程见图 3-1。滚动计划法既可用于编制长期计划，也可用于编制年度、季度、月计划。不同计划的滚动期不一样，一般月计划按旬滚动，季度计划按月滚动，年度计划按季滚动，长期计划按年滚动等。滚动计划法既缩短了计划的时间跨度，又有效提高了组织的应变能力。

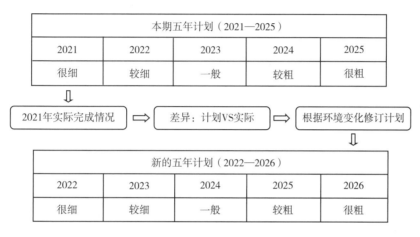

图 3-1　某医院护理部年度滚动计划（5 年期）

2. 计划评审技术（program evaluation and review technique，PERT）　是计划评估与查核技术全名的缩写，是利用网络分析制订计划和对计划评价的一种管理方法。它能协调整个计划的程序，合理安排人、财、物、时间等，推进计划的完成。计划评审技术描绘出了方案中各种活动的先后次序，标明每项活动的时间和相关成本。完整的 PERT 网络分析包括 5 个步骤：①确定活动意义。②活动准备。③设计 PERT 网络。④估算活动完成时间。⑤计算关键路径。PERT 目前已被广泛使用，是现代化管理的重要手段和方法。

3. 甘特图（gantt chart）　又称横道图、条形图，是亨利·劳伦斯·甘特（Henry Laurence Gantt）于 1910 年发明。它是以图示的方式通过活动列表和时间刻度形象地表示出特定项目的活动顺序与持续时间。甘特图内在思想简单，基本是一条线条图，横轴表示时间，纵轴表示活动（项目），线条表示在整个期间上计划和实际的活动完成情况。甘特图可以直观地表明计划任务的起始时间及实际进度与计划要求的对比，清晰地表明工作进度，帮助管理者发现实际进度偏离计划的情况，是拟定计划阶段的必备工具。

第二节　目标管理

目标管理是美国管理专家彼得·德鲁克（Peter Drucker）在泰勒的科学管理理论和麦格雷戈 X-Y 理论的基础上，于 1954 年在其名著《管理实践》中最先提出的理论和方法。第二次世界大战后，西方经济快速发展，目标管理作为一种加强计划管理的先进科学管理方法，被美国、日本以及西欧国家的企业广泛应用。其后彼得·德鲁克又提出了"目标管理和自我控制"的主张。他认为"企业的使命和任务，必须转化为目标"，目标是劳动者的工作标准，管理者应该通过目标对下级进行管理。当组织确定总目标后，进而分解成各个部门及成员个人的分目标，管理者根据分目标的完成情况对下级进行考核、评价和奖惩。在20世纪80年代，目标管理传入中国，并在我国企业界、政府和各种社会组织中得到广泛应用。

一、目标管理的相关概念与特征

（一）目标管理的相关概念

1. **目标（object）** 是指在目的和任务指导下，组织和个人在一个时期的组织活动中通过努力而期望获得的成果。目的是组织的中心思想，任务是组织努力的方向。管理者在考虑追求多个目标的同时，必须对各目标的重要程度进行划分，充分发挥目标的作用。

目标在计划的实施过程中发挥重要作用，决定着管理活动的内容、方法及人员配备，为管理工作指明方向，促使组织成员与各部门凝聚成一个有机整体，也是评价各级管理者和员工绩效的客观指标。其主要作用如下。①导向作用：为管理工作指明方向，是活动的预期目的及预期结果的设想，帮助引导组织成员形成统一的行动，为全体成员指明共同努力实现的方向，并通过实践活动实现目标。②激励作用：明确的目标是推动力，只有使管理者与被管理者明确了行动目标后，才能调动其潜力，使其尽力而为，创造最佳成绩。明确组织目标，将组织目标与个人目标相结合，提高员工的工作自主性及责任感，在达到了目标后，才会产生成就感和满足感。③凝聚作用：目标明确了组织内部各成员的具体任务及工作范围，使组织成员间思想和行为更加协调统一，有利于激发组织成员的工作热情、责任感，有助于相互配合提高工作绩效。④标准作用：目标是检验组织中各部门或成员行为结果的标准，衡量工作成效的尺度。目标的实现与否，可作为部门或成员的考核标准。例如，抢救物品100%完好率就是科室在抢救物资管理方面的一个目标和评价标准。

 知识拓展

目标对人生的影响跟踪调查

哈佛大学为研究目标对人生的影响，曾对一群智力、学历、环境等各方面都差不多的人做过跟踪调查。调查发现：27%的人没有目标，60%的人有较模糊的目标，10%的人有清晰的短期目标，只有3%的人有清晰的长期目标。

25年后的跟踪结果显示：3%有清晰而长期目标的人，几乎都成了社会各界的顶尖人士。10%有清晰短期目标的人几乎都生活在社会的中上层，短期目标不断被达成，生活状态稳步上升。60%目标模糊的人几乎都生活在社会的中下层，能够安稳地生活与工作，但似乎都没什么特别的成就。27%没有目标的人几乎都生活在社会的最底层，穷困潦倒，常怨天尤人。

因此，目标对人生有重要的导向性作用，选择不同的目标，就会有不同的成就和不同的人生。

2. **目标管理（management by objects MBO）** 是指管理者与被管理者共同参与目标制定，目标实施中明确责任与分工，强调自我控制，并努力完成工作目标的一种现代管理方法。目标管理的形式多样，但其基本内容是一样的，它是一种共同参与、民主、自我控制的管理程序或过程。

（二）目标管理的特征

1. 以参与管理为基础 目标管理体现着"以人为本"的思想，是一种共同参与、民主、自我控制的管理方法。在目标管理中，目标的执行者同时也是目标的制定者，首先由上级与下级共同参与制定总目标，然后通过将组织的整体目标逐级分解，转换为各单位、各成员的分目标。在目标分解的过程中，各分解目标要以总目标为依据，方向要一致，责、权、利三者明确，环环相扣，相互配合，形成协调统一的目标体系。例如层级护士年度培训计划的制定，护理部、护士长及病区护士进行研讨，共同制定各级护士培训计划，护士共同参与管理，既是目标的制定者，也是执行者。

2. 强调自我控制 目标管理的主旨是用自我控制方式代替强制性管理。在目标管理中上级与下级的关系是平等、尊重与相互支持的。在实施目标管理的过程中，组织成员明确自己的任务、职责、考评方式，相互配合，共同完成组织的目标，监督的成分较少，而自我监督与自我评价的能力较强。用自我控制代替别人监督，用自我管理代替"压制性管理"，可以产生更好的推动力，促进员工经常对照标准"自我评价"，改进工作中的错误和不足，激励员工努力完成工作目标，从而提高管理者的管理效率。例如某医院实施降低住院患者压力性损伤风险目标管理后，护士严格按照住院患者压力性损伤风险评估表进行风险评估，及时正确地处理患者压力性损伤，而不是在监督下才去执行。

3. 注重成果管理 目标管理又称成果管理，是评定目标完成程度的标准，同时又是人事考核与奖惩的依据。以制定目标为起点，以完成目标考核为终结，重点评价工作成效，对于完成目标的过程不过多干预。美国心理学家弗鲁姆在期望理论中曾指出，人们之所以会采取某种行为，是因为这种行为可以有把握地达到某种结果，并且这种结果对他有激励作用。与传统管理方法相比，目标管理以工作成果来评定目标完成程度的标准，按照员工的实际贡献大小来评价，使评价具有激励性，同时也成为人事考核和奖评的依据。

4. 重视整体性管理 目标管理是把总目标逐级分解为分目标，下层目标的实现能保证高层目标的取得，这种现象被称为目标底层链。不同层级管理者参与不同类型目标的制定。高层管理者制定组织的宗旨与使命及战略性目标，中层管理者制定多个具体目标及部门目标，基层管理者制定组织成员个人的目标。各分解目标均必须以总目标为依据，保持与总目标方向一致性，并且各分解目标要相互关联、相互作用，确保形成一个有机整体。

二、目标管理的过程

高层管理者要对目标管理有全面统一的认识，在开展目标管理活动前，应清晰实施目标管理的目的、方法、作用、工作标准、资源及限制条件等，保证总体目标的实现。目标管理的具体实施分三个阶段：第一阶段为制定目标体系；第二阶段为目标实施与控制，分为分解目标、加强计划、及时控制；第三阶段为目标考核，包括目标的检查反馈，绩效评估。三个阶段周而复始，呈螺旋状上升，不断形成新的目标。

（一）制定目标体系

目标设置的过程，是一个自上而下的过程。首先明确组织总目标，然后将总目标层层分解为分目标，逐级落实，形成一个网格化，协调一致的目标体系。制定目标体系是目标管理过程中最重要的阶段，此阶段包括以下 3 个步骤。

1. 制定总目标　高层管理者根据组织的长远计划和客观环境条件，与下级充分研讨后制定出决定组织未来发展方向及特定期间内需要达到的长、中、短期总目标。在制定有效目标时可参考 SMART 原则：①目标必须是具体而且科学的（specific），应表达为"主体－行为－行为标准或行为结果"。②目标必须是可衡量的，尽量量化和可描述的（measurable）。用数量指标或质量指标具体描述，便于作为标准进行监督检查与考核。③目标必须是可达到的（achievable），能起到激励作用的。目标设定适当，兼顾挑战性和实用性，执行者通过努力可以达到。④各级目标相互关联（relevant），分目标在总目标指导下制定，分目标要支持总目标，两者相互协调。⑤目标的制定必须有时间期限（time－bound）。

2. 设定下级目标和个人目标　由上而下，各级管理者参照总目标，根据组织结构和职责分工，制定相应具体的下级目标和个人目标，并经过充分讨论确立分目标的责任主体。制定目标的过程中，个人目标服从组织总目标，目标不宜过多，要有重点，要有完成的时限；目标内容能够用数量指标或质量指标来描述，以便考核；目标还要有一定的挑战性以激励员工。例如护理部在组织全体护士参与目标制定的过程中，通过协商和讨论，听从护士的提议，尊重护士的个人意志和愿望，通过护士的自我承诺、自我控制、自我管理，在明确具体的目标上达成协议，可以有效调动护士的主动性、积极性和创新性，共同完成护理分目标的制定。

3. 审议组织结构和职责分工　目标管理要求每一个分目标都有明确的责任主体。预定目标之后，需要重新审查现有组织结构，根据新的目标分解要求进行调整，明确目标责任者、协调人员及部门间的关系。当目标实现所需的条件及实现目标后的绩效考核达成共识后，上级授予下级相应的资源配置的权力，并签署协议，实现责、权、利的统一。例如护理部制定各层级责任目标实施体系后，责任到人，使每位护士的工作直接或间接地同护理部、科室总目标联系起来，明确各层级护士实施目标管理的任务和时间进度，了解奖惩规章及考核方法。

（二）实施目标

目标管理强调的是执行者自我管理，按照目标总体要求、选择实现目标的方法和途径，积极开展行动确保目标的实现。上级管理者的任务是协助、监督与指导，及时纠正偏差。

1. 咨询指导　目标的完成主要靠执行者自我管理，根据目标规范及权限组织实施，调动各种积极因素，发挥自身能力，落实并确保目标实现。上级管理者根据各级目标需要，加强目标实施过程各环节的指导，协助解决目标实施过程中存在的问题，并提供各方面的支持。同时管理者需对人、财、物、信息、技术等做横向协调，合理使用，为目标管理活动的正常开展创造条件。

2. 反馈控制　目标管理制度要与现行的信息系统及控制制度相结合，建立信息反馈制度。同时要建立完善的指导及管理体系，协调落实人、财、物、技术及信息等各类资源。指导落实目标管理内容、方法、任务，掌控时间进度，追踪目标进展。督促检查及考核贯穿始终。对目标执行过程中的问题及偏差迅速察觉，并进行有效的预防与避免，保证目标按时有效的完成。

（三）考核评价

在达到预定的期限后，上下级共同对目标完成情况进行检查、评价和考核。目标按考核的方法分为定量目标考核和定性目标考核。对于定量目标的考核是指用精确的数值来评价，例如某医院全年护士的离职率不高于5%。定性目标考核虽然不能用精确的数值来描述，但可以通过具体的说明或工作标准来指导员工工作方向，激发员工工作积极性、创造性等来评价，例如某医院的年终目标是今年通过三级甲等医院的评审工作。评价方式依目标的性质而异，可采取自我评价、上级评价、同行评价等方式，目标考核的重点在于以下几个方面。

1. 成果考评 以目标及目标值为依据，在目标实施过程结束后，将所取得的工作成果与原先确定的目标项目标准进行比较，从而对目标的完成情况、实施手段的优劣和组织成员的工作状况等进行成果验证，评价绩效。

2. 实施奖惩 根据评价结果实行绩效考核，按照奖罚预案对目标责任单位、部门及个人进行奖优罚劣。如工资、奖金、职务的提升和降免等，最大限度地调动员工的工作热情和工作积极性，达到激励先进，鞭策后退的目的。

3. 总结评价 对评价结果进行分析、评价和总结。对取得的成果和经验纳入相关标准和规范中，对存在的不足和问题要及时分析原因，制定改进措施，修正更新目标，进入新的管理循环。在此阶段，管理者在评价中要主动承担责任，并和下级共同探讨和分析，及时更新信息，协调资源共享，形成彼此信任和团队促进的氛围，为完成下一个管理循环奠定基础。

三、目标管理的优势性与局限性

（一）目标管理的优势性

1. 激励员工自我实现 目标管理的激励作用主要表现在两方面。一是组织成员参与目标的制定，有机会将自己的想法加入组织计划中，并对其所制定的目标负有责任，满足成员在组织中自我实现的要求。二是目标管理为组织活动提供了客观有效的评价指标，能客观有效地考评成员的工作成效和劳动成果，有助于调动成员的积极性，做到事得其才，才尽其用。

2. 提高组织管理效率 目标管理使管理者统筹协调和科学分配目标实施中的人、财、物、信息、时间等资源，可以有效推进工作进展，保证组织战略目标实现。同时实施目标管理时，管理者确定目标，并不严格规定各部门和成员完成目标的方式和手段，最终以绩效来评价组织目标的完成情况，有利于激发成员的创造力，为目标完成提供动力，从而有效地提高了组织管理效率。

3. 形成有效控制 目标管理的评价体系，有明确的考核目标，使各级部门、管理人员监督有依据，控制有准绳，有利于在目标管理活动中进行检查和评价。管理者通过对目标实施中的检查、督促、反馈、奖评，发现工作中的偏差，及时给予纠正与调整，做到有效控制。同时，目标管理的重要特征是员工直接参与目标的制定、实施和评价，清楚期望的结果，形成良好的激励，使他们更加积极、有效的自我管理和自我控制，这样就可以做到管理人员的有效控制和组织成员的自我控制。

（二）目标管理的局限性

1. 管理者偏重短期目标 目标有长期目标和短期目标。多数情况下，短期目标一般比较具体、易于分解，确保实现。而长期目标时间长，不稳定因素多，比较抽象难以分解，常需要较长的验证期。因此在实施目标过程中，管理者偏重强调短期目标的实现，忽略了短期目标与长期目标的一致性，使目标管理的功能减弱。

2. 目标制定与评价困难 目标是对未来进行制定，不同级别的管理者存在认知差异，要制定具体的、科学的、切实可行的目标存在一定的难度。在目标的考核中，有些目标难以具体化和定量化，对于导向型的管理活动就很难用统一的评价指标来考核。例如团队成员间的相互协调性和责任心等，虽然可以采取一些量化指标来评价，但是实现了这些指标后，并不意味着达到了相互协调性和责任心的满意。

3. 目标缺乏弹性调节 目标越稳定、越明确，完成的质量越高。因为目标是在对未来预测的基础上制定的，所以在实施过程中会遇到许多不确定因素。当内外环境发生变动时，目标的完成就会受到影响，就要适时对目标、资源、人员等进行调整来适应环境的变化，这可能导致时间、资源、人员等浪费，组织活动成本增加，不利于组织目标按时高质量完成。

第三节　管理决策

一、决策的概念与类型

（一）决策的概念

管理学家们从不同角度阐述了决策（decision making）的概念。美国管理学家西蒙（Simon）认为"管理就是决策"。德国路易斯（Lewis）、古德曼（Goodman）和范特（Fandt）认为"决策是管理者识别并解决问题的过程，或管理者利用机会的过程"。我国管理学家周三多认为"所谓决策，是指组织或个人为了实现某种目标而对未来一定时期内有关活动的方向、内容及方式的选择或调整过程"。英国雷蒙德·卡特尔（Raymond Cattell）提出："正确决策应该指人们为了实现特定的目标，运用科学的理论和方法，系统地分析主客观条件，在掌握大量有关信息的基础上，提出若干备选方案，并从中选择出作为人们行动纲领的最佳方案。"

综上所述，决策是组织或个人为了实现某一目标，在众多方案中选择一个最优方案或策略并付诸实施的过程。这一过程包含两层含义：首先，决策是一种有目的、有意识的活动；其次，决策是外部环境与内部条件相互作用的结果。

准确把握决策的概念，需要明确以下几点：①决策的本质在于择优，正确的决策有助于提高效率，错误的决策可能导致低效。②决策绝非易事，通常面临不确定性，涉及复杂的权衡和取舍。③决策的主体可以是组织或个人，内容涉及活动的选择或调整。④决策的时间范围既可以是长期也可以是短期。⑤决策贯穿于管理的全过程，是决策主体为了解决当前或将来可能发生的问题，从确定行动目标到拟定、论证、选择和实施方案的全过程。

（二）决策的类型

决策涉及管理的全过程、多方面，故也赋予其多样性特征。决策可按决策的主体、决策的影响范围、对决策问题的了解程度等进行分类。

1. 按决策的主体分类 可分为个人决策和集体决策。①个人决策：是指管理者个人作出的决策，其优点主要表现在决策迅速且具有创造性，不足之处在于决策的质量高低依赖于个人的决策水平。②集体决策：是由管理者组织集体做出并实施的决策。优点在于能够集思广益，使决策更容易被理解和接受，不足之处在于其折中性，可能导致决策效率降低，责任归属不明确。

2. 按决策影响范围分类　可分为宏观决策和微观决策。①宏观决策：又称战略决策或全局决策，主要围绕组织目标、战略规划等重大问题进行决策。这种决策具有全局性、长期性和战略性的特点，对组织的影响深远，主要解决"干什么"的问题，通常由最高层管理者负责制定。②微观决策：又称为战术决策或局部决策，侧重于解决基层的、局部的、具体的问题。微观决策是宏观决策在系统管理工作上的延续和具体化，主要解决"如何做"的问题，通常由中层、基层管理者做出此类决策。

3. 按对决策问题的了解程度分类　可分为常规性决策和非常规性决策。

常规性决策：也称为确定性决策或日常例行决策，是对日常工作中频繁且重复出现的常规性实践和问题所做出的决策，问题的解决方法是可预测和常见的，可以通过建立标准和程序来避免每次重复决策，提高工作效率。

非常规性决策：是对复杂度高、不确定性大的新事件或新问题所做出的决策。这类问题无先例可循、无经验可参考、无程序可依，需要决策者进行深入的分析、创新性的思考和灵活的决策方法。非常规性决策包括风险型决策和博弈型决策。①风险型决策：涉及在不确定的情况下，存在多种可能性和相应的结果。决策者需要评估各种可能性发生的概率及每种结果的影响，并据此做出决策。风险型决策通常基于风险管理的原则，采用概率和统计分析来辅助决策。决策涉及多方参与者之间的相互作用和竞争，每个参与者的决策都会影响其他参与者的结果。②博弈型决策：决策者不仅需要考虑自己的利益和目标，还需要考虑其他参与者的行为和反应，并据此制定最佳的策略。

二、决策的原则与方法

（一）决策的原则

科学实施决策，需要掌握并在实践中践行以下原则。

1. 目标原则　组织中的决策应围绕预定的整体目标进行，各项微观决策应体现宏观决策的具体要求。护理组织的各级管理者应根据实际情况做出决策，同时确保决策与组织目标、医院目标、卫生工作目标及国家、社会的相关政策相一致。

2. 信息真实原则　信息是科学决策的基础，必须确保所依据的信息真实可靠。各级护理管理者应深刻认识信息工作的重要性，力求数据的全面性和真实性，为科学决策提供有力支撑。

3. 可行性原则　在做决策前，决策者应基于实际情况深入评估现有资源，包括人力、物力、财力，并预测组织内外部环境的变化。重要决策需经周密论证和审定，以确保可行性。这涉及方案对比、利弊权衡及意外情况应对措施。

4. 对比择优原则　强调在决策过程中对多个方案进行综合比较，选择最优方案，以确保决策的科学性和合理性，减少风险和局限。该原则并非单纯选择最昂贵或复杂的方案，而是基于全面考量，选择最符合当前情境和目标的方案。管理者在应用此原则时，需要全面收集信息，具备分析评估能力，以及良好的判断力和创造力。

5. 集体决策原则　医疗系统是由若干子系统组成的复杂结构，各部分相互关联、制约，护理部作为其中一部分，其决策不仅影响自身，还牵动其他部门。因此，坚持集体决策原则至关重要。集体决策要求从医院整体出发，考虑各部门间的联系和制约，以确保医疗系统的协调与平衡。集体决策能汇聚众人智慧，弥补管理者个人知识和经验的不足，提高决策的科学性和合理性。同时，它还能激发团队积极性，共同推动护理组织的发展。

（二）决策的方法

1. 定性决策方法

（1）德尔菲法：也称专家调查法，最早由美国兰德（Rand）公司于 20 世纪 40 年代发明，随后推广应用到各种决策中。它是一种基于专家意见的预测和决策方法，通过向专家进行调查研究，利用专家的知识和经验，对未来的趋势和事件进行预测，并做出相应的决策。适用于需要利用专业知识、考虑多方参与者的意见和利益来预测、评估、规划的复杂问题。实施过程：明确决策目标和问题，遴选相关专家，确定专家数量和专业背景，设计问卷并匿名发送，汇总整理专家意见，反馈调整并反复征询，直至意见一致或达到预定轮数，最终根据专家意见做出决策（图 3-2）。

1）优点：①匿名性确保专家意见独立公正。②反馈性使专家意见得以修正、完善。③统计性提供准确、可靠结论。

2）缺点：①时间长，需多轮征询和反馈。②主观性强，专家意见影响大。③数据处理复杂，需大量统计分析。

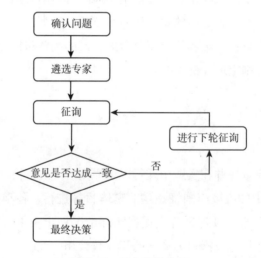

图 3-2　德尔菲法流程

（2）头脑风暴法：又称奥斯本法，由美国学者亚历克斯·奥斯本（Alex Osborn）于 1939 年提出，是一种通过集体讨论和自由畅谈来激发创新思维和产生新观点的思维方法。在会议过程中，主持者一般不发表意见，让参与者在一个自由、宽松的氛围中提出尽可能多的方案，并进行排序。通常用于搜集人们对某一特定问题的看法，旨在产生新观念或激发创新设想。参加人数一般为 5 ~ 10 人，会议时间在 1 小时左右。

1）优点：①激发创新思维。自由畅谈可以激发参与者的创新思维，产生新的观点和方案。②集体智慧。集思广益，提高决策的科学性和合理性。③简便易行。操作简单，实施方便，节省资源和时间。

2）缺点：①效率较低。需要花费较多的时间和精力。②受参与者影响较大。参与者的知识背景、经验和思维方式等都会影响实施效果。③可能产生过度自信。集体讨论可能导致决策过于自信，缺乏理性客观。

（3）电子会议：是一种新兴的定性决策方法，融合了专家会议与尖端计算机技术。众多决策参与者（可多达 50 人）围坐在一张马蹄形的桌子旁，桌子上放置多台计算机设备，将问题显示给参与者，参与者在计算机上打出自己的回答，个人评论及票数统计都会以匿名的形式显示在会议室的屏幕上。这种方法在决策过程中利用计算机技术来促进交流和讨论，从而使决策过程更加高效和准确。

1）优点：①匿名性。参与者可以匿名参与讨论，从而更加自由地表达自己的观点和意见。②可靠性。讨论内容均以文字形式记录，避免出现误解或信息丢失。通过设置密码等方式确保讨论内容不被泄露。③快速性。实时收集和整理参与者的观点，并且可以随时进行搜索、整理和归档。

2）缺点：①对于口才出众而计算机技能相对较弱的专家，电子会议会影响他们的决策思维。②匿名形式使得提出好建议的人无法获得奖励。③"人–机对话"的沟通程度不如"人–人对话"丰富。

2. 定量决策方法

（1）确定型决策方法：当只有一种已知的未来情况时，应使用确定型决策方法，如线性规划和量本利分析法。①线性规划：是一种数学优化技术，通过建立数学模型，解决在一定约束条件下最大化或最小化线性目标函数的问题。其步骤为：确定影响目标大小的变量、构建目标函数方程、找出约束条件、求出最优解。②量本利分析法：又称为盈亏平衡分析法或保本分析法，通过研究产量、成本和利润之间的关系，分析盈亏变化的规律和临界点。其步骤为：确定影响利润的变量、建立利润方程、分析盈亏平衡点、确定经营策略。

（2）风险型决策方法：当未来有多种可能且管理者不确定具体会发生哪种，但知道每种情况的概率时，应使用风险型决策方法。常采用决策树分析法，通过绘制树形分析图（图 3–3），考虑各种自然状态的概率以及各方案的预期收益，计算并比较各方案的期望值，选择最优方案。绘制决策树的过程分为三步。①绘制决策树：制定可能的决策方案，预测未来状况。决策树是一种可视化的工具，通过绘制决策点、方案枝、自然状态点、概率枝和损益值等元素，能清晰地展示各方案的可能结果和概率。②计算期望损益值：根据决策树中的损益期望值，计算各方案在不同情况下的预期收益或损失，以评估各方案的经济效果。③剪枝决策：通过比较各方案的期望收益值，选取最大值作为最优方案，并剔除其余方案。决策树分析法为决策者提供清晰、全面的分析框架，帮助在复杂和不确定情境下做出最优决策，提高决策的科学性和准确性。

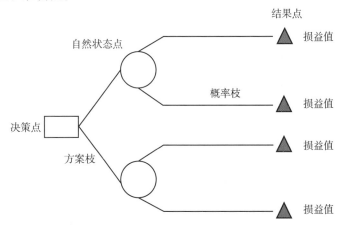

图 3–3 决策树分析法

辅助决策系统

辅助决策系统（decision support system，DSS）是一种支持决策活动的信息系统，通过集成大量的数据、模型及用户友好的界面，帮助管理者进行分析和决策。辅助决策系统通常结合了各种技术和工具，如数据挖掘、统计分析、人工智能和机器学习等，以提供决策所需的信息和洞察力。主要组成部分包括：数据库管理系统、模型管理系统、用户界面。

辅助决策系统广泛应用于各领域，如金融、医疗、零售、教育等，以帮助组织提高决策效率和质量。辅助决策系统仅提供信息和建议，最终的决策权仍然掌握在用户手中，它的作用是辅助用户做出决策，而不是替代用户的决策能力。

（3）不确定型决策方法：当管理者对未来情况不清楚或不知道每种情况发生的概率时，常采用不确定型决策方法。这些方法因风险较高，选择依据决策者的风险偏好而定。常用策略包括：①大中取大原则，即乐观决策法。此方法基于管理者对未来持有乐观预期，假定最佳自然状态将会出现。在每个方案中选择最大的收益值，然后从中选择最大的一个。②小中取大法，即悲观决策法。管理者对未来持悲观立场，但仍需在悲观预期中筛选出效益最大的方案。先从每个方案中选择最小的收益值，然后从中选择最大的一个。③折中原则，管理者只考虑最好的和最差的情况，选择折中收益值最大的方案。④最小后悔值法，管理者先找出各种自然状态下的最大收益值，然后以最大收益值为基础，减去实际收益值，从而计算出后悔值，比较各个方案的后悔值，选择后悔值最小的方案。⑤等可能性法，也称为拉普拉斯决策准则。管理者假设自然状态中任何一种发生的可能性是相同的，通过比较每个方案的损益平均值进行方案选择。这些方法各有特点，适用于不同情况和风险态度。实际应用中需根据具体情况和决策者偏好选择合适方法。

三、决策的程序

决策是一个系统性、程序化的过程，各步骤之间紧密相连，共同构成了决策的整体，主要分为以下七个步骤（图3-4）。

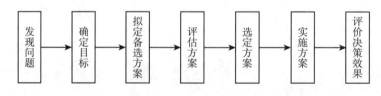

图3-4　决策程序

1. 发现问题　也叫识别问题，是决策的起点，为整个决策过程奠定了坚实的基础。只有准确识别问题，深入理解其本质和产生的原因，才能明确决策的目标和方向。在这一阶段，管理者必须进行广泛而深入的调查研究，确保收集到的信息是准确且可靠的，以便准确找出存在的差距和核心问题。

2. 确定目标 是决策制定过程中的重要一环，它为整个决策过程提供了明确的方向和指引。在确定目标时，管理者需要针对所要解决的问题，制定出明确、具体，且具备可操作性的目标。优质目标应具备以下四个标准：①目标内容必须清晰明确，不得含混不清或存在歧义。②需明确指定目标的实现责任人，以保证实现过程的规范执行与有效监督。③目标应该具体化、量化，这样可以使它们更易于操作和评估。④目标的设定必须基于实际情况和组织的资源能力，确保它们既不过于高远也不过于低下，从而具备实际可行性。好的目标能够为决策提供明确、具体、可行和可操作的指导，有助于提高决策的科学性和有效性。

3. 拟定备选方案 在发现问题并明确目标后，需要从多个维度探索实现目标的切实可行的方法。这一步在决策过程中至关重要，因为它为目标的实现提供了多种路径，从而增强了决策的科学性和灵活性。主要包含两个步骤：初步设计和具体设计。①初步设计：旨在根据目标，大致勾勒出多种潜在方案，并提出基本的构想。在这一阶段，需要开放思维，探索各种可能性，并尝试用不同的方法和路径来达成目标。②具体设计：是对初步设计的方案进一步的细化、补充和完善，使其具备实际执行的条件。这一步骤需要更加细致和具体的工作，将初步构想转化为实际可行的方案。只有经过这两个步骤，才能产生内容完整、操作性强的备选方案，以供管理者挑选最佳方案。

4. 评估方案 在这一阶段中，管理者需发挥其深厚的经验和卓越的智慧，对备选方案进行全方位、多角度的评估和综合考量。评估过程中，务必全面权衡每个方案的优缺点，并充分考虑全局性、适宜性和经济性等多重标准，以确保最终选择出最符合期望的方案。一个优秀的方案需满足两大核心条件：一是合理的选择标准，二是科学的选择方法。①合理的选择：标准意味着在评估过程中，管理者需全面考虑各种相关因素，确保所选方案紧密贴合决策目标的要求。对于风险型决策，还需要考虑动态性标准。②科学的选择方法：能够为管理者提供精准的工具，助其更有效地对比和评估不同方案，提升决策的科学性与准确性。通过深入比较各方案的优劣，可以更好地权衡利弊，从而选择最适合实现目标的方案。在这一过程中，灵活适应环境变化的能力至关重要，它将帮助管理者在不确定性中把握机遇，做出明智的决策。

5. 选定方案 这是决策过程中最关键的一步。通常有两种方法：一是直接从所有备选方案中选出最优方案；二是在综合各个方案优点的基础上创造出最优方案。最优方案需要符合三个标准。①全局性标准：决策应充分考虑到整体利益和全局影响。②适宜性标准：决策应兼顾最佳结果与实施适宜性，充分考虑实际情况，因地制宜、因事制宜。③经济性标准：在有限的资源条件下，努力实现效益最大化。然而，在实际决策中，完美的方案往往并不存在。因此，在选择方案时，应该根据实际情况和目标要求，选择满意的方案或进行方案优化，而不是追求一个完美无缺的方案。最重要的是，所选方案必须符合决策的要求和标准，能够有效地解决问题并实现目标。

6. 实施方案 是将决策意图转化为实际行动的过程，也是决策得以实现的关键环节。在此过程中，管理者的角色至关重要，他们不仅需要清晰地传达决策意图，还需确保所有相关人员理解并承诺执行。为了确保决策的科学性和可行性，管理者需要在方案实施过程中持续进行监控、检验和调整。实施步骤包括：组织发动、落实责任、监督检查、反馈评价。在实施过程中，管理者应意识到实际情况可能与预期存在差异。由于人们的认知总是有限的，且决策实施过程中总会遇到各种不可预见的情况，因此，管理者需要具备灵活性和应变能力，根据实际情况变动灵活调整策略，必要时甚至需要进行大的改变，以确保决策目标的顺利实现。

7. 评价决策效果 决策实施的过程，本质是信息不断反馈、循环往复的动态流程。在实施决策方案时，管理者需要密切关注实际情况的变化，积极收集反馈信息，并对比实际情况与预期方案之间的差异和反应。通过追踪评价和信息反馈，管理者能够根据实际情况对决策进行必要的调整和优化。实际情况与预期方案之间可能存在以下几种关系：①实际情况与预期方案在总体方向和路径上大致相符，但在某些具体细节上存在差异。在这种情况下，管理者只需对方案进行微调以适应实际情况。②实际情况与预期方案存在较大的偏差，如果继续执行原方案可能导致不利后果。这时，管理者需要重新评估并对方案进行重大调整。③实际情况发生了根本性的变化，导致原决策方案无法继续执行。在这种情况下，管理者需要迅速寻找并采纳新的决策方案以应对变化。为了有效应对上述各种情况，管理者需要建立一套高效的信息收集和分析机制，确保能够及时了解实际情况的反馈和变化。通过持续的追踪评估和信息反馈，确保决策的科学性和可行性，并能够迅速响应实际情况的变化，从而实现最佳的决策效果。

第四节 时间管理

一、时间管理的相关概念与作用

（一）时间管理的相关概念

1. 时间（time） 人们从不同角度对时间进行了解释。从物理学角度上看，时间是标注事件发生瞬间及持续历程的基本物理量。从哲学意义上看，马克思主义时空观认为"时间是运动着的物质的存在形式"。从管理角度上看，时间是分配各种活动过程所需要的周期及其起点和终点，规定各种活动衔接和循环的连续性。

时间具有客观性、方向性、无储存性的特征。客观性指时间无法脱离其他事物而独立存在；方向性也称"一维性"，指时间的流逝是单向的，一旦逝去将无法挽回；无储存性指无论是否被利用，时间总是在流失和消耗，无法被储存。

2. 时间管理（time management） 是指在同等时间消耗的情况下，通过进行一系列控制工作来提高时间的利用率和有效率，以保证重要工作的顺利完成，并能够及时处理突发事件或紧急变化，包括对时间的计划和分配。时间管理的本质是"管理者的自我管理"，是用来构造、保护和调整自身的时间以适应不断变化的外界环境的一种决策形式。

（二）时间管理的作用

1. 提高时间价值 时间价值是以一个人（或社会群体）在一定时间段取得的成果及对社会的贡献与作用来衡量的。个体间的时间资源具有同质性，但时间价值却存在差异。科学管理时间能够使个体取得更多成果，对社会做出更多贡献，提高其时间价值。

2. 有效利用时间 人们往往不能完全掌控自己的时间。根据是否由个体控制，可将时间分为可控和不可控两种类型。可控时间是指自身权限内可以支配的时间；不可控时间是指不在自身控制之下的时间，例如因为工作职责而必须遵循上级的时间安排，或是接待下属的来访等。时间管理的核心在于如何最大化地利用可控时间。通过运用有效的时间管理策略和方法，管理者可以更加合理地分配时间，从而赢得更多的可控时间，并提升这些时间的利用效率，从而在有限的可控时间内完成更多有价值、有影响力的工作。

3. 提高工作效率 时间具有无储存的特性，无论是否利用，总是在流失和消耗。这决定了时间管理的对象不是"时间"，而是针对时间所进行的"自我"管理。通过制定目标、妥善计划、分取时间、权衡轻重、权力下放、自我约束、持之以恒等方法，管理者可以提高工作效率，获得最满意的工作成果。

4. 提高时效观念 时效就是时间效率，是在一定工作时间内所取得的工作效果。护理人员在临床中常常面临大量新的、具体的、烦琐的工作，护士的时间管理也直接或间接地影响到患者的时间。合理安排和运用时间，处理好常规护理工作和突发状况，能够提高时效观念，做到忙而不乱，实现时间管理节奏最优化。

5. 提升生命价值 时间管理是发展生产力的客观需要，也是实现个人价值以及对社会作贡献和成就事业的需要。有效利用时间能够使个体获得更多的成就，激发个体驱动力，从而满足自我实现的需要。通过时间管理，还能腾出更多空闲时间，发展个人兴趣，减轻工作压力，激发创新思维。时间管理的作用并非仅在于节省时间，而且在于帮助人们寻找更有效的策略和方法，提高自身能力，把握当下，追求生命价值。

二、时间管理的方法与过程

（一）时间管理的方法

1. ABC 时间管理法

（1）概念：美国著名管理学家莱金（Lakein）提出，为提高时间的使用效率，每个人都应明确今后 5 年（长期目标）、今后半年（中期目标）及现阶段要达到的目标（短期目标）。随后将这些目标按重要程度分为 ABC 三个等级（表 3-1），A 级为最重要且必须完成的目标，B 级为较重要且很想完成的目标，C 级为不太重要可以暂时搁置的目标。ABC 时间管理法的核心是要抓住关键因素，优先解决主要矛盾，保证重点，兼顾一般。

（2）具体操作流程：分为以下六步。①列出目标：每日工作前梳理出日工作清单。②目标分类：对清单上的工作进行分类。③排列顺序：根据工作的特征、重要性和紧急程度确定 ABC 排序。④分配时间：按 ABC 级别顺序分配工作项目及各项工作的预估时间，列出工作日程表。⑤实施：集中精力完成 A 类工作，效果满意，再转向 B 类工作。对于 C 类工作，在时间精力充沛的情况下，可自行完成，但应大胆减少 C 类工作，尽量授权他人执行，以节省时间。⑥总结：工作结束时记录并评价时间应用情况，从而不断提高自己有效利用时间的能力。

表 3-1 ABC 时间管理分级

等级	比例	特征	管理要点	时间分配
A 级	占总工作量 20%~30% 每天 1~3 件	最重要、最迫切、后果影响大	重点管理：必须做好、现在就做、亲自做好	占总工作时间的 60%~80%
B 级	占总工作量 30%~40% 每天 5 件以内	较重要、一般迫切、后果影响不大	一般管理：最好亲自做，也可授权	占总工作时间的 20%~40%
C 级	占总工作量 40%~50%	不太重要、不迫切、后果影响小	不必管理：授权	0

2. 四象限时间管理法 美国管理学家史蒂芬·科维（Stephen Covey）把工作按照重要和紧急程度划分为四个"象限"（图 3-5），并提出四象限时间管理法。

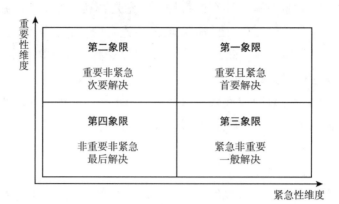

图 3-5　四象限时间管理法

（1）第一象限：重要且紧急，为首要解决的事件，如急需提交的报告、患者的急诊手术、接收大批外伤患者等。

（2）第二象限：重要非紧急，为次要解决的事件，如临床技能的提升、个人职业发展长期规划等。该类事件虽然重要，但一般有充足的时间完成。如果不充分重视，一再拖延这些事务，在某一时刻，它们就会被迫从第二象限转入第一象限，令人压力倍增。因此对该象限的事件要充分评估考量，把握目标进程，切不可放松警惕。

（3）第三象限：紧急非重要，为一般解决的事件，如客人来访、下级请示、向上级汇报工作等。此类事件经常发生在日常管理活动中，并常常打断原有进程，因此，管理者应学会正确安排事情的次序，避免将此类事件错误归类于第一象限，占用过多的时间。

（4）第四象限：非重要非紧急，为最后解决的事件，如上网、闲谈、发邮件、个人爱好等。

管理者应按照事情的紧急性和重要性，优先处理第一象限的工作，再解决第二、三、四象限的工作。此外，高效时间管理的秘诀在于妥善处理位于第二象限的事件，此类事件需要做好提前规划，每天投入一定的时间来处理，这样才能够更好地把握时间主动权，从而保持领先。

3. GTD 时间管理法　GTD 全称 get things done（完成每一件事），是由美国著名时间管理大师戴维·艾伦（David Allen）提出的一套全面、系统且广泛使用的时间管理方法。GTD 时间管理法强调将任务具体化，对在什么时间做什么工作、如何做这项工作等进行了一系列详细具体的安排，以排除干扰、全神贯注地做好当下的事情，提高效率。其操作流程包括收集、整理、组织、回顾、执行五个步骤（图 3-6）。

（1）收集：将脑海中所有待办事项（stuff）全部罗列出来，放入收集箱（inbox）中，这个收集箱既可以是实际的记事本或文件夹，也可以是电子邮件、APP 等储存信息的虚拟载体。收集的关键在于采用合适载体记录需要完成的工作，来减轻大脑的储存负荷。

（2）整理：定期或不定期地整理收集箱中的待办事件，将其按是否需要付诸行动进行区分。对于需要付诸行动的事项，首先判断是否可以通过单一步骤完成。如果可以，则评估是否能在 2 分钟内完成；若能则立即行动，若不能则组织下一步行动计划。对于无须付诸行动的内容，将其进一步分类为参考资料、备忘录或垃圾等类型，以便后续处理。

（3）组织：是 GTD 中最核心的步骤，包括对参考资料的组织和对下一步行动的组织。参考资料的组织通过文档管理系统进行分类和储存。下一步行动的组织一般分为等待清单、未来/某天清单和下一步行动清单。等待清单记录那些委托他人去做的工作；未来/某天清单记录延后处理且没有具体完成日期的未来计划；下一步清单则是具体的下一步工作。若一个项目涉及多个步骤，则需要将其细化为具体的工作安排。GTD 中的下一步清单比传统日程表更具体，按地点记录分类任务，确保到达后能快速明确要做的工作。

（4）回顾：通过每周定期回顾及检查所有清单，并结合实际情况进行更新，可以确保GTD 系统的有效运行。回顾的同时可根据个人实际工作需要决定是否制定未来一周的工作计划。

（5）执行：为 GTD 时间管理的终末步骤。即按照整理好的清单，结合人、财、物等资源，个人精力，及事务重要性，选择清单中事项实施。

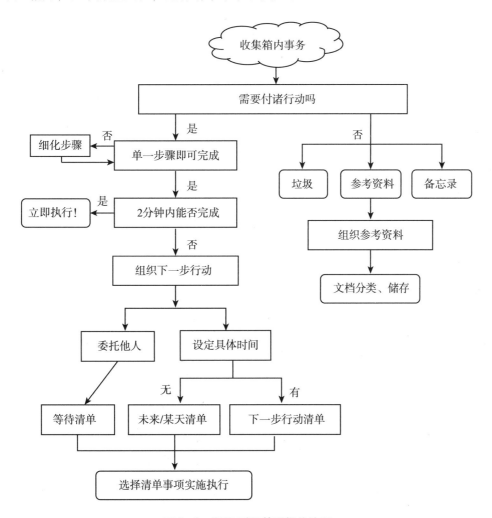

图 3-6　GTD 时间管理操作流程

4. 番茄工作法　是弗朗西斯科·西里洛（Francesco Cirillo）创立的一种简易便行的时间管理方法，将每 25 分钟划分为一个"番茄时间"，每工作一个番茄时间后休息 5 分钟，工作 4 个番茄时间后休息 15～20 分钟。番茄时间内需专注工作，中途不允许做任何与该任务无关的事，直到番茄钟响起。番茄工作法有助于集中注意力、避免干扰，可以极大地提高工作效率。使用方法包括计划、执行、跟踪、记录和处理五个步骤（见图 3-7）。

（1）计划：在一天的开始，列出今日待办事项，按照工作的重要程度排序，根据每项工作的需要和实际情况预设番茄钟。

（2）执行：在今日待办事项中执行优先级别最高的工作，完成一个番茄钟后则进行相应记录。若番茄钟开始后，工作提前完成，继续检查核对工作，直至番茄钟响；若番茄钟响，工作仍未完成，需要增加时间并评估工作未完成的原因。

（3）跟踪：贯穿于执行过程中，每个完整的番茄钟结束后，在今日待办事项对应的任务后做标记，若一个番茄钟时间内被打断，需要重新开始。

（4）记录：一天的工作结束后，如实记录完成番茄钟数量、中断次数、完成质量等，与预设番茄钟对比，作为下一轮番茄钟制定的参考。

（5）处理：分析记录的数据，对工作执行情况进行反思，结合个人能力和工作条件，优化接下来的工作安排，提高工作效率。

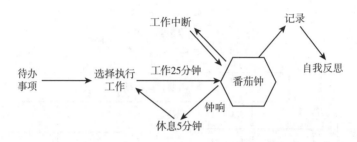

图 3-7　番茄工作法流程

5. 莫法特休息法　又称连续分段时间管理法，指"从一张书桌搬到另一张书桌"，避免长时间做同一性质的工作。因为工作性质的不同，一种工作恰好是另一种工作的休息。这种主动改变工作内容的方法，可以让大脑不同区域轮流工作，切换优势兴奋灶，使不停运转的大脑得到有效调节和放松，有利于降低持续工作和管理中产生的过多压力。包含以下五种工作模式。

（1）按抽象与形象交替分配时间：人的左右脑功能各异，左脑主管逻辑思维，右脑偏向形象思维。长时间思考问题、撰写文章时，左脑更为活跃，而进行复印材料、抄写等工作时右脑更为活跃。因此，将抽象与形象问题交替处理，不仅能让左、右脑轮流休息，还能提高工作效率。

（2）按不同角度分配时间：新鲜的知识和信息能激发我们浓厚的兴趣。同一种工作，从不同研究角度、不同侧面进行分析，能引起大脑新的兴奋，达到提高工作效率的目的。

（3）按动静交替分配时间：工作中如果长时间维持一个姿势容易感到疲劳。这时可以改变工作的姿态，变换工作的环境等。

（4）按脑力与体力交替分配时间：工作感到疲倦时，可以投入散步，慢跑等有氧运动中，恢复大脑状态，不仅利于我们强身健体，对于提高工作效率也有着很大的帮助。

（5）按工作和娱乐休闲交替分配时间：工作和学习必须有张有弛，在紧张的工作间隙，可以按照个人喜好适当安排娱乐休闲活动，放松紧张的大脑，舒缓神经，消除疲劳，恢复精力，以便高效地投入下一阶段工作中。

6. 六点优先工作法　由效率专家艾维·李（Ivy Lee）提出，其核心就是整理出一天中六件最重要的事情，按事情的重要程度，依次完成。运用这个方法，可以对每天的时间安排有更为直接地了解和控制，能更好地对抗外部干扰，提高时间利用价值。高效运用六点优先工作法要遵循以下原则：集中时间在最重要且最有价值的事情上，按事情重要程度进行认真排序，提高工作效率以及确保执行力，明确标准且简写目标，量化工作目标，做好分析总结。

（二）时间管理的过程

1. 评估时间使用情况　首先应该了解自身的时间利用情况。管理者可依据时间顺序记录从事的活动及时间消耗情况，分析时间分配方案的合理性及时间利用效率，对不合理的工作方案进行修正调整。

2. 了解个人浪费时间的原因　时间浪费是指消耗了时间却没有取得应有的效益或没有实现预期的目标，导致时间浪费的原因有很多，可分为主观原因和客观原因两个方面（表3-2）。

表3-2　时间浪费的主观原因和客观原因

主观原因	客观原因
1. 缺乏有效利用时间的观念	1. 计划外的来访、远行、会议、电话过多
2. 缺乏计划	2. 无必要的社交过多
3. 过度拘泥于常规细节	3. 不清楚地交流与指导
4. 缺乏时间管理方法和培训	4. 团队成员能力不足
5. 不善拒绝非本职工作	5. 信息缺失导致无法传达完整意图
6. 缺乏决策力	6. 责权不明确
7. 文件物品管理无序	7. 他人缺乏时间观念
8. 缺乏专注性或身体状况欠佳	8. 大量繁杂的文书工作
9. 个人不良习惯	9. 突发事件干扰
10. 频繁接待来客	10. 工作疲于应对

3. 确定个人最佳工作时间　是提高时间利用率的基础。从生理学角度来讲，25～50岁是最佳工作年龄段，而管理者的黄金年龄为35～55岁。就一天而言，通常在8：00—11：00，人的交感神经兴奋性最强，激素分泌较多，所以上午是大部分人最适合工作的时间。当然，由于每个人的生物钟存在个体差异，个体需要掌握自己每天身体功能的周期性，确定个人的最佳工作时间。在精力充沛的时间段从事较重要的工作及创造性工作，精力不佳的时间段可参与团体活动，通过人际协作提高时间利用率。

4. 实施时间管理　实施时间管理的技巧在于以下几点。

（1）把握时间管理要素与原则：①明确目标。确定明确而清晰的目标，将大目标正确拆解为若干个小目标，采用适当的步骤逐步落实。②排列先后顺序。分清工作的轻重缓急，根据工作的重要程度来排列先后顺序。③合理分配时间。根据工作重要程度、个人工作的最佳时间段等合理分配工作时间。④协调相关人员时间。需要尊重工作相关人员的时间安排，在时间上与他人取得协作。

 知识拓展

时间管理法则——韵律法则

当人们很专注地做某一件事时，如果突然受到打扰，就会打乱原有工作节奏，并花费很长时间重拾思路和调整状态。为了应对干扰，华为在时间管理培训中，提出了一个时间管理法则——韵律法则。韵律是指某些物体运动时所呈现的均匀节律。在时间管理中，韵律法则强调的是维持多个个体之间工作、生活节奏的协调性。具体而言，它涵盖两方面的内容：一是保持自己的韵律，二是与他人的韵律相协调。韵律法则能够化解内外部的诸多干扰，保持行为者和他人工作节奏的协调，避免时间的浪费。

（2）适当授权：授权是管理者在不影响工作必要责任的前提下，将完成某项工作所必需的权力授予部属人员。在紧张有限的时间内，管理者没有必要事必躬亲。灵活合理地授权，一方面可以增加管理者自己的可支配时间，摆脱繁杂的日常事务，集中精力解决更为重要的问题；另一方面，可以培养下属的能力，调动下属的工作积极性，培养后备管理人才。

（3）学会拒绝：管理者必须明白，一个人不可能在一定时间内完成所有工作，满足所有人的要求。在面临各项请求时，管理者要有所取舍，对于下列情况应予以拒绝：①不符合个人的专业或工作目标的事务。②不属于职责范围的事务。③超出能力范围且需要花费过多时间的事务。④阻碍个人做另一件更有益工作的事务。

（4）养成良好的工作习惯：护理管理者要处理的问题往往非常琐碎，因此在日常工作中应树立时效观念、讲究工作效率，有意识地培养良好的工作习惯，具体如下。①养成立即行动的高效作风。②加强工作计划性。③改善工作环境，减少无效电话和不速之客的干扰。④提倡预约谈话，控制谈话时间。⑤减少不必要的会议，提前做好会议准备，明确中心议题以控制会议时间。⑥做好工作记录及档案管理。

（5）减少负面情绪的干扰：健康的心态可以使人保持理性思维和工作热情，而将负面情绪带入工作则会影响工作状态，造成时间浪费，甚至犯低级错误。要掌握管理情绪的方法，在工作中控制自己的情绪，树立积极的心态，让时间更有价值。

5. 效果评价　使用定性和定量的方法，对时间管理的效果进行综合评价，包括工作的主次安排、时间分配的合理性、时间利用程度、有无时间浪费等。关注时间投入与产出成果的关系，分析是否能在最少的时间内实现效益最大化。在效果评价过程中，管理者能够提升时间掌控能力，提高工作效率。

效果评价应把握以下几个原则：①评价针对的是成果，评价的标准是将工作成果与工作目标进行对照。②根据评价对象确定评价重点。有形劳动侧重于评价其效率和完成质量；无形劳动应注重有效性和贡献性。③评价要重视效果，关注时间的投入和产出，分析是否能够用最少的时间获得最大的效益。

 本章小结

思考题
1. 简述管理者如何编制一份完整的计划书？
2. 简述目标管理有哪些特征？
3. 护理管理者在做出决策时可采用的方法有哪些？

更多练习

（朱仁英　宋玉磊）

第四章 组织职能

教学课件

学习目标

1. 素质目标

具有积极的管理态度、良好的整体与团队意识，形成正确的职能分工认识和组织文化观。

2. 知识目标

（1）掌握：组织的概念与基本要素、组织结构的基本类型、组织设计的基本原则。

（2）熟悉：组织文化的功能和建设过程、我国医院护理组织管理系统。

（3）了解：正式组织与非正式组织的特点、对非正式组织的处理策略、我国的医疗卫生组织机构、医院的分类。

3. 能力目标

（1）能运用所学知识对医院进行组织设计，并根据组织结构图解释各部门间的相互关系。

（2）能正确设计组织文化，正确管理护理队伍中的正式组织和非正式组织。

案例

【案例导入】

新护士长的困境

李护士，全日制本科毕业后，就职在某三甲医院心内科。近期，医院护理部进行护士长聘任，33 岁的李护士被聘任为心外科护士长。心外科的原护士长王护士因任期已满，加之本人没有转科意愿，继续留在心外科工作。王护士长因任期已满被迫卸任，没有仔细交接全科护理工作。新护士长上任后面临很多困难，科室情况不熟、管理经验不足、同事之间不了解。科室里有 8 位护士年长于李护士，其他 12 名较年轻的护士没有协助管理工作的经验。

以前老护士长管总务的工作，性情随和，加之比科里其他护士都年长，护士们都很信任她，有心事都愿意向老护士长倾诉。护士们对现任护士长布置的工作并不那么配合，因此新来的李护士长对老护士长产生了些许不满，她一筹莫展，觉得在心外科的工作举步维艰。

【请分析】

　　如果你是新来的李护士长，你遇到这种困境会怎么办？

【案例分析】

　　在管理职能中，组织是以计划中确定的目标为依据而设立的，是确保社会活动协调进行、顺利达到目标的保证。管理者应按照组织目标和管理计划的要求，提出合理、高效、可实施的结构和体制，合理配置各种组织资源，以保证计划和目标的顺利实施。

第一节　概　　述

一、组织的概念和基本要素

（一）组织的概念

　　组织（organization）是管理者为实现特定的目标和计划结合起来的具有一定边界的社会团体，是职、权、责、利四位一体的机构。

　　组织的概念包含静态组织和动态组织两种含义。①静态组织：即组织机构，是指两个及以上的个体，为达到一定目标一起从事活动的社会团体，如公司、财务处、人力资源部。②动态组织：即组织职能，即为实现组织目标而创建团体，配备相关工作人员，并不断地改革组织结构，使其充分发挥作用。组织又可分为有形的组织体系和无形的组织结构。组织结构是指组织内部的关系网络系统或力量协作体系。有形的组织体系和无形的组织结构是目的和手段的关系。

　　组织包括以下四个特征。

1. 人为性　组织是有秩序地结合起来的一个人群集合体。

2. 目标性　组织作为一个整体，有共同的目标才能统一指挥和行动。

3. 分工性　组织成员有明确的责任、权利和任务，是具有层级的权责构架系统。

4. 变化性　当工作任务目标变动时，组织体系和组织结构也会随之进行变化和调整。

（二）组织的基本要素

　　组织的基本要素分为有形要素和无形要素。

1. 有形要素　有形要素包括人员、职位和生存条件。①人员：是组织的核心要素，组织必须拥有足够的专业人员才能顺利运行。②职位：是为完成特定的工作而设定的，如医院护理组织体系中设有护理副院长、护理部主任、大区护士长、科室护士长等职位。③生存条件：主要包括组织运行所需的经费、场所、交通工具、通信工具等。

2. 无形要素 无形要素包括四方面内容：共同目标、协作意愿、关系、信息交流。①共同目标：共同目标的设定是组织运行所必需的，不仅能为组织成员所理解和接受，又必须随环境的变化而做适当的调整。②协作意愿：协作意愿是指组织成员对共同目标作出贡献的意愿。③关系：组织成员之间的关系主要是责任关系和权利关系。④信息交流：对管理者来说，有效地沟通是至关重要的。管理者的决策需要信息沟通，决策一旦做出，又需要通过沟通的手段来实现，组织成员中一些好的建议和想法也需要沟通，否则就无法得到认可和实施。

二、组织的类型

组织可以按不同标准进行分类。按组织规模，组织分为大、中、小型组织；按社会性质，组织分为政治组织、经济组织和文化组织；按组织形成，组织分为正式组织和非正式组织。本节主要介绍的是以巴纳德和霍桑试验结果来分类的正式组织和非正式组织。

（一）正式组织

正式组织（formal organization）是一种经过精心设计的严密组织结构，是为了达到预定的工作目标而按一定程序建立的、具有明晰的权责关系和合作关系的团体。一般应包括系统图、章程、职务及工作准则等文件，如世界卫生组织、教育部、卫生健康委员会，就是有相同目标、经过精准设计的、有各层构架的正式性组织。

（二）非正式组织

非正式组织（informal organization）是人们由于地域相邻、经历相似或兴趣相同等因素而自发形成的一种群体，其中蕴涵着感情因素。非正式组织缺乏正式的组织结构，是人们自发地、无规律地行动，一般均存在某种共同的价值观，有一套约定俗成的行为规范。这些组织可能存在于正式组织之间，也可能独立存在和运行，如校友会、同乡会。

正式组织与非正式组织特点的对比见表4-1。

表4-1 正式组织与非正式组织特点的对比

区别	正式组织	非正式组织
产生方式	有共同的活动目标	自发形成
权责关系	有组织赋予的正式职权、隶属关系	无法定的权责关系，组织内成员有自己的领袖人物
分工协作	强调专业化的分工和协作	有一套约定俗成的行为规范
沟通方法	有明确的信息沟通渠道	组织内部信息交流带有感情色彩，沟通渠道通畅、信息传递快
工作效率	讲究效率	不确定
凝聚力	强调群体，组织成员的工作及职位可以内部调换	有较强的凝聚力，成员之间进行相互帮助，但容易出现"抱团"现象

第二节 组织结构与组织设计

组织是人们为实现某一目标而形成的群体，是确保社会活动正常进行、顺利达到预期目标的体系。一个组织的目标、计划一旦制定出来，就要把它变为现实。这就要求管理者按照组织目标所提出的要求，设计出合理、高效、能顺利实现组织目标的结构和体制，合理配置资源，以保证组织计划和组织目标顺利实施。因此，组织的结构设计需要在部门职责、岗位设定、管理层级、交流方式、组织结构等方面能够畅通纵横两方面的信息，只有这样设计出来的组织结构才能保证组织高效运转。

不同规模、不同类型的组织有着不同的组织结构，结构设计是组织设计的核心步骤，是为服务组织战略目标的重要环节。

一、组织结构

（一）组织结构的概念

组织结构（organizational structure）是指组织内正式确认的，使工作任务得以分解、组合和协调的框架体系。组织结构实质为组织内部的职能分工，是按照组织目标对总体任务进行拆分，然后确定各部门应完成的具体工作。此外，组织结构也是一个纵向的层级体系，层级的数目取决于组织的规模及管理的幅度。

组织结构的本质是组织内部成员的分工协作关系，可用组织结构图来描述。结构图能够以直观的方式反映组织内部各部门的职权关系及主要职能，纵向形态显示组织内部的权责关系；横向形态则表明部门划分与分工的情况。组织结构图中的职位与成员、任务之间存在明确的对应关系，主要包括工作任务分解、任务组合、组织协调三方面内容。

（二）组织结构的类型

组织结构的基本类型包括直线型、职能型、直线-职能型、矩阵型和事业部型等。但在实际工作中，组织结构的类型多为综合体，而且较为复杂。

1. 直线型组织结构

（1）概念：直线型组织结构又称单线型组织结构（图4-1）。直线型组织结构是组织结构中最早出现的一类，是一种最简单的组织结构形式。在直线型组织结构中，所有的管理职位都实行自上而下的直线管理，下级部门只接受一个上级的指令，各级负责人对其直接下级的一切问题负责。这种组织结构简单且权力明晰，多见于小规模生产组织或早期的军队，不适用于大型、工作内容复杂的组织。

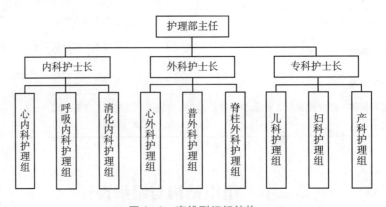

图4-1　直线型组织结构

（2）优点：①设计简单，层次分明。只要确定管理幅度，就可以根据管理规模确定管理层级，不设职能管理部门，层次非常清晰。②责权关系清晰。上级只分管几个下级部门，下级只接受一名上级领导。③利于有序运转。直线型组织结构上下级关系呈垂直型，信息沟通只有一条直线渠道，办事效率高，容易维持纪律和秩序。

（3）缺点：①专业化程度低。当组织规模庞大、业务趋向复杂时，集中管理由一人承担存在较大难度，不利于专业分工。②横向沟通不足。组织内部纵向交流沟通流畅，缺乏横向联系与协调的渠道，导致横向信息传递不通畅。③对管理者要求高。直线型组织结构要求管理者通晓本级部门的所有事务，势必导致人员配备困难。培养一名通才型管理者的成本与周期要远远大于培养一名专才型管理者。④权力过于集中。权力高度集中于极少数领导，可能会导致最高领导的主观专断、滥用职权的倾向。

2. 职能型组织结构

（1）概念：职能型组织结构又称 U 型组织结构（图 4-2）。职能型组织结构是在直线型组织结构基础上发展而来的。为弥补直线型组织结构专业化水平低、对管理人员要求高等不足，组织开始设置参谋，职能型组织结构因此产生。职能型组织结构以专业职能作为划分部门的基础，具有一定职权，各部门在分管的业务范围内直接指挥下属。适用于任务复杂的社会组织，各项管理工作需要配备具有专门知识和技能的人员。

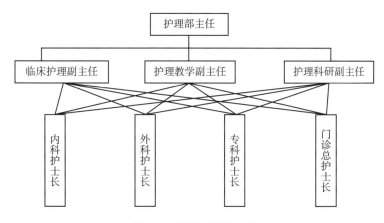

图 4-2　职能型组织结构

（2）优点：①专业化程度较高。各职能部门由专业人员管理和负责，提高了组织专业化管理的科学水平，符合分工协作的要求。②减轻管理压力。能充分发挥职能部门的专业管理作用，减轻了上级管理者的负担。③降低管理成本。减少了管理人员和仪器设备的重复配备，有利于节约管理成本。

（3）缺点：①职责不清，多头领导，不利于组织统一指挥。②职能机构执着于自己的目标，部门之间缺乏合作。③不利于通才型管理者的培养。

3. 直线-职能型组织结构

（1）概念：直线-职能型组织结构把直线型和职能型组织结构的特点相结合，以直线型组织结构为基础，在各级直线管理者之下，设置相应的职能部门（图 4-3）。直线-职能型组织结构拥有两套系统，一套是按命令统一原则组织的指挥系统，另一套是按专业化原则组织的职能系统。下级人员除接受上级管理者命令外，又可以接受职能人员的指导。直线管理者在其职责范围内具有一定职权，职能部门仅是直线管理者的参谋，对下级可提出建议和业务指导。直线－职能型组织结构主要适用于规模不大、内外部环境比较稳定的中、小型社会组织。

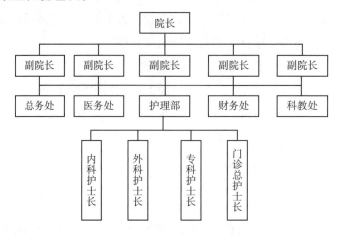

图4-3　直线－职能型组织结构

（2）优点：①统一指挥和专业化管理相结合。一方面可统一指挥、严格责任制，另一方面又可依据分工不同，发挥职能部门和人员的作用。②组织较为稳定。整个组织职能集中、权责清晰、秩序井然，有较高的稳定性。③可有效减轻高层管理者的负担。职能部门的存在大大减轻了上层管理者的负担，同时规避了多头指挥的风险。

（3）缺点：①损害下属的自主性。职能部门的管理者人数增加容易形成高度集权，下级部门主动性、积极性受到限制。②管理成本较高。如果职能部门和直线部门的目标不一致，则容易产生分歧，导致上层管理者的协调工作量变大，管理成本势必增加。③对环境的适应性差。直线－职能型组织对环境变化反应迟钝，难以应对外部环境改变带来的挑战。④决策效率低。直线－职能型组织部门多，沟通路径复杂，容易导致信息交流不畅通，从而影响上层管理者的决策效率。

4. 矩阵型组织结构

（1）概念：矩阵型组织结构是为了加强职能型组织之间的沟通、引进项目管理形式的一种组织结构（图4-4）。在此种组织结构中，管理线路有纵横两个系统，一是按职能划分的垂直领导系统，二是按项目划分的横向领导关系。横向领导关系中，每一名下属同时接受两名上级的领导，项目组人员来自不同部门，任务完成后就解散回到原单位。

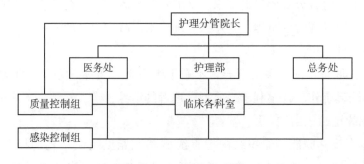

图4-4　矩阵型组织结构

（2）优点：①沟通顺畅。矩阵型组织结构加强了部门间的横向联系，克服了各职能部门各自为政的现象。②机动灵活。任务完成后组织随即解散，具有较大的适应性和灵活性。

③异质化组合有利于创新。项目组人员为了共同的目标在一个组织内工作，互相启发、相互帮助，有利于人才的培养和项目创新，加速推动项目完成。

（3）缺点：①稳定性差。矩阵型组织的成员来自不同的单位，被抽调后势必影响原有工作，当项目任务完成后，成员返回原单位后的岗位安排容易出现问题，势必影响组织的稳定性。②多头指挥。矩阵型组织每一名成员都要接受项目组领导和职能部门领导的指挥，如果上级不能进行充分沟通，容易出现多头指挥的情况，让下属无所适从。

5. 事业部型组织结构

（1）概念：事业部型组织是一种分权制组织形式，又称 M 型组织（图4-5）。在高层领导者之下，组织按照产品或类别、地域、顾客或流程等被划分若干事业部，各事业部进行独立经营和分权管理，具有"集中决策、分散经营"的特点，主要见于规模庞大、种类繁多、专业复杂的大型企业。

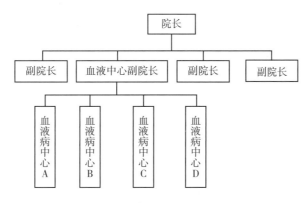

图4-5 事业部型组织结构

（2）优点：①有利于管理者专注战略规划和决策。由于各事业部独立经营，高层领导者可以摆脱日常事务，集中精力考虑全局问题。②有利于培养通才型管理者。由于事业部的管理者要从本部全局来考虑和处理问题，有利于培养通才型管理者。③对环境的适应能力强。各事业部有独立经营权，有利于调动事业部管理者的积极性、主动性和创造性。由于多个事业部的存在，同时也增强了组织抵御风险的能力。

（3）缺点：①机构重复设置。由于总部与各事业部的职能机构重叠，造成管理人员浪费，管理成本上升。②滋生本位主义。各事业部拥有自己的市场，实行独立核算，各事业部只考虑自身的利益，影响相互间的协作，容易忽视整体目标和利益。

总体来说，在现实社会中，大部分组织并不是单一组织结构类型，而是多种组织结构类型的复合体。在任何机构中，无论采用哪种类型的组织结构，都会影响到人员的自我形象、交流体系、发展机会、社会联系、自信心及工作满意度等。

二、组织设计

（一）组织设计的概念与任务

1. 组织设计的概念 组织设计（organizational design）是指管理者合理整合组织中的人力、物力、信息和技术等要素，建立并实行一种特定组织结构的工作过程，确保有效实现组织目标。设计出一个科学的组织结构，对于提高组织工作效率，取得良好的社会效益或经济效益至关重要。

2. 组织设计的任务　组织设计的任务是设计清晰的组织结构，规划出各部门的职能和权限，确定出组织中各层级的职权活动范围，编制出职务说明书。组织设计包括静态的组织结构设计和动态的组织运行制度设计。

（1）组织结构设计：是组织设计的基础性工作，主要包括职能设计、部门设计和层级设计三个方面。①职能设计：是为了完成组织目标所设计出的一种职能和职务的整体安排，就是将总目标进行层层分解，明确完成任务都需要哪些活动，确定所需的各类职位和职位数目，分析各类职务所需的任职资格，以及各职位人员所具备的条件、应拥有的权限以及应承担的责任等。②部门设计：是依据职能相似、活动关联、联系紧密等原则，将各个职位整合为不同部门的过程。其实部门划分没有统一标准，可以根据活动特点、组织规模、环境因素等进行安排，并根据组织内外环境的变化进行动态调整。③层级设计：是对各部门之间关系的安排，包括部门之间的纵向层级和横向联系。层级设计首先要对组织资源、人员情况、各类职务、各个部门加以分析，据此确定适当的管理幅度，划分出纵向的管理层次，保证整个组织的结构安排精炼，各部门之间的纵向和横向关系明晰，职能部门和管理者的权责关系明确。

（2）组织运行制度设计：组织运行制度设计是指为了保证组织的高效运转而对制度和人员进行的合理安排，包括沟通系统设计、管理规范设计和激励制度设计。①沟通系统设计。在部门层级确定之后，需要建立沟通系统以实现组织信息畅通无误地传递。具体内容包括主要包括：按照"统一指挥"的原则，确定各类事务的决策主体和执行部门，以及相应的工作程序；建立各部门之间的横向沟通与协调机制；建立信息反馈机制，及时了解决策的执行情况，并实行有效地控制。②管理规范设计：管理规范设计是指建立组织的规章制度，保证整个组织按照要求和标准进行行动，目的在于约束组织成员的行为。规章制度包括各部门的活动目标、规则程序、工作标准、奖惩制度等，以制度的形式明确决策、执行的主体和工作流程，使得组织活动有章可循，保证组织内部的公平性。③激励制度设计：是指组织为了调动组织成员的积极性而进行的制度性安排，包括激励制度和惩罚制度。激励制度一是指物质层面的奖励，如薪酬、福利等；二是指精神层面的表彰、晋升、荣誉称号等。惩罚制度则是对组织成员未能执行管理规范或工作出现失误的一种处理方式，如批评、处分、降薪、降职或开除等。

（二）组织设计的原则与内容

1. 组织设计的基本原则　组织设计要遵循目标一致、统一指挥、专业化分工、层幅适当、权责对等、柔性经济这六项基本原则。

（1）目标一致原则：组织活动是围绕一定目标进行的，组织设计需要以组织的整体目标为引领，部门设置、沟通协调都要为这一目标服务。组织中的每个部门都应有自己明确的目标，同时各部门的目标必须服从总体目标。

（2）统一指挥原则：遵循"统一指挥"原则，建立严格的责任制，才能保证组织成员行动一致、步调统一，这样可以最大限度地防止多头领导和无人负责。下级只接受一个上级的命令并对其负责，上下级之间的上报下达按层次进行，不得越级，以免部门之间及成员之间出现推诿责任和工作的现象。

（3）专业化分工原则：专业化分工就是把一项工作分解成若干个部分，每一部分分配给一组或一个人去完成，由专门的人专门从事工作活动的某一部分，但不是全部工作。专业化分工的作用：一是工作简单化，组织成员只需要承担单一任务，不必通晓所有工作；二是有利于缩短培训时间，提高熟练程度。一般而言，分工越细，专业化水平越高，责任越明确，效率也越高。

（4）层幅适当原则：管理幅度又称管理跨度或控制幅度，是指一个管理人员能够直接有效地指挥下属的数量。管理人员由于受到个人精力、知识、经验等条件的限制，能够有效领导的直属下级人数是有限的。判断管理幅度与管理层次合理与否，关键在于管理幅度和管理层次与组织的具体环境和条件相适应。当组织规模固定时，管理幅度与组织层级呈现出反比关系。管理层级数以保证组织结构合理、有效运转的最少层次为宜。组织层级越多，管理幅度越窄。一般来说，从最高领导层到基层是 2～4 层，高层的控制幅度为 4～8 人，基层的控制幅度为 8～14 人。

（5）权责对等原则：职责是指对应岗位应承担的责任，职权是指管理职位所具有的发布指令并保证指令得到执行的一种强制权力。权责对等原则是指组织中各层级的管理者拥有开展工作所需要的相应权力，同时承担相应责任。每一个职位的权利应当与其承担的责任相当，职权越大，职责也越大。此外，责任、权力、利益三者之间是不可分割的，权力是责任的基础，责任是权力的约束，利益的大小决定了管理者是否愿意担负责任以及接受权力的程度。因此，责权利的协调和平衡是组织高效运转的必备条件。

（6）柔性经济原则：组织的柔性经济原则是指组织设计需要一定的灵活性，应根据内外环境的变化对机构和人员进行及时调整，通过对层级和管理幅度、人员结构、工作流程等的有机安排，提高组织管理效率。组织层级过多或过少、管理幅度过大或过小、部门分工交叉重叠、工作流程不顺畅都会影响组织的整体效率，具体表现为组织内部冲突不断，形式主义、官僚主义蔓延，协调机制不能发挥作用，管理成本增加等。因此，组织的经济性原则要求结构设计精炼、人员配备合理、工作流程顺畅，以保证各项工作有序推进。

2. 组织设计的内容　组织结构中各部门之间的相互关系可以用组织结构图表示，以直观的方式呈现组织中各职位及层级关系，明确组织的职权结构及各部门的任务，反映组织内部在职务范围、职责、权力等方面形成的关系体系。组织结构的本质是内部成员的分工协作关系，主要包括以下三方面内容。

（1）工作任务的分解：就是把组织总目标分解为不同的任务，分派给特定人员负责完成特定任务。工作任务分解包括横向分解和纵向分解，横向分解是根据不同的目标把管理活动分解为不同的工作任务，纵向分解是根据管理幅度确定组织内的层级关系。

（2）任务组合：任务分解后，组织需要把相似或相关的工作加以组合，并归口特定部门进行管理。通常，组织设计中可以按照职能、区域等进行部门划分。

（3）组织协调：在完成任务分解和任务组合之后，组织内部还需要建立协调机制，确保各部门之间沟通渠道通畅，以利合作。组织协调的具体内容包括职权分配、确定管理幅度、集权与分权。

（三）组织设计的程序

组织设计是一项复杂的系统工程，需要根据其内在规律有步骤地进行科学性的设计，主要包括以下八个步骤。

1. 基本因素分析　在组织设计过程中，要对组织的目标、任务、人员、外部环境及内部条件等各种基本因素进行充分的分析，确定组织设计的基本思路，规定组织设计的主要原则和基本层幅，使组织结构设计更加合理、高效。

2. 组织职能设计　确定为了完成组织目标需要设置的各项职能，并明确其中的关键性职能。对组织的各项职能进行设计，并分解到各部门的具体工作中。在确定具体工作时，一是要明确管理层上下级之间的纵向关系，二是要明确分工后部门之间的横向关系。

3. 组织框架设计　是整个组织结构设计的主体，需要确定组织权限与责任划分的关系，并考虑到文化影响。组织结构框架设计一般采用自上而下的方法，先根据组织的各项职能及集权程度，确定组织的纵向管理层次，然后确定各管理层次应设置的横向部门，最后将各个部门应承担的工作分解成不同管理职务和岗位。

4. 管理规范设计　管理规范应根据组织的特点进行设计，需要确定各项管理业务的工作程序和应达到的标准以及所采用的管理方法等。管理规范体现了组织对成员的行为要求，起到了稳定和巩固组织结构的作用，不能流于形式。

5. 人员配置和人员培训　组织内所配备人员的知识和素质应与组织的要求相适应，尤其是高层和中层管理人员，同时他们还应接受相关的教育和培训，使其更好地明确管理规范，掌握权责关系、协作关系和制衡关系，以保证组织正常高效运转。

6. 运行制度设计　组织结构的正常运行还需要有一套良好的运行制度来保证。对运行制度的设计主要包括管理部门和管理人员的绩效评价和考核制度、管理人员的激励制度，从而为组织的正常运行提供制度保障。

7. 组织文件形成　组织文件主要有组织结构图、职位说明书、组织手册等，在于表明组织原则，显示组织结构、组织职能和组织关系，方便组织成员了解组织、维护组织及开发组织资源。

8. 反馈与修正　在组织运行中，由于组织环境不断变化，会出现许多不足之处，需要对组织结构进行定期或不定期地修正和完善，并将各种信息及时反馈到组织设计的各个环节中，使之不断完善以适应变化了的新环境。

 知识拓展　●●●

组织变革

组织变革是运用行为科学和相关管理方法，对原有组织内部的权力结构、组织规模、沟通渠道、角色设定、组织之间的关系，以及对组织成员的态度、行为和观念等进行调整、革新和再设计，以适应组织内外环境的变化，提高组织效能。

组织变革的分类如下。

1. 适应性变革　是指采用较为成熟且组织成员熟悉的管理实践对组织进行小幅度的调整，是一个渐进的过程。

2. 创新性变革　是指引入全新的管理实践，进行组织内外的全面调整。这种变革是一种比较彻底的变革，具有较高的复杂性和不确定性。

3. **激进性变革** 是对组织进行大幅度、全面、快速的调整。例如，全员下岗，竞争上岗就是激进性变革。

4. **计划性变革** 是通过对组织的系统研究，制定出理想的改革方案，有步骤、有计划地加以实施。

第三节 卫生组织

卫生组织（health organization）是专门以人类健康促进和预防疾病为根本任务的机构。卫生组织主要包括负责医疗卫生管理职能的卫生行政机构，提供医疗卫生服务的卫生服务机构以及医疗卫生第三方社会性机构。

一、卫生组织的分类与功能

（一）国际卫生组织

国际上的主要卫生组织包括世界卫生组织、国际护士会、国际红十字会与红新月会国际联合会等。

1. 世界卫生组织（World Health Organization，WHO） 是联合国下属的一个专门进行国际卫生问题指导和协调的机构，是国际上最大的政府间卫生组织，"使全世界人民获得尽可能高水平的健康"是该组织的宗旨。WHO 负责领导全球卫生事务，拟定卫生研究议程，制定规范和标准，阐明以证据为基础的政策方案，向各方提供技术支持，以及监测和评估卫生趋势。WHO 总部设置在瑞士日内瓦，其通过世界卫生大会及执行委员会来进行管理，其最高权力机构是世界卫生大会。WHO 的主要职能包括：决定世界卫生组织的政策，任命总干事，监督财政政策及审查和批准规划预算方案。

2. 国际护士会（International Council of Nurses，ICN） 创建于 1899 年，是由来自全球 130 多个国家的护士学会代表组成的国际护士群众性学术联盟，也是全世界医药卫生界历史最长的国际专业性组织，总部设在瑞士日内瓦。ICN 每 4 年举行一次国际大会，其宗旨与职能是在各国护士学会的发展与壮大上起到促进作用，使护士的地位及护理水平得到提高，并为各会员团体表达其利益、需求及关心的问题时提供一个渠道。1922 年我国中华护士会（现中华护理学会）加入国际护士会，成为成员国之一。

（二）我国卫生组织体系

我国卫生组织体系是以国家行政体制建立为基础，在不同行政地区设置不同层级、规模的卫生组织，其主要职能是贯彻实施国家的卫生工作方针政策，是领导全国和地方卫生工作，制定具体政策，组织卫生专业人员和群众运用医药卫生科学技术，推行卫生工作的专业组织。按其性质和职能可分为三类：卫生行政组织、卫生服务组织和社会卫生组织（图 4-6）。

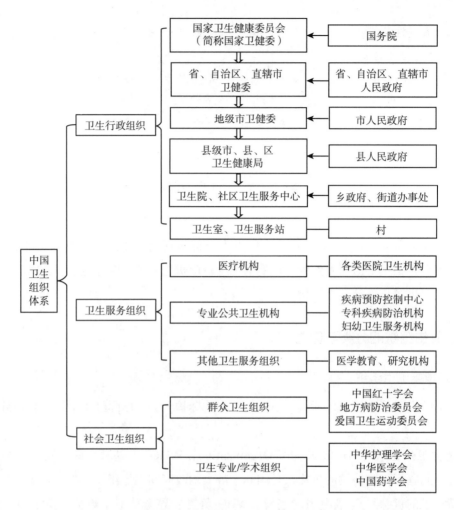

图 4-6　我国卫生组织体系

1. 卫生行政组织　是对国家公共卫生事务实施管理的组织,承担贯彻实施党和国家的卫生工作方针政策,领导全国和地方卫生工作,编制卫生事业发展规划,制定医药卫生法规和督促检查的职责。从国家、特别行政区、省(自治区、直辖市)、省辖市、县(市、省辖市所辖区)直到乡(镇)各级人民政府均设有相应的卫生行政机构。我国主管全国卫生工作的行政组织是中华人民共和国国家卫生健康委员会,该组织是国务院组成部门,其职能是负责坚持和加强党对卫生健康工作的集中统一领导,贯彻落实党中央关于卫生健康工作的方针政策和决策部署。省、自治区、直辖市政府和县、区政府设各级卫生健康委员会,在乡或城市社区设卫生专职干部,负责所辖地区的卫生行政工作。

2. 卫生服务组织　是具体开展卫生业务工作的专业机构。广义的卫生服务组织还包括药品检验检测机构,卫生材料和生物制品的生产、销售及管理机构等;狭义的卫生组织包括医疗机构、专业公共卫生机构和其他卫生服务组织。

(1) 医疗机构:是经卫生行政部门批准设立的从事疾病诊断、治疗的卫生专业组织,包括各类医院和基层卫生机构,如社区卫生服务中心、乡镇及街道卫生院、门诊部等。

(2) 专业公共卫生机构:是以承担疾病预防为主要任务的卫生业务组织。主要包括疾病预防控制中心、专科疾病防治院(站、所),以及妇幼卫生服务机构,如妇幼保健院(站、所)、妇产医院、儿童医院、优生优育门诊部等。

（3）其他卫生服务组织：包括医学教育机构和医学研究机构。①医学教育机构：是为社会培养和输送各类卫生人才的业务组织，同时也承担在职医疗卫生人员专业深造和培训等业务，如中等卫生学校、高等医学院校及卫生继续教育机构等。②医学研究机构：是承担医药卫生科学研究的机构，如中国医学科学院、中国预防医学科学院，以及各省、自治区、直辖市的医学科学院及各种研究机构、医学院校及其他各级卫生机构的附属医学研究院（所）。

3. 社会卫生组织 是不以营利为目的，主要开展公益性或互益性医学卫生活动的正式的社会实体。主要包括以下两类。

（1）群众卫生组织：由国家机关、人民团体代表和广大群众中的卫生积极分子组成的卫生组织，如中国红十字会、爱国卫生运动委员会、地方病防治委员会等。主要任务是向社会广泛宣传卫生保健知识，引导群众开展除害消病、卫生防病工作，发动并组织群众参与自救与互救活动。另外，还协调有关各方面力量，开展社会服务活动和福利救济工作。

（2）卫生专业/学术组织：由卫生专业人员自发组成的群众性学术团体，如中华护理学会、中华医学会等。主要任务是通过开展各种学术活动和科普咨询，提高社会医药卫生技术水平，促进学科建设发展。

二、我国医院组织系统

（一）医院的分类

1. 医院的类型 根据不同的划分标准，可将医院划分为不同类型（表4-2）。

表4-2 医院划分依据及类型

划分依据	划分类型
收治范围	综合医院、专科医院
特定任务	医学院校附属医院、企业医院、军队医院
所有制	全民所有制医院、集体所有制医院、个体所有制医院、中外合资医院
经营性质	非营利性医疗机构、营利性医疗机构
产权	公立医院、民营医院
地区	城市医院（市、区、街道医院）、农村医院（县、乡、镇医院）
分级管理	一级医院、二级医院、三级医院（各级均包含甲、乙、丙三等）

2. 医院的分级 1989年11月，我国卫生部印发《综合医院分级管理标准（试行草案）》并试行医院分级管理制度，全国各类医院依据各自的任务和功能划分为三级十等，即医院划分一、二、三级，每一级又分别划分为甲、乙、丙三等，三级医院增设特等。2011年中华人民共和国卫生部印发的《医院评审暂行办法》和2020年印发的《三级医院评审标准（2020年版）实施细则》，对医院等级划分标准进行了修改，明确规定一、二、三各级医院经评审后划分为甲等、乙等和丙等，不再应用"三级十等"的划分标准。

（1）一级医院：是直接向一定人口（≤10万）的社区提供预防、医疗、康复、保健服务的基层医疗卫生机构，如乡镇卫生院、街道社区卫生服务中心或站、地市级的社区医院和某些企业的职工医院，是我国实施初级卫生保健的主要医疗机构。主要功能与任务：在当地政府和上级卫生行政部门领导下，负责社区内卫生行政管理；承担本社区人群一级预防工作，完成多发病、常见病患者的诊治任务，并对疑难重症做好救护和正确转诊，协助高层次医院做好中间或院后康复服务；负责村级卫生组织和个体开业医生的管理和技术指导，培训乡村医生、卫生员等社区医疗工作人员。

（2）二级医院：是向多个社区（半径人口一般在10万以上）提供全面连续的医疗护理、预防保健、康复服务，并承担部分教学、科研任务的卫生机构，如地级市、县级医院和直辖市的区级医院。主要功能与任务：承担地区（地、市、县）内的常见病、多发病和较疑难病症的诊治任务，抢救急危重症，并接受一级医院的转诊，对社区内高危人群开展监测、健康教育；参与指导所在地区内基层医疗卫生机构的业务工作，与一级医院建立业务联系，开展双向转诊；承担一定的教学和科研工作。

（3）三级医院：是国家高层次的医疗卫生服务机构及医疗、预防、教学、科研相结合的技术中心，其医疗服务能力与质量安全监测数据均位于各省（自治区、直辖市）卫生服务行业的前列，如省、市级医院和某些医学院校的附属医院。主要功能与任务：为社会提供全面连续性的医疗护理、预防保健、康复服务和高水平的专科服务，接受二级医院的转诊，并正确处理复杂的疑难杂症；有义务向一、二级医院提供业务指导，参与和指导一、二级医院预防工作；承担医学大专院校高级医疗护理等专业人才的培养任务和省级以上研究项目的科研任务。

 知识拓展

各级医院等次划分的评审方法

2011年，《医院评审暂行办法》（卫医管发〔2011〕75号）中规定各级医院评审结论分为甲等、乙等和丙等。

医院的评审周期为4年，即每4年在国家卫生行政部门和国家医院评审委员会领导下，各省级卫生行政部门所成立的医院评审领导小组，对本辖区内的各医院进行一次新的评审。各医院在前一次评审等级证书有效期满前3个月向有评审权限的卫生行政部门提出评审申请，提交评审申请材料。

各级医院评审的内容包括技术水平、质量水平、管理水平，以及必要的设备条件。采用千分制措施评定，评审合格的医院按所得总分分数段来评定等次。

甲等：分等标准考评须达到900分以上（含900分）。

乙等：分等标准考评须达到750~899分。

丙等：分等标准考评在749分以下（含749分）。

（二）医院的组织系统

1. 医院的组织机构　包括党群组织、行政管理组织、临床业务组织、护理组织、医技组织等机构。党群组织主要包括党委（党总支、党支部）、党委办公室、工会、共青团、宣传、统战、纪检、监察等部门；各级医院行政管理组织主要包括院长领导下的院长办公室、医务部、门诊部、护理部、信息部、质管科、感染控制科、医教科、人事科、设备科、财务科、审计科、保卫科等部门；各级医院临床业务组织包括院长领导下的护理部、医务部，以及内科、外科、妇科、儿科、门急诊、手术室、麻醉科等科室；医院护理组织通常包括分管护理副院长领导下的护理部、临床护理质量与安全管理科、护理在职培训与继续教育管理科、护理信息化管理科、护理科研管理科，以及各科与病区护理组织；医技组织主要包括检验科、药剂科、心电图科、超声科、理疗科、放射科、营养科等部门。不同级别的医院在机构的设置和规模上会有所不同。

在大型医院的组织系统中，为更好地协调各部门的工作，还会增设一些特殊管理组织，如各部门管理委员会、各类专家委员会等，为医院管理决策起到参谋或协调各职能部门的作用。

2. 医院病床的编设　医院病床的设定数量取决于医院的规模和收治患者的能力，病床数量编设不能过少，否则会影响专科的发展和医院功能的发挥，也不宜过多，否则会不利于医院整体医疗、教学和科研工作的开展和组织目标的实现。根据医院分级管理标准，对各级医院病床数量编设的规定具体包括：一级医院不少于 20 张，二级医院不少于 100 张，三级医院不少于 500 张。医院病床的编设需要依据当地卫生行政主管部门对医院的业务发展规划和本地区人群医疗服务需求，经充分论证后，申报上级卫生行政主管部门审定。调整病床编设时还需要考虑医院所承担的任务、医院特点、病床使用情况及实际效益等因素。

三、我国护理组织系统

护理组织系统是我国医疗卫生组织体系中非常重要的组成部分，在各级医疗卫生组织中发挥着不可或缺的管理及业务保障作用。

（一）护理行政管理系统

1. 组织机构　目前，国家卫生健康委员会医政司护理与康复处是主管护理工作的职能机构（图4-7），一般由一名处长分管护理工作，负责为全国城乡医疗机构制定有关护理工作政策、法规、规划、人力资源、管理条例、工作制度、职责和技术标准等；配合教育、人事部门对护理教育、人事等进行管理。各省、自治区、直辖市、地级市卫生健康委员会通常由一名主任分管医疗和护理工作。除个别省市外，地（市）以上卫生健康委员会在医政医管处（科）会配备一位主管护师或以上技术职称人员全面负责本地区护理管理。部分县级卫生健康局也会配备护理管理的专职干部，负责加强所在地区的护理管理工作。此外，在各省、自治区、直辖市卫生健康委员会的领导下，还会选拔质量管理相关专家组成"护理质量控制管理中心"，主要负责开展护理质量控制和技术指导、专业管理和技术骨干培训及相关国际交流等工作。

2. 组织职能　护理行政管理机构与人员的职能包括：在各级主管护理工作的管理者领导下，依据各级行政区域的实际情况制定并贯彻护理工作的具体方针、政策、法规和护理专业技术标准，并检查执行情况；提出发展规划和工作计划并加以实施；负责听取护理工作汇报，对存在的问题进行解决方案的研讨；与中华护理学会及各分会相互配合，重视和支持各级护理学会的工作，积极开展学术活动和经验交流活动。

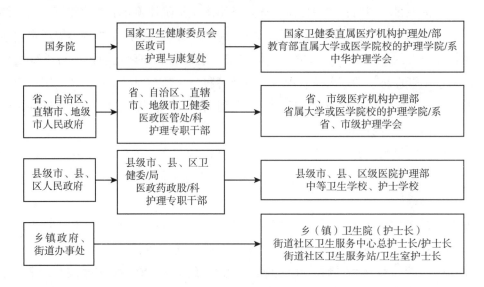

图4-7　我国的护理行政管理组织机构

（二）护理学术组织系统

1. 组织机构　中华护理学会（Chinese Nursing Association，CNA）是依法成立的全国性、学术性、非营利性社会团体。中华护理学会成立于1909年，是我国自然科学团体中成立最早的学术组织之一，是党和政府联系护理科技工作者的重要桥梁与纽带，在各省、自治区、直辖市、地级市还设有相应的护理学会分会。中华护理学会接受主管单位中国科学技术协会和社团登记管理机关民政部的业务指导和监督管理，业务上还接受国家卫生健康委员会的指导。中华护理学会拥有超过16万的个人会员，总会设在北京，会员遍及全国各省、自治区、直辖市及军队系统。学会的最高领导机构是全国会员代表大会。在全国会员代表大会休会期间，理事会是执行机构。理事会选举理事长、副理事长、秘书长及常务理事组成常务理事会。下设16个工作委员会、47个专业委员会、学会办公室、学术继教、护理杂志、会员中心、信息部等职能部门，承担日常工作的办理。

2. 组织职能　中华护理学会的宗旨是：遵守宪法、法律法规和国家政策，践行社会主义核心价值观，遵守社会道德风尚。崇尚救死扶伤，以人为本，全心全意为人民健康服务的护理道德，坚持民主办会原则，充分发扬学术民主，依法维护护理工作者的合法权益，提高护理科技工作者的业务水平，促进护理学科的繁荣和发展，是我国护理学科技事业发展的重要社会力量。学会的主要任务是执行国家发展护理科技事业的方针和政策，具体包括：组织广大护理工作者开展学术交流和科技项目论证、鉴定；编辑出版专业科技期刊和书籍；普及、推广护理科技知识与先进技术；对国家重要的护理技术政策、法规在制定时，提出建设性的意见和建议；开展对会员的继续教育；做护士的代言人，向政府有关部门反映会员的意见和要求，维护会员的权利。

（三）医院护理组织系统

2020年8月，国家卫生健康委员会办公厅发布《关于进一步加强医疗机构护理工作的通知》（国卫办医发〔2020〕11号），要求各级卫生健康行政部门和医疗机构要充分认识到加强医疗机构护理工作的重要性，完善医疗机构护理管理体系，切实加强对护理工作的领导，加强护理工作组织管理，建立完善护理管理层级。从而达到夯实临床护理质量，进一步加强医疗机构护理工作的目的。

1. 医院护理管理组织架构　　1986 年 8 月 7 日，卫生部颁布《卫生部关于加强护理工作领导理顺管理体制的意见》，要求县及县以上医院都要设立护理部，实行院长领导下的护理部主任负责制。医疗机构要根据医院分级管理制度并结合本单位实际情况，建立独立完善的护理管理部门和扁平化的护理管理层级体系，具体要求包括：三级医院实行院长（分管副院长）领导下的护理部主任、科护士长、护士长三级负责制（图 4-8）；二级医院可实行三级负责制或护理部主任（或总护士长）、护士长二级负责制。同时，要明确各级护理管理岗位任职条件，按照规定遴选符合任职条件的人员从事护理管理工作。护理部主任或总护士长由院长聘任，副主任由主任提名，院长聘任。护理部主任要全面负责医院的护理工作。一般有 30～50 张病床的病区或拥有 5 名护士以上的独立护理单元设护士长 1 名，护理任务重、人员多的护理单元，可增设副护士长。各科室或病区临床科主任与护士长之间是专业合作关系。

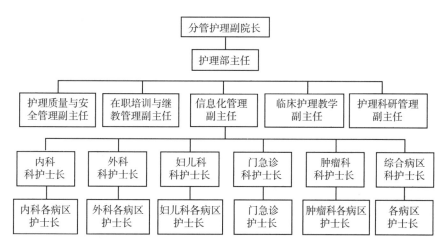

图 4-8　三级医院护理管理组织架构（示例）

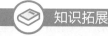 **知识拓展**

设立护理管理委员会

2020 年 9 月，国卫办医发（2020）11 号文件《关于进一步加强医疗机构护理工作的通知》，要求二级及以上医疗机构应设立护理管理委员会。护理管理委员会的主任委员一般是由医疗机构主要负责人或者分管护理工作的主要负责人担任。此外，委员会成员还包括医疗、护理、医院感染控制、人事、财务、后勤、信息及其他相关部门主要负责人。

护理管理委员会主要职责包括研究制定本单位护理工作发展规划及护理工作发展的重要事宜；研讨护理工作发展中的困难问题，并提出解决方案和支持保障措施；认真贯彻护理相关法律法规、规章及技术规范标准等。护理部除了负责医院的护理日常管理工作外，还会在护理管理委员会的指导下，落实护理管理的具体工作。

2. 护理部的职能　护理部在院长或主管护理的副院长领导下，负责全院的护理管理工作，并做好与医院其他工作的相互协调与配合。它是医院组织机构中技术和行政相结合的职能部门之一，与行政、医务、教学、人事、后勤管理等职能部门并列，相互配合，共同完成医院的各项任务。护理部的主要职能如下。①计划职能方面：负责制订并落实医院护理工作战略发展规划、年度工作计划，安排和落实各项护理教学计划。②组织职能方面：负责建立健全护理工作制度、各级各类和各岗位护士职责、规范。③人力资源管理方面：负责设立护理岗位、为护理人力资源制定和实施调配与培训方案；培养选拔护理管理人员，组织和参与护士考试考核、录用、职称晋升工作。④护理质量控制职能方面：负责建立健全护理质量管理体系、制定护理质量评价标准、负责全院护理质量督导和评价，对护理质量实施持续改进；制定科学与规范化的疾病护理常规、护理技术操作规程、护理工作关键流程和临床路径等；组织疑难病例护理会诊、查房和危重患者抢救。⑤其他职能方面：参与护理设施、相关耗材的购置考察与审定工作，配合医院业务用房建筑设计和装饰布局的审核，对护理新业务、新技术进行管理，积极开展护理科研，对医院护理实施信息化动态管理等。总体来说，护理部通过执行各项管理职能，目的是将全院的护士组织起来，不但保障护理工作的完成，还要促进护理工作质量的不断提高。

第四节　组织文化

一、组织文化概述

正如每个人都有其独特的个性一样，一个组织也具有自己的个性，这种个性称为"组织文化"或"组织人格""组织气氛"。

（一）组织文化的概念

1. 组织文化（organizational culture）　是组织在长期的生存和发展变化中所形成的，为本组织所特有的，且为组织多数成员共同遵循的最高目标、价值标准、基本信念和行为规范等的总和及其在组织活动中的反映。

2. 护理组织文化（organizational culture in nursing）　是指在一定社会文化的基础上，全体护理人员在长期护理实践活动中由价值观、信念、处事方式等组成的特有的文化形象。它是以全体护士共同遵守的价值标准、道德标准和文化信念为核心，以护理活动中所形成的物质和精神成果为集中体现，能将护理组织内各种力量凝聚在共同的宗旨和目标之下，同时也会对组织与组织成员产生潜移默化的影响。

 知识拓展

我国现代护理文化的起源与发展

19世纪末，随着外籍护士来华，她们将西方护理的核心文化，即"仁爱""无私奉献"的南丁格尔精神也引入中国，并在护士培养中通过多种形式的活动建立起具有西方护理文化特色的护士职业精神。例如，将南丁格尔诞辰日（5月12日）作为护士学校的"医院日"、举办南丁格尔纪念活动、新生授帽仪式、宣诵南丁格尔誓约等。

后来随着中国护理的进步与发展，中国护士也开始将中国传统文化中的"修身""克己""宽容""忍耐"等儒家思想及"医者仁心""平等待人"等中国传统医学美德与西方护理文化不断融合，积极构建出富有中国文化特色的护理文化，并在一代代护理人中传承和发扬。

（二）组织文化的结构

组织文化内涵丰富，形式多样，根据其内容的内在联系与区别，可以分为四个层次：物质层、行为层、制度层和精神层。

1. 物质层　即组织物质文化，处于组织文化的外表层，以物质形态为主要表现形式，是组织文化精神层和制度层的形成条件，所以也称表层文化。例如，组织开发和制造的产品、所提供的服务，以及组织所处的环境中展现的文化设施（展板、壁报、标语）等，均体现了一个组织的物质文化。

2. 行为层　即组织行为文化。管理者和员工根据共同遵守的价值观、道德和信念标准，在组织生产经营和学习、休闲活动中展现出来的具有特定组织文化内涵的行为。例如"5.12"国际护士节的授帽活动、护士上岗前整理和修饰仪容的行为等。

3. 制度层　是组织文化中的中介层，它使抽象的精神文化转化成了可操作的行为准则与规范，在行为准则与规范的引导与约束下，管理者和员工即会展现或创造出具有相应文化特征的行为与物质。因此，制度层是把组织精神文化与组织物质文化、行为文化连接在一起的中间层，使三者构成了一个有机整体。例如，护理工作中的核对制度、各项护理操作规范、护士行为准则等。

4. 精神层　即组织精神文化，是组织中员工群体的心理定势和价值取向，是组织中管理者和员工共同认可、追求与遵守的道德观、价值观及信念标准。组织精神文化是组织文化的核心和灵魂，作为精神支柱维系着组织的生存与发展。例如，医务人员共同信守的救死扶伤的职业道德、慎独精神、以病人为中心的职业价值观等文化现象。

（三）组织文化的作用

组织文化是无形资产，从根本上改变了人性的被动性，恢复了人性价值的意义，从而实现了特定的管理作用。

1. 导向作用　组织文化承载着组织战略和未来愿景，是组织成员共同认可和遵守的价值观和精神理念。它以可感知的物质、行为、规则、制度等方式，引导和塑造员工的工作态度和行为，使其个人目标与群体目标保持一致。

2. 凝聚作用　组织文化增强了组织成员的认同感和归属感，在组织成员之间产生聚合的力量，使成员之间在思想、感情和行动上更加相互信任、更加统一。

3. 激励作用　组织文化作为精神支柱，可以激发出组织成员的工作热情和责任感，尤其在组织或成员遇到挫折和困境时，文化中的精神内涵会以一种无形的力量，对组织成员的韧性和自信起到鼓舞的作用。

4. 约束作用　在组织文化氛围的影响下，组织成员的归属感还可以使其为了更好地融入群体，进而不断地进行自我控制和调整自身不符合组织要求的行为，以达到适应组织、被群体接纳的目的。

5. 辐射作用　优良的组织文化通过组织良好形象的塑造，将有利于组织的声誉与知名度在社会中不断提高，其优秀的组织文化也会被社会尊重与广泛传播、学习。由此可见，组织文化会产生由点到面的社会影响力。

6. 适配作用　在成员新进入组织或组织变革过程中，鲜明的组织文化可以帮助其调整自己的态度与行为，以尽快适应组织要求，最终达到自身和组织相匹配的目的。

（四）组织文化的内容

组织文化是一种微文化，任何一个社会所存在的由人组成的具有特定目标和结构的集合体，都有自己的组织文化。其基本内容包括显性内容和隐性内容。

1. 显性内容　是指通过人的感官能直观感受到的组织文化。具体包括：护理组织目标、护理组织环境、护理组织制度、护理组织行为、护理组织形象等外在文化现象。

2. 隐性内容　是最根本、最重要的部分，直接表现为精神活动的组织文化。具体包括：护理组织理念、护理组织价值观念、护理组织精神、护理职业道德等内在文化现象。

 知识拓展　●●●

优秀组织文化的诞生离不开优秀的团队领导者

青海省人民医院护理团队的领导者是第 43 届南丁格尔奖章、全国五一劳动奖章获得者——赵生秀院长。1985 年，赵生秀成为医院最年轻的护士长。她兢兢业业工作十几年，始终心系患者，甚至超过自己的亲人。每当有人问她累不累的时候，她总是笑着说"这是我的职责"。赵生秀的努力和成绩极大地感召了全科室的护士。

担任护理副院长后，她推广实施护士分层级管理制度、开展岗位大练兵。全院护士在她的带领下，改变了学历层次偏低的现状。如今，青海省人民医院的护士在日常工作中技术水平过硬，而且全院上下都萦绕着"心系人文，倾心护理"的文化氛围。这支护理团队被赞誉为"高原协和"。

二、组织文化的建设与管理

组织文化建设，是指组织的领导者有意识地培养优良文化、克服不良文化的过程，这一过程也称为组织的"软管理"。

（一）组织文化的建设

1. 组织文化建设的基本步骤

（1）成立文化建设领导组织，构建领导机制：领导者是组织文化的倡导者，只有领导者重视和理解组织文化建设的作用和意义，员工才会支持和配合，才会切实地深入推行组织文化建设工作。因此，组织应首先成立组织文化建设领导小组。

（2）设立专门的职能部门：在构建了相应领导机制的基础上，设立专门负责组织文化建设工作的职能部门，来承担组织文化建设的计划、实施及评价等具体工作。如组织文化中心、企业文化部等。

（3）对现有文化进行梳理、分析和诊断：通过深入地调查研究，对组织的过去、现状和未来各个阶段、各部门已经形成的工作作风、行为模式、工作特点进行条理化地梳理与分析，并在此基础上判断出当前文化中所存在的不适应组织发展的部分。

（4）设计目标文化：通过对现有组织文化的梳理与诊断，并考虑护理组织的特点与全体护士的信念、行为准则，对需要改进的文化进行重新设计，创建出新的具有特色的目标组织文化。

（5）制定计划：为了保证目标组织文化创建工作有章可循，还应制定实现目标文化能构建成功的方案，包括需要的人力、设备、财务、考核、待遇、激励和约束机制等方案。

（6）实施计划：依据计划，通过大力提倡新的组织目标文化，使组织成员在新的价值观指导下，不断地强化实践，直到稳固的新的优良组织文化体系形成。

2. 组织文化建设的方法

（1）正面灌输法：即通过积极向上的教育内容，对员工产生正向影响，并认同组织文化的方法。例如，组织员工接受行业或组织中权威人物、领导者的教育培训，或参观组织创业、发展史陈列室等，促使员工从正面理解和认可组织文化。

（2）规范法：通过发放组织文化手册，强化员工自觉执行规章制度，奉行工作宗旨和弘扬组织文化精神，使其自觉接受规范监督。

（3）榜样法：如引进人才、引进新文化、树立先进典型、报告英雄人物先进事迹等。

（4）暗示法：如将组织文化中的价值观、道德观、精神、理念等隐性文化内容融入一些文体活动、壁报、标语等显性文化中，使组织成员的行为与态度受到潜移默化的影响。

（5）感染法：如开展研讨会、晨会、夕会、总结会等活动，使组织成员在日常点滴中感受自己的组织文化。

（二）组织文化的管理

组织文化形成后，自身也需要系统的管理才能得以维系与变革，以适应组织内外环境的变化。

1. 组织文化的维系与传承 是将组织文化中的精华通过有目的、有计划地利用各种媒介继承下来、传播出去，使之在组织中不断得到延续与发展的过程。组织文化在维系和传承中，需要利用组织的各种传播媒介进行传播，使每一个组织成员都能接收到组织文化信息。同时，管理者还要建立畅通的信息沟通渠道来收集反馈信息，并将有价值的信息进行整合处理，重新传播出去。通过多方式、多渠道的传播，统一员工对组织文化的理解与认同。此外，还要成立部门之间的协调组织，解决管理过程中的冲突与矛盾，引导组织文化维系与传承过程中的舆论和行为，形成良好的组织风尚。

2. 组织文化的变革 组织文化变革是指由于组织内外环境的改变所引起的组织文化整体结构、内容、形式等方面的变化，目的是适应组织的变革和促进组织目标的实现。

（1）组织文化变革的时机：一般在组织价值观受到环境冲击、顾客需求发生变化、组织业绩不断下降、组织生命周期遇到转折和组织领导更迭等情况之际，在组织文化内在的冲突和组织创新发展的需求这两者共同推动下，促使组织文化发生变革。

（2）组织文化变革的动力与阻力：组织文化变革的动力主要来自组织战略、管理者和员工等方面。同时，组织文化变革中也存在阻力，主要来自个体和组织两方面。斯蒂芬·罗宾斯（Stephen Robbins）认为，个体的阻力包括个人习惯、对变化风险的疑虑、认知方式、既得利益的损失、职业安全等五个方面。组织的阻力主要来自组织结构的惯性、群体惯性、知识陈旧、权力关系的变化等方面。

（3）组织文化变革的步骤：第一，组织在实施文化变革之前应详细考虑变革的实施细节并制定可行的工作计划。第二，对组织成员进行新的组织文化教育与培训。第三，实施计划，尤其着重注意文化变革中的实施重点。第四，做好变革中的协调工作，使管理者与被管理者之间的目标、思想和行动保持统一。第五，通过不断强化，使组织成员接受新理念、养成新习惯、遵守新制度，使变革后的文化得到巩固。

本章小结

思考题
1. 简述组织设计的原则。
2. 组织结构的基本类型有哪些？各自的优缺点是什么？
3. 简述组织文化建设的步骤。

更多练习

（张　颖　刘彩霞）

第五章 人力资源管理职能

教学课件

学习目标

1. 素质目标

具有主动提升思想政治素质、职业能力素质、心理素质及身体素质的自我管理意识。

2. 知识目标

（1）掌握：护理人力资源管理的目标、内容、护士培训、绩效管理、薪酬的概念等。

（2）熟悉：护士人力资源配置、排班、绩效、薪酬管理的流程、原则及影响因素。

（3）了解：护理人力招聘原则、程序。

3. 能力目标

（1）能结合临床护理工作，运用人力资源配置原则及方法计算护士数量。

（2）能运用人力培训原则与方法制定护士培训计划。

（3）能结合临床实际工作及排班原则进行排班。

（4）能运用职业生涯相关理论、原则、方法设计个人护理职业生涯发展规划。

案例

【案例导入】

人力资源管理

某三级甲等医院普通外科 42 张床位，病房配备 13 名护士，其中 N4 护士 1 名，N3 护士 4 名，N2 护士 5 名，N1 护士 3 名，29 岁以下的护士 8 人，占比 50%，该年龄段护士面临谈婚论嫁、生育高峰，致使繁忙的护理工作队伍更加缺编，护士工作累，积极性不高。

【请分析】

你作为一名临床护理工作者，应该如何进行人力资源管理？

【案例分析】

　　人才是医院拥有的重要资源，也是医院发展的核心竞争力。2021 年，国务院办公厅印发《关于推动公立医院高质量发展的意见》指出医疗是知识和技术密集型行业。人力资源是第一资源，是一切资源实现效益最大化的基础和关键。《国务院办公厅关于建立现代医院管理制度的指导意见》（国办发〔2017〕67 号）指出：健全人力资源管理、人才培养培训、绩效考核制度是现代医院建设的有效途径之一。护理人员在卫生人力资源中占比最高，接触患者时间最长，护理管理的效率取决于护理人力资源管理的科学化水平。如何为医院高质量发展提供人才队伍保障，进行选人、用人、育人、留人，利用竞争机制、激励机制和约束机制，调动护士的积极性，充分挖掘护士潜能，降低人力成本，提高护理工作效率，实现护理专业价值是护理管理者面临的巨大挑战。本章将重点围绕医院护理人力资源配置及使用、招聘与培训、绩效管理、薪酬管理和护理职业生涯规划管理等内容进行讨论。

第一节　概　　述

一、人力资源管理的相关概念

（一）基本概念

1. 人力资源（human resources）　资源是指在自然界和人类社会中一切可被人类开发和利用的客观存在。人力资源又称劳动力资源，是指对某一领域内的人员，通过投资开发而形成的具有一定体力、智力和技能的生产要素资源形式，包括数量和质量两个方面的内容。

2. 人力资源管理（human resources management，HRM）　是有计划地对人力资源进行有效利用进而实现组织目标的过程。人力资源管理概念包括两个主要内容：一是吸引、开发和保持一个高素质的员工队伍，二是通过高素质的员工实现组织使命和目标。

3. 护理人力资源（human resources of nursing）　指经注册取得护士执业证书，依照《护士条例》规定从事护理活动的护士，以及未取得护士执业证书，经过岗位培训考核合格，协助注册护士承担患者生活护理等职责的护士和护理员。

4. 护理人力资源管理（human resources management of nursing）　是管理部门以实现"以患者为中心"的护理服务目标为核心，从经济学角度指导和实施护理人力与护理岗位匹配的管理活动过程。

（二）人力资源的基本特性

1. 主观能动性　人力资源是人类社会生产中最主要的能动性资源。主要包括自我强化、选择职业和积极劳动三方面。①自我强化：是个体有意识地通过学习理论知识和技能，磨炼意志和身体，从而提高自身劳动能力的过程。②选择职业：是指个体在市场调节作用下主动与物质资源结合，自主选择职业的过程。③积极劳动：是主观能动性的最重要方面，对人力资源的潜能激发起到决定性的作用。心理、思想等活动也是能动性的体现，因此人力资源管理在重视数量、质量等外在特点的同时，也要关注如何协调人的心理行为来充分发挥人的主观能动性。

2. 再生性 主要通过人口总体内各个体的不断更新、替换、恢复的过程实现再生。人力资源受到自然生理特性的影响，在使用过程中会出现有形和无形的磨损。有形磨损是由于人体的疲劳、衰老、功能退化等原因造成的劳动能力下降。无形磨损是由于人体的知识、技能、经验等老化而导致的劳动力下降。同时，人力资源再生性也受到人类意识和能动性的支配，因此可以通过终身教育、加强培训等方式最大限度发挥人力资源的能力。

3. 时效性 生命周期将限制人力资源的形成、开发和利用。作为生物有机体的人，都要经历幼年、青年、壮年、老年不同的时期，不同阶段劳动力也有所不同。因此，人力资源管理要考虑动态下如何平衡人力资源开发、分配和利用，尊重人力资源内在的生命周期和时效性的规律。

4. 两重性 从生产和消费的角度来看，人力资源的投资、开发和维持是一种必要的消费行为，其目的在于获得人力资源的使用价值。但其消费行为具有一定的刚性特点，即每个个体无论是否能够创造财富，都需要消耗社会生活资源。同时人力资源作为重要的生产要素，用于生产过程创造财富，但其具有弹性，受年龄、能力、机会、生产资料等多种因素的影响。因此人力资源管理，应重视和平衡人力资源生产和消费的两重性，正确处理好人力资源的投入与产出、开发和使用、数量与质量等之间的关系。

5. 流动性 主要表现为人员和人力派生资源的流动。人员的流动指人员跨部门、跨单位、跨地区、跨国度的流动，人力派生资源的流动指由人创造的科技成果在不同空间的流动。国家经济发展加快人力资源的国际市场化步伐、促进资源共享和成果转让等资源的频繁流动。

6. 智力性 人类的智力具有继承性，人类在劳动中创造了机器和工具，通过开发智力，自身功能的扩大，使得人力资源的劳动能力随着时间的推移不断积累、延续和增强。

7. 社会性 是指人力资源在社会中的相互关系和作用，主要体现在人与人之间的交往及其产生的各种联系上。个体依赖于群体发挥作用，合理的团体组织架构有利于个人发展潜能得到最大限度地发挥。而社会环境又通过群体直接或间接作用于人力资源的开发和利用，因此对人力资源管理提出了更高的要求，既要重视经济价值，也要重视社会价值，注重人与人、人与团体、人与社会的和谐发展。

二、护理人力资源管理的目标与内容

（一）护理人力资源管理的目标

1. 人与人匹配 即注重护理组织中的人员搭配和协作，构建一个结构合理、优势互补、高效运转的护理团队，提供更加优质、安全的护理服务。

2. 人与物匹配 即护士的需求和贡献与工作报酬相匹配。护士的能力与劳动工具和物质条件相匹配，最大限度发挥激励作用，实现护理人力资源的可持续发展。

3. 人与事匹配 人力资源管理部门应根据护理工作的需求合理配置人员，积极开展培训和发展计划，确保护士具备完成工作任务所需的技能和知识，做到事得其人，人适其事，提高医院的护理质量及患者满意度，为医院的长期发展奠定基础。

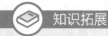 知识拓展

人力资源管理对组织效益的贡献

1. 帮助组织实现目标。
2. 有效地利用劳动者的技能。
3. 为组织提供训练有素和动机良好的员工。
4. 使员工的工作满意度和自我实现最大化。
5. 与所有的员工交流人力资源管理的政策。
6. 提倡符合伦理规范和社会责任的行为。
7. 管理变革。

（二）护理人力资源管理的内容

选人、育人、留人和用人是现代人力资源管理的核心，进而实现人力资源的获取、开发、保持和利用。具体说来，护理人力资源管理包括以下几个方面的内容。

1. 人力资源规划 医院护理人力资源管理的首要任务是护理人力资源规划，用于解决未来人力资源供给与需求之间的差距。主要包括总体规划和子系统规划两个层面。总体规划是根据医院发展战略对护理人力总体需求与供给进行预测，并定期评价与调整。子系统规划主要包括护士的招聘、调配、培训、开发及发展等。

2. 招聘 是根据医院的目标与需求，通过多种方式吸纳符合应聘条件的个体并与工作岗位相匹配的过程。护士招聘活动的目标是吸引足够数量的符合护理岗位要求的申请人，以确保组织在人员选择方面有更大的自主权，并通过保证整体护士队伍的质量来确保护理服务的安全性。同时，为了吸引人才，组织也需要在薪酬、培训发展、管理风格、组织文化等多方面提高对应聘者的吸引力。

3. 培训 护士培训与发展是医院人力资源管理的重要环节，旨在提升护士的职业素养和技能水平，满足组织和个人的共同需求。前期分析培训需求并制定培训计划，护士再将培训内容应用于实际工作中以提高临床护理能力，高效率完成护理工作，促进自我价值的实现与个人职业发展。培训不仅有助于提升护理人员的综合素质，也将为医院的可持续发展提供人才保障。

4. 绩效管理 是医院人力资源管理的重要环节，可采用专门的方法与手段来评估组织内部人员的工作绩效。绩效管理不仅关乎个人工作表现的评价，更涉及整个组织的发展和战略目标实现。通过有效的绩效评价，能更好地了解护士的工作表现和发展潜力，为职业发展提供支持和指导，持续提升护理质量。同时，绩效管理也是组织进行人事决策的重要依据，包括奖惩、培训、调整、升迁、离退、解雇等。

5. 薪酬管理 是为保障护士工作环境的健康、安全而采取有效措施，遵守劳动法律法规，包括工时管理、休假制度、劳动合同等方面的规定，保障员工的合法权益；基于组织发展战略下，包括岗位、绩效、技能、资历等因素，确定薪酬体系、水平、结构和形式，建立公平有效的薪酬管理机制。

6. 员工关系管理　是人力资源管理的重要部分，所涉及的主要内容包括员工参与度管理、员工满意度测评、员工流动管理、组织文化建设、纠纷解决机制、员工援助项目等。它关注的重点是如何通过妥善处理组织和员工之间的关系来确保组织目标实现和长期发展。

7. 职业生涯管理　指组织为员工制定职业生涯规划并帮助其发展的一系列活动和资源。通过个人兴趣、能力和发展目标的有效管理，实现护理人员的个人和职业目标，从而满足医院持续发展、实现整体目标的需要。

第二节　护理人力资源的配置与使用

《全国护理事业发展规划（2021—2025 年)》中明确指出，要坚持以习近平新时代中国特色社会主义思想为指导，以人民健康为中心，以群众需求为导向，以高质量发展为主题，以改革创新为动力，进一步加强护士队伍建设。医疗机构要根据功能服务和目标，科学合理地配备护士人力，持续增加护士数量，满足临床护理服务需求。2008 年，国务院通过并颁布了《护士条例》，保障护士合法权利和薪资待遇，规定护士义务，以立法的形式强调医疗卫生机构配备护士的数量不得低于国务院卫生主管部门规定的护士配备标准。科学合理配备护理人力资源，提高配置水平，完善薪资机制，优化护理服务质量，充分调动护士积极性在护理人力资源管理中显得尤为重要。作为一名护理管理者，既要掌握护理人力资源配置的原则和方法，也要掌握人力资源的使用方法，进而实现护理人员和服务活动的动态、弹性调整，确保为服务对象提供安全、专业、优质的护理服务。

护理人力资源的使用是在合理配置的基础上，通过有效的岗位管理、层级管理以及护理工作模式的优化，实现护理资源的最大化利用。护理岗位管理旨在明确各岗位的职责和要求，确保每位护士能够胜任其所在岗位的工作。护士层级管理则根据护士的专业能力、工作经验和职业发展需求，将其划分为不同的层级，并赋予相应的职责和权限，以激发护士的工作积极性和创造力。同时，通过优化护理工作模式，如实施责任制护理、开展团队协作等，能够进一步提高护理工作的效率和质量，为患者提供更加全面、细致的护理服务。

一、护理人力资源的配置

（一）概念

护理人力资源配置（allocation of nursing human resources）是以护理服务为宗旨，根据护理岗位合理分配护士数量，保证护士、护理岗位、护理服务目标合理匹配的过程。护理人力资源是医院人力资源的重要组成部分，是护理工作的第一要素。护理人力资源合理配置主要包括以下三方面：一是护士的数量与工作总量的匹配；二是护士的能力与工作难易程度的匹配；三是护士与护士之间知识、能力、性格等结构的匹配。

（二）配置原则

1. 以护理对象为中心原则　护理人力资源配置要以护理对象为中心，基于患者的实际需求进行动态调配，其工作目标是满足护理对象的需要。根据医院的功能定位和目标、床位规模、临床护理工作量等，在分析护理业务范围和种类的基础上确定护理人员的配备数量，满足护理对象的护理需求，保证护理工作的顺利开展。

2. 依法配置原则　医院和护理管理部门在进行护理人力资源配置时，要以卫生行政主管部门护理人力配置要求为依据，以医院服务任务和目标为基础，配置足够数量的护士以满足患者需求、护士需求和医院发展的需要。《全国护理事业发展规划（2021—2025 年）》指出：至 2025 年，三级综合医院、部分三级专科医院（肿瘤、儿童、妇产、心血管病专科医院）全院护士与实际开放床位比为 0.85∶1；全院病区护士与实际开放床位比为 0.65∶1。

3. 基于患者需求动态调配的原则　护理人力资源配置要以临床护理服务需求为导向，基于患者的实际需求进行动态调配。患者的临床服务需求随着患者数量、疾病严重程度及治疗措施动态变化。科学的护理人力资源配置应根据患者的实际需求进行动态、弹性调整。

4. 成本效益原则　人力成本是医院最大的成本。护理人力配置的出发点及最终目的是实现效益最大化。在护理人力资源配置方面，管理者要灵活运用人力配置方式，根据服务对象的特点、能级对应、床位使用率等情况，实行护理人力弹性排班、合理比例分配，以提高工作效率，降低人力成本。

5. 结构合理原则　护理人员配置不仅要考虑护理人员的总体数量，还要考虑各层级护理人员的比例，保证护理临床工作及学科的持续发展。结构合理要求护理人员在专业、能力、年龄、职称结构等方面形成一个合理的护理团队，实现护理人员的能级对应，有效发挥护理人员的个体和团队价值。

6. 能级对应原则　护理工作岗位既赋予护理人员权利，又赋予其责任与义务，在护理人力配置中应确保护理人员的能力（含学历、资历、职称等因素）与所承担的工作相适应，例如根据护士实际工作能力将护士分层、分级，给予不同的岗位，实现能级对应，有利于护理人力的合理使用，进而保证临床护理质量和安全。

（三）配置方法

1. 比例配置法　是按照医院的不同规模，通过床位与护士数量的比例（床护比）、护士与患者数量的比例（护患比）来确定护理人力配置的方法。这是目前我国常用的医院护理人力资源配置方法之一。卫生行政主管部门的相关政策和规定对医院的护士数量做出了基本要求，被用作比例配置法的计算依据。三级综合医院评审标准实施细则指出，病区床护比不低于 1∶0.4。

应用比例配置法进行护理人力结构配置时，主要运用主观经验和专家调查等定性分析方法实现。例如：某公立三甲医院依据工作量、护理风险等条件将护士由低到高分为 N1 ~ N4 共 4 个层级，根据不同科室配置护士比例不同。风险系数高的科室配置比例为 N4∶N3∶N2∶N1 ＝ 2∶4∶3∶1，风险系数较高科室的配置比例为 N4∶N3∶N2∶N1 ＝0.5∶3.5∶4∶1，风险系数较低科室的配置比例为 N4∶N3∶N2∶N1 ＝0∶3∶4∶3。

 知识拓展

"十四五" 护理事业发展主要指标

国家卫生健康委关于印发《全国护理事业发展规划（2021—2025 年）》的通知对 "十四五" 期间护理事业发展主要指标做出了明确要求（表 5-1）。

表 5-1 "十四五"护理事业发展主要指标

指标	2020 年	2025 年	性质
注册护士总数/人	470.9 万	550 万	预期性
每千人口注册护士数/人	3.34	3.8	预期性
执业（助理）医师与注册护士比	1∶1.5	1∶1.20	预期性
三级综合医院、部分三级专科医院（肿瘤、儿童、妇产、心血管病专科医院）			约束性
全院护士与实际开放床位比	0.8∶1	0.85∶1	
全院病区护士与实际开放床位比	0.6∶1	0.65∶1	
二级综合医院、部分二级专科医院（肿瘤、儿童、妇产、心血管病专科医院）			约束性
全院护士与实际开放床位比	0.7∶1	0.75∶1	
全院病区护士与实际开放床位比	0.5∶1	0.55∶1	
在基层医疗机构从事工作的护士数/人	100 万	120 万	预期性
临床护理岗位护士占全院护士总量的比例/%	/	≥95	预期性
护理管理人员参加培训比例/%	/	≥90	预期性
新入职护士参加培训比例/%	/	≥90	预期性
相关紧缺护理专业护士参加培训比例/%	/	≥90	预期性

2. 工作量配置法

工作量配置法是指根据护士所承担的工作量及完成这些工作量所需要消耗的时间来配置护理人力资源的方法。工时测量法、患者分类法是常用的工作量配置法。

（1）工时测量法：护理工时测量是国内医院最常用测定护理工作量的方法。此法所测得的工作量数据较客观、准确，采用观察法、自我记录法或两者结合的方法来对临床护理工作所花费的时间进行测量，最后，通过公式来计算护理工作量，并依此进行护理人力的配置。

（2）患者分类法：是一种用来明确表达在某一特定时间段内护理一个特定患者或一群患者工作量的计算方法。普遍使用患者分类系统将患者的护理活动进行量化，通常应用各类评分量表将患者进行分类，根据划分的不同等级来确定护理工作量，进而为人力资源的配置、工作任务的分配等相关活动提供依据。患者分类法包括原型分类法、因素型分类法和混合型分类法三种。

1）原型分类法（patient dependency classification）：20 世纪 60 年代初期由美国约翰·霍普金斯医院首先提出，该分类法根据患者某个相似特点将患者进行分组，并对每组患者分配护理时间。我国目前采用中华人民共和国卫生行业标准 WS/T 431—2023 分级护理标准，依据患者病情及生活自理能力评定，将患者分为特级、一级、二级及三级护理，该法就属于原型分类法的一种。

知识拓展

2023 版护理分级标准

2023 版护理分级标准明确了分级护理标准的范围、分级护理的定义、护理级别及分级依据，同时对自己能力的分级也进行了明确规定。

自理能力分级采用 Barthel 指数评定量表对进食、洗澡、修饰、穿（脱）衣、控制大便、控制小便、如厕、床椅转移、平地行走、上下楼梯 10 个项目进行评定，将各项得分相加即为总分。儿童患者、精神疾病患者等自理能力等级评估可参考相应专科量表确定。自理能力分为重度、中度、轻度依赖和无依赖四个等级（表5-2），具体如下。

表 5-2　自理能力分级

自理能力等级	等级划分标准	需要照护程度
重度依赖	总分≤40 分	全部需要他人照护
度依赖	总分 41～60 分	大部分需要他人照护
轻度依赖	总分 61～99 分	小部分需要他人照护
无依赖	总分 100 分	不需要他人照护

2）因素型分类法（factor based classification）：因素型分类法给每项护理活动赋分，以反映执行这项护理活动所需要的时间。随着时间推移，所赋分值可以根据患者需求和医院具体情况相应改变。根据每个患者每天/班所需护理项目及其频数，计算所需护理时数并分配护士。因素型分类法需要护士收集护理活动、治疗和护理操作发生的次数，它所拥有的条目要远多于原型分类法，护士需要回忆每日所执行的护理活动，容易导致数据收集偏差。

 知识拓展

RMT-PCS 患者分类及护理时数

Ⅰ 类：患者在 24 小时内平均所需护理时数 0～2 小时。

Ⅱ 类：患者在 24 小时内平均所需护理时数 2～4 小时。

Ⅲ 类：患者在 24 小时内平均所需护理时数 4～10 小时。

Ⅳ 类：患者在 24 小时内平均所需护理时数 10 小时以上。

3）混合型分类法（patient dependency and factor mixed method）：20 世纪 70 年代，美国学者综合了原型和因素型分类法的优点，研究出混合型分类法。Medicus 法是混合型分类法中颇具代表性的一种，它采用原型分类法对患者进行分类，但分类依据不是护士主观判断，而是根据因素型方法由主管护士选取能反映患者需求的护理操作项目进行护理活动工时测定，由计算机对患者的具体情况进行权重处理后将患者划分到相应的类别，从而配置护理人力。优点：了解患者种类及护理工作量，计算护理人力及分配并且能进行合理收费。各医院、病区可根据自己的工作特点决定影响工作量因素，计算简便。缺点：计算机模式中护士分配比例固定，影响其灵活性。

二、护理岗位管理

根据《国家卫生健康委办公厅关于进一步加强医疗机构护理工作的通知》等要求，遵循"因需设岗、以岗择人、按岗聘用、科学管理"的原则，实施护理岗位管理。建立以岗位需求为导向的护士培训机制，保障护士安全等措施切实可行。

（一）护理岗位管理相关概念

1. 护理岗位（nursing position） 在医院运行过程中，承担护理相关工作和任务，并具有相应权力和责任的工作职位。

2. 护理岗位管理（nursing position management） 是以护理组织中的岗位为对象，对岗位的五大要素，即工作、岗位人员、职责与职权、环境、激励与约束机制进行整合与运作的过程，以充分调动护士的主观能动性，建立持续质量改进的长效机制。

（二）护理岗位分类

医院护理岗位类型包括护理管理岗位、临床护理岗位和其他护理岗位三大类。

1. 护理管理岗位 《国家卫生健康委办公厅关于进一步加强医疗机构护理工作的通知》强调，医疗机构要建立扁平化的护理管理层级，根据医院实际建立三级护理管理体制（护理部主任/副主任—科护士长—护士长）或二级护理管理体制（护理部主任/副主任—护士长）。护理管理层次可以根据医院的规模设置两个或三个层次。

2. 临床护理岗位 包括病房护士岗位、专科护士岗位和临床护理教学岗位等。

3. 其他护理岗位 指注册护士为患者提供间接护理服务的岗位，主要包括医院消毒供应中心、医技、门诊、医院感染管理部门等。

 知识拓展

护理人力资源管理的"5P"

护理人力资源管理可归纳为"5P"，即"识人（perceive）"，是为实现组织战略目标，寻找满足组织需求的优秀护理人才；"选人（pick）"，是为组织内部的具体岗位甄选合适的护士，做到事得其才；"用人（placement）"，是通过科学、合理配置，使护士在本职工作岗位上才尽其用，"育人（profession）"，是通过不断培训、开发护士潜质，使护士掌握在本组织现在及将来工作所需的知识、技能；"留人（preservation）"，是为护士创造良好的工作环境，保持护士工作积极性，使护士满意并愿意留在本组织工作。

三、护士层级管理

（一）概念

护士层级管理是按照护士实际工作能力将护士分层、分级，赋予不同层级相应的职责范围、培训内容、绩效方案、晋级标准等，通过对护士进行分层管理，充分体现能级对应，从而最大限度地发挥各层级护士的潜力和自身价值。

（二）护士层级管理意义

1. 促进护士专业成长，提高临床护理能力　护士层级管理有利于护士更好地对自身能力做出定位，明确自己的职业成长路线，确立职业进阶目标，是促进护士专业成长、提高护理能力的一种有效方法。实施层级管理后，护士在工作中的自我价值体现和综合成就感显著增强。

2. 持续改进护理质量，提高患者满意度　实施护士层级管理是对"以患者为中心"的优质护理服务的良好诠释。根据患者的病情，安排具备相应能力的护士完成照护工作，为患者提供更高效、更优质、更全面、更贴切的人性化护理，提高护理质量和患者满意度。

3. 避免护理人力浪费，降低护理风险　护士层级管理划分不同层级护士所承担的工作范畴，可使不同层级的护士从事与其能力相适应的护理岗位和工作，从而实现护士的能力与护理工作难易程度的匹配。层级管理既避免了高年资护士从事低技术含量工作的人力资源浪费，也降低了低年资护士从事高难度工作的护理风险，体现出管理的能级对应原则。

4. 提高护士满意度，降低护士离职率　通过护士层级管理以调动临床护士的主观能动性，可以充分发挥不同层次护士的作用，提高护士满意度，降低护士离职倾向。护理人员频繁流动会带来管理的风险，配置成本也较高。护士层级管理通过降低护士离职率，可为医院节约再招聘与培训护士的成本，是最具有成本效益的管理模式。

（三）护士层级管理现状

1. 国外护士层级管理现状　国外护士按不同层级承担相应的岗位职责，代表国家有美国、英国等。美国的护士层级管理起源于20世纪70年代，已有近半个世纪的历史。美国将注册护士分为新手、责任护士、带教护士、高级护士、护理专家五级，依据不同层级的表现和工作能力给予报酬。英国注册护士从 C 级到 H 级分为六个等级（A、B 级是助理护士），依据各层级设置相应岗位，并且对各层级进行相应培训，同时进行多维度的核心能力评估以作为晋级与薪酬的依据。

2. 国内护士层级管理现状　大陆地区自1979年以来，逐步建立起了护理人员专业技术职称评审制度，形成了一支由初、中、高级职称构成的护理队伍，这是护士层级管理在我国的最早体现。20世纪90年代按职称上岗兴起，21世纪初期，医院开始探索在职称基础上，依据工作年限、学历和工作能力，分层使用护理人员。随着优质护理服务的不断深化，各医院对护士层级管理进行了探索，部分医院已逐步形成了 N1～N5 的护士层级体系，给予不同层级的护士不同岗位配置，但由于护理人力资源受限，目前仍处于探索阶段，尚未形成成熟可借鉴推广的模式。台湾地区护士分为 N1～N4 四个层级，以实际工作能力为主要条件，注重临床护理经验的积累；香港特别行政区地区注册护士分为初级实践护士、实践护士、专科护士、高级实践护士、顾问护士五级。

四、护理工作模式

（一）个案护理

个案护理（case nursing）也称特别护理或专人护理，是最早的护理工作模式，体现了

"整体护理"理论。这主要是一名护士负责一位患者全部护理内容的工作模式，即"一对一"地对患者实施整体护理。该护理工作模式适用于：病情严重、变化快、护理服务需求量大、需24小时监护和照顾的患者，如ICU、CCU护理单元的患者，多器官功能障碍、器官移植、大手术及危重患者等，护士负责自己当班时该患者的全部护理工作。优点：①患者得到连续性护理，需求得到快速回应，护理质量高，护患关系密切。②护士运用知识、能力、经验等独立设计、组织和实施护理工作。③护理工作中岗位责任及义务明确。缺点：①对护士整体职业素质要求较高且人力成本高。②在高层次护理人力资源短缺时，无法确保一对一的护患比，这种工作模式难以广泛实施。

（二）精准护理

精准护理（precision care）是指护理人员对患者进行精确表型分析或表型深度分析，在适当的时间针对合适的患者进行准确的护理实践。如判断疾病症状及其影响因素，分析患者用药的依从性、预防疾病、管理症状等。该护理模式为疾病管理提供了方向，促进医护患做出最明智的决策；对慢性病患者进行疾病预防和护理，优化健康结局，设计出最佳的健康教育方案。

（三）功能性护理

功能性护理（functional nursing）是一种分段式、流水作业的工作方法。以工作内容为中心，每名护士负责某一项工作，全部护理内容由不同岗位的护士相互配合完成。依据工作内容可将护理工作分为主班，治疗班，护理班，大、小夜班，由护士长负责具体排班。优点：①人员分工明确，节省人力、设备与时间，便于组织管理。②有利于护理人员熟练掌握专项技能，提高工作效率。缺点：①同一患者的护理内容由多人提供，不利于护患沟通交流。②忽略了"人"的整体性，不能很好满足服务对象的整体需要，无法提供全方位的整体护理。③护士被动、重复、机械劳动，易产生工作疲怠感，缺乏评判性思维，影响工作积极性。

（四）小组制护理

小组制护理（team nursing）是个案护理与功能制护理相结合的一种护理方式。小组成员由不同等级人员组成，设一名组长。在组长的策划和组员的配合参与下，制定服务患者的护理计划并落实。护理小组一般由3~4人组成，负责10~20位患者的护理工作。优点：①小组成员间相互学习，共同合作，有利于提高临床护理能力。②小组成员集思广益，共同制定并实施护理计划，有利于提高护理质量。③小组成员目标明确，有助于提高护理人员的工作满意度。缺点：①责任在护理小组，服务对象得到的是整体护理的片段，缺乏归属感，不利于心理治疗与康复。②对护理组长的知识、技能及管理能力要求较高。③由于护士没有确定的护理对象，影响职业责任感培养。④可能因护理过程的不连续性而影响护理质量。

（五）责任制整体护理

责任制整体护理（responsibility holistic nursing）是一种整体护理与责任制护理相结合的护理工作模式。它依据护理人力资源现状，采用分组管理，实现"以患者为中心"的组织结构和护理工作制度，护理工作责任到人。具体体现在两个方面：第一，病区实施责任制护理,责任护士为患者提供整体护理服务,履行护理职责,使其对所负责的患者提供连续、全程的护理服务。第二,每个责任护士均负责一定数量的患者,每位患者均有相对固定的责任护士并对其住院全程负责。优点:①患者获得连续、全程、全面的护理服务,提升护理工作的满意度。②护理人员分工明确,责任到人,增强职业责任感。③实行按职上岗,合理配置人力资源,提高护理效率。④增强护理人员工作积极性,激发护士的求知欲。缺点:①护理工作节奏加快,护士工作压力较大。②局限于对患者的关注与护理,尚未关注到其他人(照护者、护士等)的健康。

五、护理人员排班

(一)排班原则

1. 以服务对象为中心原则 满足临床患者需要,保证各班次相互衔接,实现为服务对象提供 24 小时不间断的高质量护理服务。

2. 高效原则 是管理的根本。即充分了解各项护理工作规律,分清主、次、轻、重、缓、急,根据护理人员的水平和能力进行科学合理的弹性调配,通过合理设岗、人岗匹配,将护士的专长、优势与患者的护理需要相结合,合理有效地运用人力资源,降低人力成本,充分发挥个人专长。

3. 结构合理原则 有效利用人力资源的关键是科学合理地搭配各班次护士,根据患者情况,护士数量、工作能力等进行有效组合各班次护士以满足结构合理的基本要求,保证工作效率和患者安全,降低人力成本。

4. 均衡原则 白天多、夜晚少,工作日多、节假日少是护士工作的特征,护理管理者应根据工作规律,合理安排人力,保持各班工作量均衡,保证患者得到及时、正确的治疗和护理。

5. 公平原则 一视同仁、爱护、体谅所有护理人员是护理管理者排班的原则,适当照顾有特殊需求的护理人员,确保护理人员的公平感和满意感。

6. 弹性原则 在排班中准备机动人员,以备紧急情况下的动态调整。护理管理者应制定紧急情况下护理人员调配应急预案。

7. 分层使用原则 低年资护士承担常规和一般患者的护理工作,高年资护士承担专业技术强、难度大、疑难危重患者的护理工作,这种原则有利于提升临床护理质量和在职业成长发展规律的角度保证护理人才培养。

(二)排班类型与方法

1. 排班的类型 根据排班权力归属分为三种:集权式排班、分权式排班和自我排班。

(1)集权式排班(centralized scheduling):排班者为护理行政管理人员(如科护士长),主要由护理管理者决定排班方案。优点:管理者掌握全部护理人力资源并根据工作需求灵活调配,确保客观、公平。缺点:管理者对护理人员的个别需要照顾不够,降低护士对工作的满意度。

(2)分权式排班(decentralized scheduling):排班者为基层护理管理者(如病区护士长),根据科室的排班计划,综合考虑护理人员的意愿及服务对象需求排班,为目前最常见的排班方式。优点:病区护士长根据人力需求进行有效安排,能实现对个别护理人员的照顾。缺点：病区护士长只能调配本科室护理人员，当护士需求与临床工作需求发生矛盾，或护理人员的要求过多，护士长难以满足时，会引起护理人员之间的矛盾。

（3）自我排班（self-scheduling）：指护理人员自行排班，可提高护理人员的主观能动性和工作满意度。不仅能促进护理团体人际关系融洽及凝聚力，而且节省护士长的排班时间。但是在自我排班前，应拟定排班原则，最后由护士长协调确定。该排班方法由护士共同参与，体现以人为本的思想，适用于整体成熟度较高的护理单元，不适用于年轻刚成立的护理团队。

 知识拓展

排班决策支持系统

排班决策支持系统（DSS）是以管理科学、运筹学、控制论和行为科学为基础，以计算机技术、模拟技术和信息技术为手段，面对结构不良的决策问题，支持决策活动的具有智能作用的人机系统。DSS能结合每天24小时和每周7天的排班问题，给出弹性排班图和决策支持系统结构。

一个决策支持系统基本部件由数据库、模型库、知识库、方法库、人机接口五部分组成。它不仅能为决策者提供决策所需数据、信息和背景资料，而且能帮助明确决策目标和进行问题的识别，建立或修改决策模型，提供备选方案，并对各种方案进行评价和优选，通过人机对话进行分析、比较和判断，为正确决策提供帮助。

2. 排班方法　因组织结构、政策、人力配备、工作目标和管理方式不同，排班方法也会有所不同。目前常采用的排班方法如下。

（1）周期性排班法：即每隔一定周期依次循环排班的方法。排班特点是模式相对固定，护理人员熟悉排班规律、值班与休假时间，便于提前做好个人安排，在满足护理工作的同时兼顾护士个人需要。优点：①节省排班花费时间。②护理人员可以公平地获得休假机会。③上班人员固定且班次变化少，调班少。该排班方法适用于病区护理人员结构合理稳定，患者数量和危重程度变化不大的护理单元。

（2）小时制排班法：是国外医院较为普遍使用的排班方法，护理人力在各班次较为均衡。根据各班次工作时间的长短，一般采用每日三班制。将一天24小时分为8小时制（早班、中班、夜班各8小时）、10小时制（每周工作4天，每天工作10小时）、12小时制（白班、夜班各12小时）和24小时制。以7天为一周计算，每周工作3天，休4天，以保持护理工作的连续性。

（3）弹性排班法：在原有周期性排班的基础上，护士长根据当天护理工作量及时调整护理人员数量，以保证取得最佳的工作效率，最大限度地满足服务对象的需求。该排班模式多用于手术室、急诊室及重症监护室等。优点：充分利用在岗人员的工作时间，节约人力成本，提高工作效率。缺点：①护理人员班次不固定，不易掌握个人休息上班时间。②弹性排班对护理管理者的经验与判断能力要求较高，要随时分析人力需求，做出正确判断，并合理安排护理人员。

（4）连续性排班法：又称 APN 弹性排班法，它将一天二十四小时分为连续不断的三个班次：A 班（即早班）时间为 8：00—15：00，护士 3～5 人；P 班时间为 15：00—22：00，护士 2～3 人；N 班时间为 22：00 至第二天 8：00，护士 2～3 人。通过护理人员分层管理，高级责任护士、初级责任护士和助理护士按层级实行 24 小时小组责任制护理。优点：①不仅提高护理人力资源的利用率，而且能更好地满足服务对象的需要。②夜班变为双人制，既加强了 P、N 班薄弱环节中的人员力量，又减少了夜间意外和风险发生。③减少交班次数，增强护理工作的连续性。缺点：①较长时间的夜班工作可能会导致护士疲劳。②不适用于护理人力资源不足的科室。

 知识拓展 ●●●

应急状态下护理人力资源调配预案

《三级医院评审标准》（2022 年版）指出，医院应成立应急工作领导小组，建立医院应急指挥系统，明确医院需要应对的主要突发事件策略，制定和完善各类应急预案，建立应急状态护理人力资源调配方案，使医院护理应急管理得到规范（某医院某科室紧急状态下人力资源调配预案流程见图 5-1）。

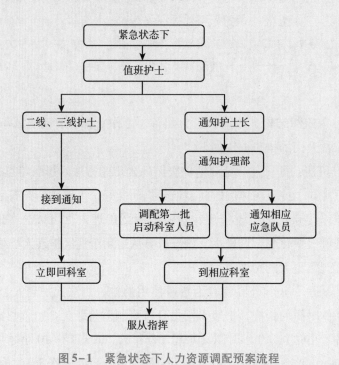

图 5-1　紧急状态下人力资源调配预案流程

（5）层级全责一体化排班法：根据医院相关要求和标准，将科室护理人员分为 5 个层级，即护士长—护理责任组长—责任护士—执行护士—辅助护士。制定各层级岗位说明书，并严格执行，落实各层级全责及辅助等不同责任，形成逐层级负责制的层级全责一体化护理排班模式。这种方法能更好地体现护理服务和管理的科学性、安全性和人性化；使用岗位竞争机制激发个人潜能，提高素质及工作质量；融洽医、护、患关系。

第三节 护理人力资源的招聘与培训

护士招聘（nurse recruiting）是指医院采取科学有效的方法寻找、吸引具备资格的护士到医院应聘。医院根据需要和应聘者条件，从中选出适合人选予以录用的管理过程。它是形成医院护理人力资源的关键，对形成医院核心竞争力及可持续发展目标具有较大影响。吸纳优秀的护理人员，安排适当的岗位，实现人岗匹配，是护理人力资源管理工作的重要内容之一。

一、护理人力资源的招聘

（一）招聘原则

1. 按岗择人 招聘要满足医院空缺或新增护理工作岗位的需要，招聘的数量及资质由空缺或新增岗位的任职资格来决定。护理管理者需清楚空缺或新增护理工作岗位的性质，客观分析岗位要求并结合医院发展的战略目标，有目的、有计划地组织招聘活动，实现按岗择人。

2. 择优原则 择优是人力资源选择的根本目的，护理管理者需制定科学的考核程序、录用标准，采用恰当的测试方法来考核和鉴别人才并根据考核结果来选拔人才。坚持择优原则为医院选择高质量护理人才。

3. 全面考核 护理人员的素质决定了护理服务质量，管理者需要对应聘人员的品德、知识、能力、智力、心理素质、健康状况、沟通表达、既往工作经验、成绩等方面进行全面考核，需要多渠道、全方位了解其综合素质和发展潜力，为医院选拔出最合适的护理人才。

4. 公平公开 招聘时需公开招聘信息，将医院概况、招聘岗位、人数、职能、应聘条件、招聘程序等信息通过各种途径进行公布。对所有应聘护理人员一视同仁，杜绝一切不正当竞争行为。

5. 效率优先 人力招聘的过程需投入大量的时间、人力、物力和财力。在招聘过程中，应根据不同的招聘需求，灵活选用恰当的招聘形式和方法，用尽可能少的成本选聘到最合适的护理人才。

6. 能级对应 应聘的护理人员在知识、能力、性格等方面存在差异，招聘时应量才录用，尽可能使人与岗位匹配，实现人得其职，职得其人。

（二）招聘程序

护士的招聘和选拔是一个系统、复杂、程序化的过程，涉及组织内部各用人科室及诸多环节。招聘过程中，需各部门及管理者沟通协调。招聘分为准备、实施及评价三个阶段。

1. 准备阶段 主要包括编制人力资源规划和明确招聘岗位要求两方面。

（1）编制人力资源规划：以医院近年的发展方向和发展目标为依据，明确护理工作目标和任务，整体综合分析护理人力资源状况，分析护理人力供给，预测护理人力需求，制定护理人力规划，确定护理岗位需求及数量。

（2）明确招聘岗位要求：以人力资源规划为导向，明确招聘岗位要求。包括岗位的任职资格，对应聘护理人员的文化程度、年龄、工作态度、经验、健康状况、有关岗位的技术和能力要求及特殊能力等方面的具体要求。

2. 实施阶段

（1）招聘决策：招聘工作正式开始前，基于护理人力资源规划的结果，具体计划招聘工作的过程，包括人员招募范围、招聘标准、人数、时间、地点、经费预算及具体实施方案（招聘简章、考核小组、方案、工作进度等）。

（2）人员招募：根据招聘计划确定策略，通过适宜的渠道发布招聘信息，吸引合格的应聘者，进而最大可能地获取职位候选人。

（3）人员甄选：初步筛选符合标准和条件的应聘者后，医院对候选人的任职资格和工作胜任力进行客观的测量与评价，甄选出最合适的人员。具体方法如下。

1）初筛：对应聘人员的求职申请表进行资格审查，确定需进一步考核的人选。

2）考核：主要包括理论考核和相关技能考核。①理论考核：主要通过笔试、线上考核形式，了解应聘护士对专业知识深度、广度的掌握情况。②技能考核：考核内容根据具体护理岗位的要求进行选择，主要是侧重于基础护理和专科护理操作技能。在选拔护理管理人才时，除对上述内容进行考核外，还须进行管理知识和能力的考核。另外，心理、性格、团队合作测试等也可作为招聘考核的方法。

3）面试：主要了解应聘护士的专业技术能力、个人特点和发展潜力等信息。通过面试，主考官可以对应聘者的专业知识、沟通表达、思维、判断及反应能力等有初步了解，以考察应聘者对护理岗位的适合程度。

4）岗位能力测试：又称临床岗位胜任试用或真实工作预览，主要目的是对拟聘用人员进行临床实际护理岗位能力的考查，以提高招聘工作的有效性。岗位能力测试通常根据医院和岗位的具体要求，采用试用期的形式进行考核，一般为 $3 \sim 6$ 个月。

（4）录用决策：根据护理岗位的要求和标准，综合分析招聘测试的结果，择优选择护士，做出初步录用决定。

1）录用决策的方法：系统性的录用决策方法包括定性和定量两种，通常将两种方法结合起来使用。①定性法：是通过对候选人各方面胜任特征进行描述性分析，列举出各候选人的主要优点与不足，进行比较后做出决定。②定量法：是运用打分法对候选人的各项胜任特征进行评定。

2）录用决策的原则：招聘的指导思想是招聘最合适而不是最优秀、最全面的护士；录用标准不应设置太高，应根据岗位要求有所侧重；对候选人评分时，应突出重点，不同项目有不同的权重，进而招聘到与岗位最匹配的护士；应聘者在找工作时可能面临多种选择，组织尽快做出决定避免应聘者流失。

3）体检及录用：体检的主要目的是确认应聘护士身体状况达到岗位要求，能够胜任工作。录用的过程是对应聘人员筛选的过程，通过对应聘人员与任职岗位要求间的对比、应聘人员之间的相互比较，确定最终录用人选。雇佣单位与被录用人员签订试用协议，以法律形式明确双方的权利与义务。录用决策要充分考虑信息准确、资料分析方法正确、招聘的科学性、主考官的素质以及应聘人员能力与岗位的匹配，应尽量避免错误的录用和错误的淘汰。

3. 评价阶段 招聘工作评价是对整个招聘工作进行总结和评价，为提高下次招聘的质量和效率做铺垫。评价的主要内容包括以下三点。

（1）招聘结果评价：对照护理人力招聘计划，从数量和质量方面对录用护士进行评价。通过对每位受聘人员的工作胜任程度及成功程度进行长、短期指标测定来评价护士质量。

（2）招聘成本评价：是保证录用工作有效性的关键。成本评价一般包括护士选拔成本、录用成本、安置成本、离职成本、机会成本和再安置成本的评价。

（3）招聘方法评价：对招聘过程中采用的各种方法的信度和效度进行评价。

二、护理人力资源的培训

培训（training）是向新员工或现有员工传授完成本职工作所必需的相关知识、技能、价值观念、行为规范的过程，是对员工进行有计划、有步骤地培养和训练。护理人员的培训是优化护理人力资源结构、激发护理人力资源潜力、提高人力资源使用效率的有效措施。

近十余年来，国家卫生健康委员会、国家中医药管理局等下发的系列文件中，明确指出要以加强"三基三严"为切入点，夯实临床护士的护理技术基本功，提高护理技术水平；建立以岗位需求为导向、以岗位胜任力为核心的护士培训制度，同时要求新入职护士、专科护士、护理管理、传染病、康复护理、急诊急救等护理人员参加培训比例不低于90%；同时重视国家中医人员、社区护士、助产士的培训。国家中医药管理局重视各级中医综合、专科、民族医院护理人员系统接受中医药知识和技能岗位培训比例学时，以提升护理服务能力，改善护理服务质量。

（一）培训的原则与内容

1. 培训原则　培训是为提高护士的理论素养、知识水平和业务技能，改变护士的价值观、工作态度和行为，使护士能够胜任现有的工作岗位而进行的有计划、有组织的教育和训练活动。培训以需求为导向，侧重于当前的工作，着眼于传授具体的知识和技能，帮助护士获得胜任当前岗位所需要的知识和技能。培训工作越来越受重视，其方式、种类、内容很多，可根据地区、医院实际情况灵活进行，但必须遵循一定的原则。

（1）兼顾全局、适应发展：即与组织战略发展相适应原则。要结合医院和部门的发展目标进行培训内容、模式、对象、规模、时间等综合方案的设计，保证培训为组织发展服务，促进组织战略目标实现。

（2）按需施教、学用一致：从护士的知识结构、能力结构、年龄情况和岗位的实际需要出发，注重将培训结果向生产力转化的实际效果。因此注重培训结果导向，有利于促进组织、部门和护士的竞争优势的发挥和保持，不断提高护士的职业素质和工作效率，实现组织培训效益最大化。

（3）层次分明、各有侧重：即综合素质与专业素质培训相结合原则、重点培训和全员培训相结合原则。对不同需求护士开展不同岗位、层次及内容的培训，不仅要提升护士专业素质与护理岗位职责的衔接，还应提高护士职业素质以符合医院文化要求，做到护士专业素质与综合素质兼顾、重点培训和全员培训相结合。

（4）循序渐进、长短结合：即长期性与急用性相结合的原则。日新月异的科学技术发展对护理人员的培训提出坚持长期、短期相结合的要求。根据护理人员不同的学历背景、任职年限与职称，按照由浅入深、循序渐进的学习原则，使其不断接受新知识、新技术，保持自己的专业能力与医疗护理的发展同步，满足新业务、新技术等对护理人员素质的基本要求。

2. 培训对象与内容

培训对象的年龄、层次、职称、岗位不同，培训的需求也不尽相同。低年资的护士刚踏上工作岗位，需进行2~3年的规范化培训；高年资的护士具有较丰富的经验与独特的技能，但是需要把宝贵的临床经验上升到理论层面；管理人员需要充实护理管理知识来提高管理能力。因此，应分析不同层次护士学习的特点，采用不同的培训内容，达到相应的培训目的。

（1）普通护士培训

1）新护士岗前培训：岗前培训又称定位教育，是使新护士熟悉组织、适应环境和岗位的过程。培训目的是使新入职护士尽快熟悉环境，做一名合格的护士。主要培训内容包括：医院院史、文化、环境、专业思想及职业道德，医院及护理组织情况、相关政策，护士行为规范、岗位职责及规章制度，护理技术操作规范、要求及护理质控标准等。

2）轮转护士培训：新入职护士严格按照培训大纲，根据医院具体情况进行科室轮转。目的是巩固在校学习成果和奠定工作基础。培训内容以"三基"为基础，逐步掌握专科常见疾病的治疗和护理，熟悉医院及科室的护理常规及各项规章制度。

3）护师培训：在熟练、掌握基础护理、专科护理的基础上，逐步掌握急、危、重症的处理原则，能配合抢救。开展专业理论和技能培训，如各种疾病的护理常规、护理技术及急救技能，包括心肺复苏、人工呼吸等；沟通与协调能力培训；职业道德与法律意识培训，如职业道德教育、《护士条例》《医疗事故处理条例》等；心理护理与自我关怀培训，如进行心理疏导、情绪安抚、疼痛管理及自我关怀等方面的知识和技巧。文件查阅、分析技巧培训，便于阅读国内外文献，了解相关护理进展情况。

4）主管护师培训：在专科护理知识技能的培训基础上，增加并侧重于护理质量、风险辨识、安全管理、护理教学方法与技巧、科研方面知识，使其具有较强的管理、教学、科研能力。

（2）专科护士培训：专科护士是指在护理的某一专科领域有较高的理论水平和实践能力，专门从事该专业护理的临床护士。专科护士应完成该专科所需要的教育课程，并经考试合格后由护理学会认定。（国卫办医发〔2020〕11号）文件指出要在加强临床护士"三基三严"培训，提高基础护理和责任制整体护理能力的基础上，结合护理学科发展和患者护理需求，有针对性地开展专科护理培训。内地专科护士培养开始于2002年，中华护理学会、北京协和医学院护理学院与香港危重病学护士协会联合举办了第一期重症专科护士培训班。在中华护理学会顶层设计、整体布局下，凝聚全国各省护理学会的力量，目前专科护士培训涉及内科、外科、妇产科、儿科、老年病科、急诊科、危重症医学科、中医护理等28个专科。通过专科及通科的理论知识培训，与护理、教学、科研、管理的临床实践相融合的形式，结合理论考核与实践考核，实现专科护士的培训培养在创新规范引领下的高质量发展。

（3）护理管理人员培训：护理管理人员是护理队伍中的专业引领者，不仅是本专科临床护理理论与技能的精通者，还是护理管理职能的承担者。通过职业模拟、分级选拔、职务轮转的方式，进行管理学专业知识与技能、基础理论与方法、管理原理原则等相关培训，实现管理岗位知识、技能的提升。

（二）培训的形式与方法

培训考核安排要科学合理，减少重复性、负担性，缓解护士工学矛盾。护理工作的性质与在职教育的特殊性决定了护理人力资源培训形式具有多样性、多层次、多渠道的特点。目前护理人力资源的培训形式主要包括岗前培训、岗上培训。运用的方法：讲授法、演示法、讨论法、远程教育法及其他培训方法。

1. 培训形式

（1）岗前培训：是新护士熟悉组织，适应环境和岗位的过程，主要包括两种形式，一是新护士导向培训（orientation）；二是在职护士走上新岗位（因工作变动等）之前的培训教育活动。岗前培训就是帮助新护士学习新的工作准则和有效的工作方法，以尽快适应岗位的要求。首先，使新护士融入和谐的工作环境中，为有效的工作打下良好的基础；其次，使护士了解医院的组织文化、服务流程和发展目标，帮助护士熟悉并掌握胜任工作的必要知识、技能和道德规范，了解医院及护理系统相关政策、制度和运转程序等。

（2）岗上培训：又称上岗后培训或在职培训，指医院根据工作需要，对从事临床护理岗位的护士开展的各种知识、技能和态度的教育培训活动，以提高其工作效率。主要形式有岗位轮转、临床指导、专题讨论、全脱产培训、半脱产培训、自主学习等。

2. 培训方法

（1）讲授法：是传统的教育培训方法。优点：有利于教师开展启发式教学，引导学员系统接受新知识，帮助理解有一定难度的内容；可同时对多名学员进行培训并控制学习进度。缺点：讲授内容有强制性，学员不能自主地选择学习内容，反馈效果差。通常用于理论知识的培训。

（2）演示法：是借助实物和教具的现场示范，使受训者了解某种工作是如何完成的。优点：感官性强，有助于激发学习者的学习兴趣，加深对学习内容的理解，效果明显。缺点：准备工作较费时耗力且适应范围有限。

（3）讨论法：是通过学员之间的讨论来加深对知识的理解、掌握、应用并能解决疑难问题的培训方法。优点：学员参与性强，能主动提出问题并表达个人感受和意见；有助于学员之间集思广益，取长补短，促进知识经验交流、思维及能力的锻炼提升。缺点：培训效果受讨论题目选择和学员自身水平的影响，不利于讨论场面的控制及知识的系统掌握。

（4）远程教育法：远程教育是利用电视会议或卫星教室等进行的培训方法。其具有灵活性、自主性及广泛性，有效利用培训资源，提高培训效率。缺点：①教学互动性差。老师和学生不能共同互动，听课效果可能会不理想。②针对性不强。学生主要通过学习课件来强化知识，难以发现不足之处。

（5）其他培训方法：可根据培训内容需求选择性地运用多媒体教学、影视培训、角色扮演、案例学习、CBL（案例教学法）、PBL（问题教学法）、虚拟仿真培训及国际交流等方式进行培训。

（三）培训的程序

护理人员的培训程序包括分析培训需求、制定并实施培训计划及培训效果评价三个步骤。

1. 分析培训需求 需要从医院发展需求、工作岗位需求及护理人员的个人需求三方面进行分析。主要包括：回顾具体护理岗位的职责和绩效；确定现在和未来岗位需要的知识和技能类别；确定护理人员在知识和技能方面与岗位要求之间存在的差距等。

2. 制定并实施培训计划 确认培训需求的基础上，要结合学习目标制定针对性地培训计划。主要包括：培训的组织管理人员、培训对象、培训内容及方式、培训师资、时间及地点、培训资料的选择、考核方式及培训费用预算等。实施培训计划是按照培训计划及时执行，并根据实际情况进行必要的调整。培训不仅需要传授专业理论知识与技能，还需增进学员对自己在组织中的角色及自己与他人交往的角色的认知。

3. 培训效果评价　培训效果评价方法很多，目前柯氏四层次评估法应用广泛，它由国际著名学者威斯康星大学教授唐纳德·柯克帕特里克（Donald Kirkpatric）于1959年提出。其主要内容如下。

（1）反应评估：即评估学员对培训项目的满意程度。在培训结束后，通过问卷调查收集学员对于培训科目、设施、方法、内容、个人收获等方面的看法。反应评估可作为改进培训内容、方式、教学进度等方面的建议或综合评估的参考，但不能作为培训效果的评估。

（2）学习评估：即测试学员对所学的原理、技能、态度的理解和掌握程度。学习评估可以用培训后的理论、操作考试来考察。通过对学员培训前后分别进行同样内容的测试，比较结果来评估学习效果。

（3）行为评估：即考察学员的知识运用程度，是评价培训效果的最重要的指标。可在培训结束后的一段时间内，在实际工作环节中对学员的行为进行追踪评价，观察学员行为在培训前后的变化，以及知识在临床工作中的运用。

（4）成果评估：即测定培训对组织具有何种具体而直接的贡献，例如新技术新业务的开展率、操作合格率、患者满意度、院内Ⅱ期以上压力性损伤等护理不良事件发生率等。

知识拓展

护理人力资源培训的基本要素（5W1H）

5W1H分析法又称六何分析法，是一种思考方法，也是一种创造技法。

是对选定的项目、工序或操作，都要从何因、何事、何地、何时、何人、何法六个方面提出问题并思考，来达到顺利完成工作任务的目标。为我们提供了科学的工作分析方法，被运用于制定计划及工作规划分析中。

培训的目的是什么？有什么样的培训需求？（Why）培训的对象是谁？培训的目标和内容是什么？（What）需要多少时间？什么时候启动？（When）在何处进行培训？（Where）由谁来培训？选择何种培训资源？（Who）采用什么方法和手段进行培训？培训的实施步骤及要点是什么？（How）运用5W1H分析制定的培训计划，可提升培训质量及效率。

第四节　护理绩效管理

护理绩效管理是医院管理部门基于护理工作目标和绩效标准而采取的一种管理方式。它是以建立符合医院护理工作目标为基础，以护理工作量、护理质量、患者满意度、护理难度、技术要求等为要素的绩效考核制度，并将考核结果与护理人员评优、晋升、薪酬分配相结合，促进工作改进，达到充分调动护理人员积极性的目的。

医疗机构要认真落实《关于促进护理服务业改革与发展的指导意见》及《国家卫生健康委办公厅关于进一步加强医疗机构护理工作的通知》，建立健全护士绩效考核指标体系，突出岗位职责履行、临床工作量、服务质量、行为规范、医疗质量安全、医德医风和患者满意度等指标，将考核结果与护士岗位聘用、职称晋升、个人薪酬挂钩，做到多劳多得、优绩优酬。

一、绩效管理的相关概念与功能

（一）绩效管理的相关概念

1. 绩效（performance）　是指员工在工作过程中所表现出来的与组织目标有关的并且能够被评价的工作业绩、工作能力和工作态度。其工作业绩主要指工作的结果，工作能力和工作态度主要指工作的行为。

2. 绩效评价（performance appraisal）　是人力资源管理中的重要职能，指组织采取特定的方法和工具评价员工在工作过程中表现出来的业绩（工作数量、质量和社会效益等）、工作能力、工作态度，以此判断员工与岗位要求是否相称。

3. 绩效管理（performance management）　是管理者与被管理者为达到组织目标共同参与的绩效计划制定、考核评价、结果应用、目标提升的持续循环过程。

绩效评价和绩效管理虽只有两字之差，但其内涵大不相同。绩效评价主要侧重于管理者对员工的工作评价过程；而绩效管理是一个系统，主要强调通过员工的积极参与和上下级之间的双向沟通来提升个人、部门和组织的绩效。

（二）绩效管理的功能

1. 人事决策　护理人员的晋升、晋级、培训、人事调整、奖惩、留用、解聘等人事管理决策都是以绩效评价结果为依据的。科学合理的绩效评价机制，有利于管理者对护理人员做出客观、准确、公正的评价，为正确识别人才和合理使用人才提供依据。

2. 激励作用　奖惩结合、奖优罚劣是护理管理工作中重要的激励和约束手段。其评价结果可帮助管理人员确定护士对组织贡献的大小，并以此作为奖惩决定的依据。对考核结果优异者给予奖励，使良性行为得到巩固和强化；对绩效不符合要求者进行惩罚，防止不良行为和现象的蔓延。

3. 导向功能　绩效诊断有助于确定培训需求，明确培训目标和内容，制定有针对性的培训计划。有利于优化护理队伍结构，提高培训的有效性、促进培训内容与工作内容紧密结合。

4. 规范功能　绩效管理体系制定了具体的护理行为和结果的评价标准，有助于规范护士的执业行为。通过客观指标形成的护士绩效评价体系有助于护理行为的有章可循，同时进一步促进护理人力管理的标准化和有效性。

二、绩效管理的原则与方法

（一）绩效管理的原则

1. 基于岗位的原则　评价护士绩效的标准必须与护理工作相关，应根据工作岗位内容来建立，制订标准的依据是岗位职责，如护士、护士长、护理部主任的岗位职责不同，其评价指标也有所区别。同时应注重标准的可衡量及可操作性。

2. 标准化原则　绩效管理的标准化有四层含义：第一，指在同一管理者领导下从事同种护理工作的人员，应使用同一种评价方法或工具进行；第二，评价的间隔时间应基本相同；第三，重视评价反馈并有效落实；第四，提供正式的评价文字资料，被评价人需要在结果上签字。

3. 公开化原则　包括标准公开化及结果公开化。建立并公开客观的护士工作标准，明确行为及绩效要求，有助于护士找准努力方向。公开绩效结果有助于反馈和调整护士的工作状态，促进工作持续改进。

4. 激励原则　通过绩效考评，将护士聘用、职务聘任、培训发展、评先评优相结合，以激励护士不断提高工作绩效。结合绩效考评结果，对工作出色的护士进行肯定奖励，以巩固和维持期望绩效水平；对工作表现不符合要求的护士要给予适当批评教育或惩罚，帮助其建立危机意识，促进工作改进。

5. 反馈原则　绩效反馈是管理者和下属双方进行交流思想的机会。绩效反馈包括三个方面：共同讨论被考核人员的工作业绩；帮助被考核人确定工作改进的目标；提出可行性的措施和建议。

（二）绩效管理的方法

常用的绩效管理方法一般可分为两类：结果导向性的绩效评估方法，如绩效评价表法、目标管理法、关键绩效指标法等；行为导向性的绩效评估方法，如比较法、关键事件法、360 度绩效考核法等。管理方法的选择主要考虑以下因素：组织目标和评价目的；对护士工作起到正向引导和激励作用；能客观真实地评价护士的工作；简单实用、有效并易于操作；节约成本。

 知识拓展

绩效指标制定的 SMART 原则

　　SMART 原则是一种制定绩效指标和目标的方法论，它有助于确保绩效指标的可衡量性、明确性和可实现性。SMART 是一个缩写，代表 specific（明确具体的）、measurable（可量化的）、attainable（可实现的）、realistic（现实性的）和 time bound（时限性的）这五个关键要素。

1. 绩效评价表法　在护理领域，常用绩效评价表这一工具来进行绩效与评估。它是根据评定表上所列出的指标，对照被评价人的具体工作进行判断并记录的方法。绩效评价的指标一般有两类：一是与工作相关的指标，如工作质量、工作数量；二是与个人特征相关的指标，如主动性、适应能力、合作精神等。另外还需对每一项指标给出不同的等级及确切的定义，评价者通过最能描述被评价人及其业绩的各种指标比重来完成评价。

2. 目标管理法（management by objectives，MBO）　指由上级与下级共同决定具体的绩效目标，并定期检查完成目标进展情况的一种绩效管理方式，属于结果导向型的考评方法之一。MBO 不是用目标来控制护理团队，而是用目标来激励团队成员，通常包括四要素：

明确目标、参与决策、规定期限和反馈绩效。优点：有助于领导者与下属之间双向互动。评价人的作用从公断人转变为工作顾问和促进者，被评价护士在评价中的作用从消极的旁观者转变成积极的参与者。缺点：难以在不同部门、员工之间设定统一目标，不利于横向比较。

3. 关键绩效指标法（key performance indicator，KPI） 是对绩效的评估简化为几个关键指标的考核，将关键指标当作评估标准的一种评价方法。KPI法蕴含的管理原理是"二八原理"，即80%的工作绩效是由20%的关键行为完成的。因此，绩效评价的重点是分析和衡量导致80%工作绩效的20%的关键行为。优点：指标简单、标准简明，易于做出评估。缺点：对关键指标以外的其他内容缺少评估。

4. 比较法 指比较被考评护士的工作绩效来进行评价，确定其工作绩效的水平和考评排序。优点：属主观评价，考评过程简便，省时省力，便于操作。缺点：该方法是基于整体印象而不是具体的比较因素，很难发现被评价护士的具体问题，无法对其提供针对性建议、反馈和辅导。建议比较法可与量表法、描述法等结合，常用的比较法包括简单排序法、范例对比法、配对比较法和比例分布法等。

5. 关键事件法（critical incidents） 由美国学者弗拉赖根和贝勒斯在1954年提出。通过对工作中最好或最差的事件进行分析，对造成这一事件的工作行为进行认定进而做出工作绩效评估的一种方法。当护士的某种行为对部门的工作和效益产生重大的积极或消极影响时，护理管理人员应及时记录。这样的事件被称为关键事件。这里的关键事件描述的重点必须是具体行为，而不是对模糊人格特质的定义。关键事件法有助于为员工提供丰富的行为榜样，有助于员工知晓符合要求的行为及需要改进的行为。

6. 360度绩效考核法 又称360度反馈（360 - degree feedback）、全方位考核法（full - Note circle appraisal），是由被评价者的上级、同事、下级或客户以及被评价者本人从多个角度对被评价者工作业绩进行全方位衡量并反馈的方法。360度绩效考核法与传统评价的本质区别是扩大评价者的范围和类型，从不同层次的人员中收集关于护士的绩效信息，由此保证了评价的准确性、客观性。缺点：考核成本高，由多人共同考核导致的成本上升可能会超过考核本身所带来的价值。360度绩效考核法见图5-2。

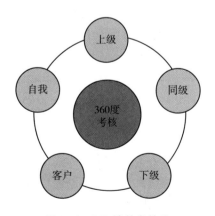

图5-2 360绩效考核法

7. 平衡计分卡（balanced score card，BSC） 是一种全面的绩效考核体系，通过财务、客户、内部运营、学习与成长四个方面来设定适当的目标值，赋予不同的权重，从而形成全面完整的绩效考评体系。其中，财务目标是组织的最终目标，客户评价是关键，内部运营是基础，学习与成长是核心。以 BSC 为基础的绩效考核体系由四个程序组成：说明愿景、上下沟通、业务规划、反馈与学习。BSC 迫使管理者将所有的重要绩效指标放在一起综合考虑，能随时观察某一方面的改进是否影响和牺牲了另一方面的绩效，从而提高组织发展的整体协调性。

三、绩效管理的程序

绩效管理是一个系统的过程（图5-3）。完整的绩效管理系统由绩效计划、绩效实施、绩效评价、绩效反馈、绩效改进和结果应用六个环节组成。

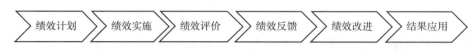

绩效计划　绩效实施　绩效评价　绩效反馈　绩效改进　结果应用

图 5-3　绩效管理系统组成

（一）绩效计划

是整个绩效管理的起点，是确定组织对员工的绩效期望并得到员工认可的过程，包括绩效目标制定和考核指标制定。绩效目标制定既要量化、切实可行，以便进行考评和反馈，又要增加护士对履行目标的承诺度，使护士有机会参与到确定绩效目标的过程中。因此，在制定护理绩效计划时，应以具体护理岗位职责为依据，与护士共同确定绩效考核目标和标准，并对目标进行动态调整。

绩效考核指标的制定包括被评价者应该做什么和做到什么程度两个方面。主要包括工作职责、工作的质和量及相关的指标，考核有相应具体工作的指标要求和标准描述。此外，各项评价指标对护理工作的影响程度存在差异，因此应给予每个护理岗位职务的各项评价指标不同的权重系数，以反映各护理工作要素的相对重要程度。

（二）绩效实施

是护理管理者通过对护士工作行为和过程的指导、监督和反馈，根据实际情况不断调整绩效计划的过程。绩效实施工作内容有两个：一是持续的绩效沟通；二是随时记录工作表现。绩效管理过程就是护理管理者持续不断与护士交流的过程，通过充分坦诚地沟通，指出护士优缺点，并不断给予指导，实现帮助护士更好地提高工作绩效的目的。

（三）绩效评价

是绩效管理中的关键环节，是指按照绩效计划中确定的绩效目标和考核标准，通过一定的考评方法和工具，评价护士实际工作绩效的过程。包括工作结果和工作行为评价两个方面，其技术含量最高、操作难度最大，应注意以下问题。

1. 客观公正，明确考核标准、严肃态度、严格制度、方法程序科学等。

2. 考评内容基于本职工作。

3. 考评的实施必须由被考核者的"直接上级"进行。

4. 结果公开。

（四）绩效反馈

指在绩效周期结束时让医院和护理部门了解护士整体的绩效水平，让被考核护士了解自己的工作情况，促进管理者与护士一起分析工作中存在的不足以及确定改进的措施。其重点是既强调护士工作表现中的积极方面，又必须对护士工作中需改进的方面进行讨论，并共同制定今后的改进计划，持续提高护理工作绩效。绩效反馈有多种途径，绩效面谈是最直接、最有效的方法。

（五）绩效改进

在绩效评价和反馈后，针对存在问题，制定绩效改善计划和方案，提高护士的行为、能力和素质，持续改进护理绩效。绩效改进需要管理者和护士共同分析绩效评价结果，量身定制培训和辅导方案，协商下一个绩效周期的目标与标准，落实绩效改进计划。

（六）结果应用

绩效结果如何应用决定绩效管理是否成功。绩效结果运用不合理，就不能对员工绩效改进和能力提升起到充分的激励作用。在绩效管理中必须把绩效评价与护理人力资源管理的其他环节有机衔接，将评价结果运用到薪酬分配、职务调整、培训与开发等。

第五节　护理薪酬管理

在人力资源管理中，绩效管理是核心，薪酬管理是关键。薪酬管理不仅关系到每个护士的切身利益，且与部门的发展紧密相关，也是医院吸引、激励和留住有能力的护理人才的关键要素。薪酬管理是一个复杂的系统工程，我们要用系统观的思想来指导薪酬管理，用系统论的观点来完善薪酬管理体系，从而有效调动护士的工作积极性，这是现代医院护理薪酬管理的必要手段。

一、薪酬管理的相关概念与功能

（一）薪酬管理的相关概念

1. 薪酬（compensation）　又称薪资或待遇，指雇员作为雇佣关系的一方，通过劳动或工作获得的各种直接和间接的货币回报。

2. 薪酬管理（compensation management）　是组织在发展战略的指导下，综合考虑内、外部各种因素的影响，确定薪酬体系、薪酬水平、薪酬结构和薪酬形式，并进行薪酬调整、薪酬控制的整个过程。

（二）薪酬管理的功能

薪酬的基本功能是满足人们受雇于组织获得补偿的动机，从而使雇员的行为与组织目标一致。其包含了维持自身衣食住行等基本生存需要，实现劳动力的再生产和人力资本增值的保障功能；激励评价员工的工作绩效，促进工作质量提高的激励功能；实现人力资源合理流动和配置的调节功能；交换员工劳动成本投入的增值功能；补偿员工的劳动付出，获得保障、社会关系及尊重的补偿功能。薪酬管理不仅能够合理控制人工成本，保证医院竞争力，也可对员工的贡献给予相应的回报，激励保留员工；还可以通过薪酬机制，将短、中、长期经济利益结合，促进医院与员工结成利益共同体。

（三）薪酬形式与分类

1. 薪酬形式（forms of compensation）　指工作报酬的各种表现形式，包括直接现金形式获得的报酬（如基本工资、绩效加薪、激励工资）、间接以福利方式获得的报酬（如养老金、医疗保险、休假等）。

（1）直接经济薪酬（direct financial compensation）：指组织以工资、薪水、佣金、奖金和红利等形式支付给员工的全部薪酬。直接经济薪酬又可以分为固定薪酬和浮动薪酬。

1）固定薪酬：又称基本薪酬，是指组织向员工支付的、相对稳定的报酬，一般包括基本工资、津贴和福利等。大多数情况下，组织是以员工所承担工作的重要性、难易度、责任大小或者对组织的价值来确定的。

2）浮动薪酬：又称可变薪酬、绩效薪酬，是薪酬体系中与绩效直接挂钩的经济性报酬，随员工努力程度和工作绩效的变化而变化。主要包括奖金、佣金等短期激励手段和员工长期服务年金、职工股票等。浮动薪酬与"绩效"挂钩，因此对员工具有很强的激励作用。

（2）间接经济薪酬（indirect financial compensation）：又称福利，包括直接经济薪酬以外各种形式的经济补偿，如组织为员工提供的各种福利、保险、休假等内容。

2. 薪酬分类　薪酬主要分为两类：总体薪酬（total compensation）与相关性回报（relational returns）。总体薪酬包括经济性的报酬和非经济性报酬两部分。相关性回报包括学习机会、社会地位、富于挑战性的工作等，是从心理学角度对薪酬的分类。

二、薪酬管理的原则与影响因素

（一）薪酬管理的原则

薪酬管理是人力资源管理的核心。薪酬设计直接关系到护理人员的工作积极性和医院人工成本。薪酬的重要性和职能决定了薪酬管理的意义，良好的薪酬管理体系有助于医院发展及医院人事管理。因此，遵循一定的薪酬管理原则，才能有效地激励护理人员。

1. 公平原则　公平是薪酬管理的基础。医院的薪酬系统所体现的护士薪酬水平应与护理岗位的工作性质、工作数量与质量相匹配。公平包括两层含义：客观公正性和主观公平感。护士的公平感受主要体现在以下几个方面：护士对本医院分配机制和人才价值取向的感受，将个人所获报酬与本医院其他类似岗位的报酬相比较产生的感受，对组织薪酬制度执行过程的严格性、公正性、公开性所产生的感受，对最终获得具体薪酬数额多少的感受。

2. 激励原则　医院内部各类护理工作岗位、各级护理职务的薪酬水准上有适当差距，真正体现护士的薪酬水平与其对医院和部门贡献的大小密切相关，使医院的薪酬系统充分发挥激励作用。科学的薪酬系统是增强护士职业责任感，调动工作积极性的动力，是不断激励护士掌握新知识，提高业务技能，创造更好工作业绩的保障。

3. 经济原则　医院在进行薪酬设计时必须考虑医院的运作情况。医院在确定各级人员的薪酬标准时，从医院的整体情况出发，考虑自身的实际支付能力。

4. 竞争原则　医院护士的薪酬标准在社会上和护理人才市场中具有吸引力，才能使医院招聘到需要的护理人才，同时留住优秀的护理人才。薪酬水平的高低直接决定其所能吸引到护理人才的能力和技术水平的高低。较高的薪酬水平可以吸引和留住优秀的员工，但是人力成本在组织总成本中所占的比例也不宜过大。

5. 合法原则　是医院薪酬管理的最基本前提，要求医院在制定护士薪酬制度、设计薪酬方案时要按照国家现行人事、劳动与社会保障政策、法律法规。医院的薪酬体系只有在合法的前提下，才能对护理人力资源的薪酬管理起到促进作用。

（二）薪酬管理的影响因素

1. 政府的政策、法律和规章　国家和地区的薪酬政策是医院制定薪酬方案的重要指导方针和政策。2008 年国务院通过并颁布的《护士条例》，明确要求保障护士合法权利和薪资待遇，规定护士义务，以立法的形式强调医疗卫生机构配备护士的数量不得低于国务院卫生主管部门规定的护士配备标准。2023 年颁布的《事业单位人事管理条例》对员工工资福利和社会保险做出了相关规定。政府可通过建立和完善劳动力市场、调节劳动力供求关系、利用税收政策、使用立法来规范和约束护理人员的薪酬水平及其分配形式，并以此调控护理人员的工资水平。

2. 护理岗位价值　各种护理岗位由于其价值不同，会形成不同的薪酬水平。岗位责任的大小、工作的复杂性、工作的风险程度、工作质量要求的高低、工作量的大小等因素都是确定护士薪酬水平的基本要素。2020 年《国家卫生健康委办公厅关于进一步推进"互联网 + 护理服务"试点工作的通知》拓宽了护士的职业路径及薪酬来源。

3. 护士个人条件

（1）护士的资历和经验：护士在医院和部门工作时间的长短及经验多少是影响薪酬水平的因素之一。在制定护士薪酬政策时，要综合考虑护士的资历和经验，工作年限是医院对护士累积贡献的补偿；工作经验对护士完成任务，减少消耗，节约成本有直接作用。

（2）护士的能力与素质：高薪酬是组织补偿护士在学习知识和技术时所消耗的时间、体能、智慧、心理压力等直接成本，以及因学习时间长于其他护士导致收入减少所造成的机会成本。本科护士比攻读硕士、博士学位的护士学习时间短，先工作，先收入，但收入的起薪水平一定低于硕士、博士毕业的护士；同时，高技能与高训练水平的护士薪酬水平应高于相对技能和水平较低的护士。因此，高技能、高训练水平护士给予高报酬的薪酬制度具有激励作用，能促使护士不断学习新知识、新技术，提高工作能力和劳动生产率。

4. 医院的经济效益、薪酬政策和护理人员的配置　医院的经济效益对护士的薪酬有重要的影响。2000 年，中共中央组织部、人事部、卫生部在《关于深化卫生事业单位人事制度改革的实施意见》中指出：有条件的、经费完全自给的卫生事业单位，应在坚持工资总额增长幅度低于经济效益增长幅度，职工实际平均工资增长幅度低于本单位劳动生产率增长幅度原则的前提下，确定工资分配办法。因此，在一定程度上，公立医院的经济效益对医务人员的薪酬水平具有决定性的作用。同时，医院的薪酬政策直接影响和决定护理人员薪酬的水平、分配形式、不同职位的薪酬差距水平和各种薪酬的构成比例。然而，医院护理人力资源数量和质量的总体水平及配置有效性，决定该医院护理劳动生产率的高低，间接影响医院的产值和经济效益水平，进而影响医院总体的薪酬水平。

5. 外界环境　外界各种环境对医院的运转和有效地生存都具有直接的影响作用。因此，医院的薪酬管理制度和体系必须结合外在条件的实际情况。外界环境因素主要包括经济、政治、社会、科技、服务、需求及市场发展环境等。

三、薪酬管理的程序

岗位薪酬管理是以岗位为基础确定薪酬水平的系统方法。岗位薪酬的特点是"按职定薪，岗酬对应"，很少考虑护士个人的因素。基于护理岗位的薪酬管理应该包括以下步骤：工作分析、岗位评价、建立职位结构、薪酬调查、岗位定薪。

（一）工作分析

工作分析是确定薪酬的基础。医院结合服务目标，对各种护理岗位的服务范围和工作项目进行分析，确定岗位职能和任职条件，在此基础上制定护理职位（岗位）说明书，为薪酬水平的确定提供依据。

（二）岗位评价

岗位评价是以护理职位（岗位）说明书为基础，以各护理岗位的工作内容、技能要求、责任大小等为依据，确定每个护理岗位本身的价值及其对医院的贡献度。

（三）建立职位结构

根据岗位评价的结构，系统地确定各护理岗位之间的相对价值，并以此进行排序，建立护理职位结构。

（四）薪酬调查

薪酬调查是指医院通过搜集薪酬信息来判断其他同等级医院薪酬水平和高低，在此基础上为所有护理岗位确立起薪点。薪酬调查结果也可作为医院调整薪酬水平的依据。

（五）岗位定薪

根据岗位评价结果和职位结构关系，参考薪酬调查结果，确定不同护理岗位的薪酬水平。合理的实施流程和岗位职责是实施薪酬制度改革、绩效管理的基础；从实际出发、公平公开的评价原则是薪酬制度改革、绩效管理成功的保障。薪酬与绩效挂钩，运用绩效考核实现多劳多得、优劳优酬，按绩效考核结果评估、分配，才能够保障优秀医务人员的利益，从而从制度上、流程上、利益分配上打造医院"比、学、赶、帮、超"的氛围。

第六节　护理人员职业生涯管理

20世纪70年代，随着欧美部分国家的企业管理者对人力资源管理理念的深入理解，职业生涯管理的概念应运而生。管理者们意识到组织和自身可以帮助员工在组织内部实现个人目标，并认为员工的职业满意感对组织的生存和发展有促进作用。护士的职业生涯管理是护理人力资源管理的重要部分，通过制定职业生涯规划等活动，可以实现护士个人、医院和管理者之间的动态协调发展。

一、职业生涯管理的相关概念与理论

（一）职业生涯规划的相关概念

1. 职业（career）　是一个人在他（她）生涯历程中选择从事工作的行为过程。

2. 职业生涯　个体获得职业能力、培养职业兴趣、进行职业选择、就职，到最后退出职业劳动的完整职业发展过程。

3. 职业规划（career planning）　是指个人对自身的主客观条件，如能力、兴趣等进行深入的了解、分析和总结后，明确最佳职业奋斗目标，并制定一系列计划和安排来实现这一目标。

4. 职业发展（career development）　是组织为帮助员工获取目前及将来工作所需的技能和知识，确保在需要时能得到具备合适资格和经历的人员而采取的措施。

5. 职业生涯管理（career management）　是组织和员工对个人职业生涯的发展与变化进行管理。职业生涯管理分为个人职业生涯管理和组织职业生涯管理。①个人职业生涯管理：以实现个人发展的成就最大化为目的，通过对个人兴趣、能力和个人发展目标的有效管理实现个人的发展愿望。②组织职业生涯管理：最终目的是通过帮助员工的职业发展，以求组织的持续发展，实现组织目标。

6. 护理职业路径（career pathway of nursing）　是组织为本单位护士设计的职业发展路线。护理职业路径在于使护士的职业目标和发展计划与医院护理岗位的需要结合起来，有利于双方的共同发展。

7. 职业动机（career motivation）　指个体希望从事某职业的态度倾向性，即个体对某一职业的愿望和向往。

8. 护士职业素质（nursing professional diathesis）　是指驱动护士胜任工作、创造良好工作业绩的各种个性特征的总和。护士职业素质包括个人品质、工作态度、价值观、自我形象、专业知识和技能等要素。

（二）职业生涯管理的相关理论

1. 本勒的"从新手到专家"的五级进阶模式　美国护理理论家本勒（Patricia Benner）认为护士专业技术的获得和发展要经历从"新手到专家"的五级进阶模式。

（1）新手：刚从学校毕业进入临床护理岗位，缺乏经验，主要依赖操作规程和规章制度进行临床实践。

（2）初学者：随着临床经验的积累，会逐渐适应护理工作。能依经验、直觉思考，解决一些实际问题，但独立完成事务的能力有所欠缺。

（3）胜任者：具备2~3年实践经验，能够独立、高效地完成工作，能接受更高层次的挑战，并且能够指导和帮助新护士。

（4）精通者：对护理工作具有预见性，有决定和评断能力。能轻松应对工作并有长远的职业目标和更高的职业发展追求。

（5）专家：有丰富的临床护理实践经验，决策过程直觉化，能迅速准确地应对新挑战和未预见的情况。

2. 斯蒂芬的职业生涯发展阶段理论　美国管理学和组织行为学专家斯蒂芬·罗宾斯（Stephen Robins）认为人的职业生涯包括职业探索、职业建立、职业发展、职业成熟、职业衰退五个阶段。对大部分人来说，职业探索阶段开始于学校教育并延续至初次工作，在此阶段，个人开始形成对职业生涯的预期。进入职业建立阶段的人员开始接受磨炼、经历试错过程，通过反馈调整行为和策略，以提高工作绩效和适应性；进入职业发展阶段的人员表现出较高的工作效率和质量，根据个人努力程度，其绩效水平会持续改进。职业成熟阶段的人员积累了丰富的经验并获得广泛认可，开始承担更大的责任。随着年龄增长和身体条件变化，职业衰退阶段逐渐到来，此时，个体可能需要转向较为轻松的角色。

3. 施恩的职业锚理论　美国著名职业指导专家埃德加·施恩（Edgar Schein）在其长达10 年的研究中提出了职业锚理论。职业锚（career anchor）即个人在实际工作经验中形成的、能够带来自我满足感和价值实现的长期职业定位。虽然职业锚代表了相对稳定的职业倾向，但也会随个人成长和环境变化而有所调整。施恩将职业锚划分为五个主要类型：

（1）技术/功能型职业锚：强调实际技术/功能等业务工作，重视个人在专业技能领域的进一步发展。

（2）管理型职业锚：追求承担管理责任，重视晋升和收入，具备将分析能力、人际关系能力和感情能力相结合的技能。

（3）创造型职业锚：这类人充满强烈的创造欲和冒险精神，追求创新突破。

（4）安全稳定型职业锚：追求稳定工作环境，依赖组织，遵循组织要求。

（5）自主型职业锚：崇尚工作自主，追求自由的工作环境，能充分发挥个人的职业能力。

二、护理人员职业生涯管理的原则

（一）个人特长和组织社会需要相结合原则

职业生涯规划应使个人优势与组织需求相匹配，找到最佳契合点，确保双方共同发展。在了解个人特点与优势的基础上，全面分析环境、客观条件和组织需求，确定合适的职业定位。

（二）长期目标和短期目标相结合原则

目标设定在职业发展中至关重要，明确的目标能提供动力和方向。通常目标的设置以短期 <3 年，中期 3 ~ 5 年，长期 5 ~ 10 年为一个阶段。长期目标指引方向，短期目标保障实现。长短期目标的有机结合将助力个人职业生涯目标的实现。

（三）稳定性与动态性相结合原则

经验积累和知识沉淀是人才成长中不可或缺的部分。职业生涯发展需要一定的稳定性，但人的发展目标并非一成不变，应根据内外环境的变化灵活调整发展规划。

（四）动机与方法相结合原则

职业发展需明确发展目标与动机，结合环境和条件选择合适的道路，科学合理的发展方案有助于避免职业发展中的障碍，确保职业发展计划的实施，提升护士个人的职业素质。

三、护理人员职业生涯管理的程序

（一）自我评估

自我评估又称自我剖析与定位，评估内容包括：个人兴趣爱好、人生观、价值观、心理承受力、主要优缺点、掌握的专业知识与技能等。通过对职业发展相关因素的评估，确定职业发展定位，选择适合的职业目标，如专科护士、护理教师等。

（二）内外环境评估

护士在进行职业生涯管理时，需要分析各种环境因素，如社会发展规划、经济发展规划、人力发展规划、科技发展前景、组织环境、家庭期望等。了解这些因素有助于在多变的环境中抓住职业发展机遇。

（三）选择职业发展路径和方向

职业发展路径和方向应基于个人和环境评估，并根据评估结果调整职业定位。假若自我选择路径与自身条件、环境不匹配，将难以达到理想的职业巅峰。因此定位职业方向时，要明确自我希望发展的途径，适合从哪一条途径发展，能够从哪一条途径发展。

（四）确立个人职业生涯目标

职业生涯目标需符合个人特性和优势，要高度适中且清晰明确，并具有可衡量性。同一阶段目标设定不应过多，以 2~3 个为宜，以免分散精力。在护士职业规划中，要根据个体差异设定目标，结合长期、中期和短期目标，促进持续发展和进步。

（五）制定行动计划与措施

职业目标的成功达成实质上是通过个体采取的一系列积极主动的行为实践和高效的战略策略共同作用的结果。护士需在日常工作表现优秀的同时，积极拓展个人发展，如提升学历、丰富经验等，还要平衡职业发展与生活、家庭的关系。

（六）评估与调整

在实现职业生涯目标的道路上，由于内外部环境的动态变化与不确定性，个体可能遭遇各种阻碍。为确保职业发展计划的有效实施，要定期评估职业发展进度。根据反馈结果，不断优化调整职业选择、终生目标、职业发展路径和人际关系等内容。

本章小结

思考题
1. 试述绩效考核常用的测量方法有哪些？
2. 医院护士绩效管理必须遵循哪些原则？
3. 护士培训应遵循的原则是什么？

更多练习

（秦元梅　杨艳明）

第六章　领导职能

学习目标

1. 素质目标

具备现代管理理念，提高自身的职业素质；养成严谨务实的工作态度，拥有较强的团队意识，学会利用团结协作达成组织目标。

2. 知识目标

（1）掌握：领导、激励、压力管理等相关概念。

（2）熟悉：沟通的方式与渠道，授权的过程及方法。

（3）理解：领导者影响力的应用及领导行为理论。

3. 能力目标

（1）能够结合临床实践，提升自身护理领导能力。

（2）能根据实际情况分析沟通障碍，灵活运用沟通的技巧，分析冲突产生的原因及正确选择冲突策略。

（3）能正确运用压力管理方法缓解护士压力。

案例

【案例导入】

王护士长如何提高领导能力

王丽5年前护理学专业本科毕业后入职某三甲医院心胸外科，业务水平不断提高，疫情期间，坚持在一线工作，逐渐成为医院骨干力量。今年医院心内科病房的护士长由于工作调动，导致护士长职位空缺。王丽经过民主投票、考试等环节最终获得该职位。由于科室的护士对王丽并不熟悉，而且心内科和心胸外科的操作流程还不一样，因此她在工作中各项操作流程总是出错。此外，尽管她积极尝试与同事们沟通交流，但彼此间仍然存在距离感，这让她感到无力，不知道如何去解决，并开始怀疑自己的能力是否能胜任护士长一职。

【请分析】

王护士长应该如何解决操作流程不规范这一问题？如何缩短与同事间的距离感？如何提高自己的领导能力？

【案例分析】

领导职能是联系计划、组织、控制等各项管理职能的纽带，直接关系到组织绩效的高低。随着护理学科的发展，在护理实践中越来越重视人的管理，其中，领导职能显得越发重要。护理管理者要深刻理解领导的含义，在护理管理实践中充分发挥领导职能，调动护理人员的工作积极性，为实现组织目标共同努力。

第一节 概 述

一、领导的相关概念

（一）领导力

关于领导力（leadership）的概念，不同学者对其有不同的理解。不过，大多数学者都认为，领导力是管理者通过激励、指导、影响下属在特定环境下实现组织和集体目标的行为过程。这些环境被定义为允许下属在此环境中发挥身心潜能的环境因素。人际关系是领导力的基础。

（二）领导者

领导者是一种社会角色，是通过法律手段被正式社会组织任命的个人或团体，以履行特定的领导职能，掌握特定的权力，并承担领导责任。领导者处于核心地位，是领导行为的体现，并积极参与领导活动。在一定环境条件下，领导者凭借由职权和自身内在素质所形成的影响力带领被领导者共同实现组织或集体目标。

（三）被领导者

被领导者（follower）即领导者的下属、追随者或被影响者，是领导者执行职能的对象，但并不是单纯意义上的被支配者，被领导者的个性、专业能力、对待工作的态度都会对领导过程产生影响。领导者和被领导者相互依存、互相影响。因此领导是二者之间互动的动态过程。

二、领导与管理的区别和联系

在日常生活中，人们通常把领导和管理当作同义词来使用，认为领导就是管理。但事实上，领导和管理之间既有联系又有区别。

（一）领导与管理的联系

1. 领导是管理职能之一　在管理职能尚未清晰的时代，领导与管理没有明确的分离。随着管理学的不断发展，二者间的关系得到进一步的明确，即管理是领导的母体。

2. 领导和管理具有复合性　一方面体现在主体身份上。在组织中，管理者履行包含领导职能在内的各项管理职能，所以在管理者的行为中，很难将领导活动和管理活动严格区分，管理者和领导者的角色往往重叠，一般情况下管理者也是领导者。另一方面体现在活动性质上。在组织中，两者都是通过影响他人的活动，来实现组织目标的过程。

3. 领导和管理相辅相成　只有做出明智的领导选择，才能实现管理活动的预期目标；只有提供管理完善的支持，领导行动才能取得成功。只有将正确的领导与称职的管理相结合，才能取得良好的结果。

（二）领导与管理的区别

1. 职权来源不同　管理者大多是由上级任命，与被管理者属于从属关系，拥有职位上的正式权力。而领导者既可以是组织任命，也可以是具有个人魅力而拥有影响力的人。

2. 实践对象不同　具体的个人或群体是领导的实践对象，而具体的规则或方法则是管理的实践对象，包括团队中的人、物品、时间等。领导是通过影响下属来实现目标，而管理是通过对资源的合理安排来完成目标。

3. 功能不同　领导是为活动指明方向、目标，创造一个良好的内在环境，充分发挥每个成员的创造性、调动他们的积极性从而实现目标。管理是为活动选择正确的方法、计划、组织、领导及控制，合理分配资源，提高管理效率。

4. 活动方式不同　领导具有一定的灵活性和创造性，不拘于一定的规章制度，通过激励、期望等方式影响下属。管理则是贯彻行为准则，具有规范性、程序性的特点，通过指示、监督、考核等方式提高工作效率。

5. 目标不同　领导的目标是整体性的、抽象的，具有战略性，侧重于人事上的调动以及重大方针的决策，关键在于借助与团队成员的有效沟通及激励，促进全员协同，以达成组织预定的目标。相比之下，管理的具体任务则聚焦于清晰、明确的方针实施与执行层面，重点在于使下属服从于组织安排，以达成组织目标。

6. 评价标准不同　评估领导活动的核心指标是其领导效能，这涵盖了领导行为带来的成果与效率，以及在决策过程和时间管理上的效能。至于管理活动的评判，则通常依据其效率与效果，倾向于采用客观、量化的指标来进行衡量。

三、领导者的影响力

领导者的影响力涉及个体在社交互动中，塑造和调整他人心理状态及行为方式的力量。具体到领导者，其影响力体现在领导过程中，能够积极引导并促成被领导者心理和行为向预期方向变化的能力。按照影响力的构成可以分为两大类：即权力性影响力和非权力性影响力。

（一）权力性影响力

权力性影响力（authority power）指的是领导者凭借其职位、地位赋予的正式权力，强制下属遵从的能力，这种影响力带有强制色彩且往往不容拒绝。权力性影响力主要来源于职位权力。例如突发公共卫生事件期间，护士长要求某护士在休假期间回院工作，虽然该护士心中可能不情愿，但是也要服从安排。权力性影响力由以下三种因素构成。

1. 职位因素　领导者因占据特定职位而获得组织授权，赋予了他们对下属实行指挥的权力。一般而言，领导职位越高，所拥有的权力层级越显著，下属的敬畏程度也随之增加，进而增强了领导者的影响力。如护理部主任的影响力就要大于护士长的影响力。

2. 传统因素　历经数千年的社会发展，形成了这样一种普遍看法：领导者应当是超乎常人之上的，他们要么手握重权，要么才华横溢，甚或两者兼具。这一观念深深植根于公众对领导者的传统认知中，故遵从领导的意愿渐渐演变为了一种深入人心的传统思维模式。

3. 资历因素　领导者的资历，即其资格和经验的积累是一个重要因素，它在某些程度上左右着其影响力的大小。领导者资历越深越容易使下属对其产生敬重感。一名有着多年临床经验的护士长，要比新上任护士长的影响力大，也更容易服众。

（二）非权力性影响力

非权力性影响力是指由领导者的自身素质和现实行为形成的自然影响力。它主要来源于领导者自身的学识修养、工作能力、个人魅力等个人权力。它的特点在于自然性，不具备职位权力所赋予的强制性，它比权力性影响力具有更大的力量。非权力性影响力主要由以下四种因素构成。

1. 品格因素　品格是一个人的基本素质，是一个人的行为举止、道德标准和行为方式的综合体现。领导者的品格集中体现在领导者的言行之中，是构成非权力性影响力的前提因素。一个品格优良的领导者，往往具备较强的吸引力、号召力，可以通过自身的行动来影响周围的人和事，进而引起下属的纷纷效仿，成为下属的榜样。有道是"其身正，不令而行；其身不正，虽令不行"，就是这个道理。因此，护理管理者要注重自身的品格修养。

2. 能力因素　领导者的能力主要通过其工作业绩和解决实际问题的成效来体现，包括科学决策能力、解决问题能力、调动组织积极性的能力等，是非权力性影响力的核心因素。一个有能力的领导者会激发下属的斗志，在实际工作中增强下属的信心，使其对领导者产生钦佩感，自觉自愿地服从、拥护领导者的决策。

3. 知识因素　知识不仅包括专业知识，还包括思想政治知识、文化知识等，这是非权力性影响力中的关键因素。领导者只有拥有足够的知识体系才能更好地指导实践，做出正确的战略决策。当一位领导者的知识和才能与其所任职位不符时，不仅无法做出合理决策，也无法有效地实施科学管理，甚至连日常管理任务都难以胜任。在这样的情况下，下属往往不遵从指令，更谈不上对领导产生敬佩或被其吸引。

4. 情感因素　是指领导者能在工作生活中体贴关心下属、多与下属进行交流沟通、平易近人、设身处地地理解下属的心理压力并尽力解决，使下属产生亲切感的影响因素，这是非权力性影响力的主要因素。一个成功的领导者，不仅要立之以德、展之以才，还要动之以情、以情感人。情感是顺利开展管理工作的润滑剂，在实践活动中，领导者如果与下属关系紧张，则难以开展工作。如护士长在临床工作中经常关心每位护士的需求，合理排班，将有助于提高工作效率，营造和谐的工作氛围。

四、领导的作用与领导效能

（一）领导的作用

1. 指挥引导作用　指挥引导是指领导者通过示范、说服、命令等途径引导和规范个人或团体的思想和行为，努力完成各项工作，实现组织既定目标。

2. 沟通协调作用　组织中每个成员都有自己的想法及办事方式，因此会产生许多矛盾和冲突，影响工作效率。为避免矛盾冲突的发生，需要领导者不断地协调沟通，让下属更清晰地了解组织的既定目标以及工作计划。除此之外，领导者也需要不断了解下属的想法及问题，这样可以拉近彼此间的距离，使下属能更有效地实现组织目标，增强组织凝聚力。

3. 激励鼓舞作用　领导的实质是影响别人的过程，是一种人与人之间的互动过程。在这个过程中，每个成员需要为了同一个目标而不断努力奋斗。因此，工作目标不仅需要引起组织中成员的兴趣，而且该目标还应与每个成员的需求密切有关。这就需要领导者在充分了解下属后，制定一系列的激励手段，促使目标与下属的需求紧密相连，从而调动下属的积极性和创造性，提升办事效率。

（二）领导效能

1. 概念　领导效能（leading efficiency）指的是领导者在执行领导职责过程中的行动力、工作表现及其成果。具体体现在达成组织目标的能力，以及在此过程中所展现出的领导效率与成效的全面总结。

2. 领导效能的构成因素　①领导能力：是领导者执行职权，制定决策，完成领导任务的能力，它与领导者的知识、品格、经验等有关。②领导效率：即完成领导任务的速率与所耗时间的比例，强调在限定时间内完成既定质量和数量任务的能力。它与被领导者的能力水平、工作态度及顺从度紧密相关，间接体现了领导者影响力的强度。③领导目标：作为实现领导效能的基础条件，领导目标的重要性在于，它是评估领导效能最关键的标准，即实际达成的领导目标程度如何。④领导效益：这是领导活动结局的总括，具体表现为领导活动投入与产出的比例。效益范畴广泛，涵盖经济效益、政治效益、文化效益、人力资源效益和社会效益等多个维度，是一个全面衡量领导活动成果的综合性指标。

3. 领导效能的测评　是一个对领导者的领导能力及领导活动效果进行综合评价和测试的过程。定期测评不仅有助于领导者及时改变自己的领导方式，提升领导能力，而且可以更公平、公开地对各级领导者进行选拔和培养。测评应该包括德、能、勤、效四个方面。在测评过程中应遵循的原则包括：①公平公正原则。②统一规范原则。③客观公正原则。④静态测评和动态测评相结合原则。⑤定性测评和定量测评相结合原则。⑥整体测评和局部测评相结合原则。

 知识拓展

马丁·路德·金

马丁·路德·金（Martin Luther King, Jr），1929 年 1 月 15 日出生于美国佐治亚州，是一位牧师、社会活动家和人权领导者。他的领导才能和非暴力斗争立场让他成为美国民权运动的核心人物。作为一位优秀的领导者，马丁·路德·金有着清晰的愿景和使命。他梦想着一个没有种族隔离和不平等的美国，并努力争取黑人和白人能够和平、公平地共处。他的使命是为黑人争取平等权益和机会，并消除种族隔离的现象。因此，他始终为着这一目标而努力奋斗。1963 年，马丁·路德·金在华盛顿演讲中发表了著名的"我有一个梦想"演讲。这不仅是他的标志性作品，也是美国历史上最伟大的演讲之一。他的演讲激励、鼓舞了数百万人，并成为美国民权运动取得成功的动力之一。

第二节　领导理论

一、领导特质理论

领导特质理论（traits theory of leadership）又称领导特质理论，核心在于深入分析卓越领导者内在的个性特点，并研究这些特质如何关联到他们的领导行为及其产生的效果。20世纪 20—30 年代，有关领导的研究侧重于研究领导者所具备的特质。该理论的出发点是通过比较优秀的领导者与差的领导者之间在内在品质上的区别，来推断优秀领导者应具备的特质。

（一）领导个人因素论

美国管理学家拉尔夫·斯托格迪尔（Ralph Stogdill）在查阅了大量与优秀领导者特质有关的研究和相关文献后，提出了领导个人因素的理论和观点。并将领导者的特质系统地分为六大维度，共计 42 项具体特性。

1. 五项生理特质　涵盖精神状态、外貌体态、身高体型、年龄阶段、体重健康。

2. 两项社会背景特质　包括社会经济背景与教育程度。

3. 四项智力或认知特质　体现为决断力、语言表达流畅、广博的知识基础及出色的判断分析能力。

4. 十六项个性心理特质　如适应环境的灵活性、积极的进取心态、热情洋溢、高度自信、自主不依赖、外向性格、警觉敏锐、支配控制力、主见鲜明、行动迅速与沉稳、思想独立、民主作风、不盲从、情绪调控良好及智慧过人。

5. 六项职业相关特质　责任感强、事业导向、持之以恒的努力、创新思维、坚定的执行力及深切的人文关怀。

6. 九项社交互动特质　囊括了工作能力、团队协作精神、良好的公众形象、人际关系网络建设、成熟老练、正直诚信、对权力的恰当追求、高效人际交往技巧及协同合作的能力。

（二）吉塞利的领导品质论

20 世纪 60 年代，美国著名心理学家埃德温·吉塞利（Edwim Ghiselli）通过对 300 多名中级管理人员的研究，归纳出 3 类领导特征：个性特征（P）、能力特征（A）和激励特征（M），并按各项特质在管理中的重要性分值进行排序（表 6-1）。

表 6-1　领导者个人特征价值表

素质特征重要性	重要性分值	素质特征
非常重要	100	督察能力（A）
	76	对事业成就的需要（M）
	64	才智（A）
	63	自我实现的需要（M）
	62	自信心（P）
	61	决断能力（P）
	54	对工作稳定性的需要（M）
	47	与下属的关系亲近（P）
中等重要	34	首创精神（A）
	20	对物质金钱的需要（M）
	10	对地位权力的需要（M）
	5	成熟程度（P）
最不重要	0	性别（P）

（三）鲍莫尔的领导品质论

美国经济学家威廉·杰克·鲍莫尔（William Jack Baumol）提出，一位优秀的领导者需具备以下十项关键品质。

1. **合作态度**　乐于与团队协作，擅长通过协商与感染力赢得协作，而非强制。
2. **决策智慧**　能够基于客观事实制定决策，避免主观臆断，展现出前瞻性的视野。
3. **组织才能**　擅长发掘团队成员的潜能，并有效调配人力、资源与资金。
4. **授权艺术**　在保持核心决策权的同时，适度下放权力，实现任务的分散管理。
5. **应变灵活**　面对变化能迅速调整策略，勇于探索，不拘泥于旧习。
6. **创新意识**　对新事物保持高度敏感，积极接纳新环境与新观念。
7. **责任担当**　对上级、下级及社会都展现出高度的责任感。
8. **风险勇气**　勇于面对企业低谷的挑战，有信心在逆境中开辟新道路。
9. **尊重包容**　倾听多方意见，不自视甚高，真正重视并尊重每一位下属。
10. **高尚品德**　具备为社会与组织内外人士所敬仰的道德操守。

以上这些理论在研究领导者特征时，只考虑了领导者本身，但并没有考虑到被管理者的需求，也忽视了环境条件因素，因此具有局限性。但它为培养和选拔领导者提供了一定的方向，如果领导者具备以上特征，则更加有利于管理工作的进行。

二、领导行为理论

20 世纪 50—60 年代，行为科学家和心理学家对领导的研究重点转向了领导行为的研究，着重研究和分析在领导活动中，领导者的领导风格和领导方式对领导活动结果的影响，从而发现最佳的领导方式。领导行为理论通过区分不同类型的领导行为，并细致探究这些行为的特点及其对领导成效的影响，来深入剖析各种领导方式及其相互之间的差异性。以下介绍三种有代表性的理论。

（一）领导方式论

美国心理学家库尔特·卢因（Kurt Lewin）和同事们通过研究不同的工作作风对下属行为及工作绩效的影响，发现不同领导者具有不同的领导风格，而这些领导风格对组织内成员的工作效率及团队工作的总体效益均有不同影响。该研究最终将领导者在领导活动中所表现出来的领导风格概括为三种类型。

1. 独裁式领导（autocratic leadership） 也称专制式领导，是一种独断专行的领导，靠权力和强制命令让人服从。其特点是：①独断专行，在组织需要做出决策的时候，从不听取他人意见，不与他人商量，下属只能服从，奉命行事，不具有参与决策的能力。②事先安排好所有工作程序和方法，依靠规章制度、纪律约束、训斥和惩罚使人服从。③倾向避免与下属在非正式社交场合互动，持续维持一种心理上的界限与下属保持一定距离。④权力高度集中，领导者完全掌握所有权力。

2. 民主式领导（democratic leadership） 是指通过激励与信任激发团队成员的主动性与创造力，并凭借个人的吸引力及威望赢得团队遵从的领导风格。其核心特征包括：①组织内的所有重大决策过程均在领导者的积极促进下，成为团队成员集体讨论与共识的结果。每个人都有参与决策的权力，各尽所能，分工合作。②平易近人。领导者设身处地地考虑每一个下属的个人需求，认为下属在受到适当激励后才会更积极主动地、更高效地完成本职工作。分配工作时尽量考虑到每个人的特长、能力，不安排下属的具体工作，使其在工作时具有选择性和灵活性。③领导者主动参与团队活动，旨在缩小与下属的心理隔阂，促进双方更加开放和有效地沟通交流。

3. 放任式领导（laissez - faire leadership） 采取的是一种放手管理的方式，通过最大程度地向下授权，赋予团队成员高度的自我决策权和自由度。其特点是：①这种领导行为仅考虑到了福利方面，等同于乡村俱乐部式的领导行为。②在工作时，并不进行事先安排和事后检查，权力充分授予个人，由下属自己决定目标和行为。

卢因的不同领导方式对领导活动结果影响的系列研究表明，就产量而言，独裁式领导往往能带来最高的产出，但员工欠缺责任感，管理者缺席会立刻导致产量下滑。反观质量层面，民主式领导展现出最优的工作效能，团队内部和谐，成员能自发且积极地达标，即便没有直接监督，产量也能保持稳定。然而，放任式领导在绩效上表现最弱，虽然团队关系和睦，却难以实现既定的工作目标。卢因认为，在不同的环境条件下，每种领导方式均可以获得不错的工作效果，由此可见，在实际工作中，应该根据环境情况选择领导方式，或者采取多种领导方式相结合。

（二）领导行为四分图理论

1945 年，美国俄亥俄州立大学的领导行为研究学者们首次提出了领导行为四分图理论。他们广泛搜集了下级对上级领导者行为的众多描述，汇总了超过一千条关于领导行为的要素，通过高度归纳，将领导行为简化为两大类别：一类是聚焦于任务的领导，另一类是侧重于关怀的领导。前者注重任务的达成，通过设定清晰的目标、规范、行为标准、规划、工作流程及任务分配来指导和监管下属；后者则更重视人际关系，致力于在追求目标的同时，关怀员工，构建基于信任与尊重的和谐关系，并赋予员工更多自主权。这两种领导行为模式的交织，构成了四种基本的领导风格模型：高任务高关心人、高任务低关心人、低任务高关心人，以及低任务低关心人，这一框架也被称为领导行为四分图或二维领导模式理论（two dimension theory），见图6-1。许多研究表明，高任务高关心人的领导风格，相比于其他三种更能使下属在工作中获得工作满足感，进而更高效地完成任务目标。

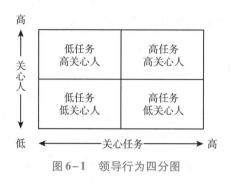

图6-1 领导行为四分图

（三）管理方格理论

基于领导行为四分图的原理，来自美国得克萨斯大学的两位管理心理学专家——罗伯特·布莱克和简·莫顿，提出了管理方格理论，并设计了管理方格图（图6-2）。在此图中，垂直轴和水平轴分别标志着领导者对员工个人福利和生产效率的关注程度。其中，数值1代表最低关注水平，而9则代表最高关注水平。整个图表由81个方格组成，每一个方格代表了"关心生产"与"关心人"这两项核心要素的不同组合比例，体现出多样化的领导方式。他们从这些组合中提炼总结出了以下五种典型的领导风格。

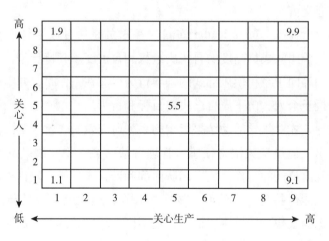

图6-2 管理方格理论模型

1. 协作式管理 即9.9型管理，方格的横纵坐标皆为高水平，代表管理者对生产任务和对人都给予了较高水平的关心。此种管理方式中，领导者和下属关系协调，能够充分调动下属的积极性，使其出色地完成任务。布莱克和莫顿认为这是最理想、有效的领导类型，但较难做到，应是领导者努力的方向。

2. 中庸式管理 即5.5型管理，方格的横纵坐标均为中等水平，表现为管理者对生产任务和人都给予适度的关心。此种管理方式中，领导者尽力保持工作任务与人的需求之间的平衡，以维持工作效率与士气。

3. 俱乐部式管理 即1.9型管理，方格的纵坐标为高水平，而横坐标为低水平，表现为管理者对人的需求给予较高水平的关心，但对生产任务关心程度较低。此种管理方式中，领导者对人高度关心，能够创造一种友好的组织氛围，领导者平易近人、和蔼可亲，但对生产很少关心，认为只要下属心情愉悦，生产效率自然会提高。

4. 权威式管理 即 9.1 型管理，方格的纵坐标为低水平，而横坐标为高水平，表现为管理者着重关心生产任务，对人的关心程度较低。此种管理方式中，领导者偏重完成任务，对生产高度关心。这种领导风格虽能提高工作效率，但不利于下属们的发展和士气。

5. 贫乏式管理 即 1.1 型管理，方格的横纵坐标皆为低水平，表现为领导者对生产任务和人均都给予较低水平的关心。此种管理方式中，领导者对工作和人都不关心，仅通过最小的努力来维持必要的工作任务及人际关系。

布莱克和莫顿认为，在 5 种典型的领导风格中，贫乏式管理效果最差，俱乐部式管理效果次之，中庸式管理和权威式管理在不同的情境下效果不同，权威式管理在短期内工作效率较高，或在任务紧急和下属素质较低时可能优于中庸式管理，但不利于组织长期发展，协作式管理效果最佳。管理方格理论为领导者正确评价自己的领导行为，培训发展管理人员，掌握最佳领导方式提供了有效的指南。

领导行为理论已经在特征理论的基础上对领导行为进行了更深入的研究，但仍然具有局限性。人们发现领导者的成功不仅仅是能够通过某些特征和表现某些行为所解释归纳的，以上几种领导行为理论，忽略了领导现象发生的环境情况，也忽略了被领导者在领导过程中所发挥的作用，因此科学家们开始研究环境因素对领导的有效性影响，并创造了一套比较完善的领导理论体系。

三、领导权变理论

（一）权变领导模型

美国心理学家和管理学家弗莱德·费德勒（Fred Fiedler）经过大量的研究创造了有效领导的权变理论。他指出，任何领导方式均可以对领导结果产生有效影响，但其有效性完全取决于是否适应所处的环境。该理论认为没有可以适应一切环境的最佳领导方式，因此在面对不同的环境时，领导方式也应随之改变。

费德勒设计并运用"最难共事者（least - preferred coworker questionnaire，LPC）"问卷进行了大量调查，并根据 LPC 量值的高低将领导方式类型归纳为任务导向型和关系导向型两种。如果 LPC 得分高，说明领导乐于与同事形成友好关系，属于关系导向型；如果 LPC 得分低，则属于任务导向型（图 6-3）。

费德勒在利用 LPC 问卷描绘领导风格后，强调需分析领导情境并确保情境与领导风格的契合。他将影响领导效能的情境因素精炼为以下三个关键维度。①上下级情感联结：涉及下属对领导者的正面情感纽带，如尊敬、信赖、拥护、忠诚、尊重、协作及友好关系，此为决定性因素。②任务结构性质：指任务与目标是否清晰界定与适宜，成员对组织目标理解的透彻度；实现途径的明确性；问题解决指引的存在与否。以及成果评估的明确性，此为第二重要因素。③领导权力基础：涉及领导者职位所带来的权威大小，以及对下属的指挥影响力，包括任免、晋升、奖惩的权限，以及自身地位与权威象征，这是相对影响较轻的因素。

快乐	8	7	6	5	4	3	2	1	不快乐
友善	8	7	6	5	4	3	2	1	不友善
拒绝	1	2	3	4	5	6	7	8	接受
有益	8	7	6	5	4	3	2	1	无益
不热情	1	2	3	4	5	6	7	8	热情
紧张	1	2	3	4	5	6	7	8	轻松
疏远	1	2	3	4	5	6	7	8	亲密
冷漠	1	2	3	4	5	6	7	8	热心
合作	8	7	6	5	4	3	2	1	不合作
助人	8	7	6	5	4	3	2	1	敌意
无聊	1	2	3	4	5	6	7	8	有趣
好争	1	2	3	4	5	6	7	8	融合
自信	8	7	6	5	4	3	2	1	犹豫
高效	8	7	6	5	4	3	2	1	低效
郁闷	1	2	3	4	5	6	7	8	开朗
开放	8	7	6	5	4	3	2	1	防备

图 6-3　LPC 问卷

　　费德勒通过结合三种情境因素，辨识出八种独特的情境类型。其中，当上下级情感、任务结构性质以及领导权力基础三者皆得明确时，构成最为有利的领导环境；相反，若这些条件均缺失，则面临最不利的情境。每种情境类型对应着最适合的领导策略，领导风格与情境特征的有效对应是提升领导效能的关键。具体而言，极度有利或不利的情境均倾向于需要任务导向型领导，强调目标达成与工作效率；而在情境条件适中的情况下，关系导向型领导更为有效，侧重于建立和谐团队关系（表6-2）。研究显示，任务导向型领导者在极端有利或不利环境下表现最优，凸显了在这种两极端情境下任务导向的重要性。反之，关系导向型领导者在中等有利情境下展现最佳效能。这一理论的实际应用价值在于，确保管理工作实践中领导风格与具体情境的精准匹配。

表 6-2　费德勒权变理论模型

对领导的有利性	有利			中间状态				不利
上下级关系	好	好	好	好	差	差	差	差
工作任务结构	明确	明确	不明确	不明确	明确	明确	不明确	不明确
领导者职权	强	弱	强	弱	强	弱	强	弱
情境类型	1	2	3	4	5	6	7	8
领导方式	任务导向型			关系导向型				任务导向型

　　费德勒强调，领导者的基本领导风格是决定领导成效的核心要素之一，这种风格与领导者个人的性格特质紧密相关，从而具有较强的稳定性。鉴于此，增强领导效能的可行路径局限于两条：要么根据当前情境需求选拔合适的领导者，要么调整情境本身以更好地契合现有领导者的风格。

　　（二）情境领导理论

　　情境领导理论，又名领导生命周期理论，起源于心理学家科曼在1966年的初步构想，后经保罗·赫塞与肯尼斯·布兰查德两位管理学家的深化与发展。该理论着重强调，领导者必须根据组织情境与下属的成熟度灵活调整其领导风格与管理策略。要实现高效管理，领导者必须具备识别并应对下属当前发展阶段的能力，即敏锐分析下属的需求与能力状态，以此为基础定制化地施以领导，即优秀的领导者在选择合适的领导方式时，不仅要考虑具体情况，也要考虑被领导者的成熟度。

　　成熟度反映了个体内在的责任承担能力与自主意愿的程度，涵盖心理层面的成熟度及工作技能的熟练度。心理成熟度高的个体展现出更强的工作自律性，对外在激励依赖减少。依据下属工作能力和动机水平的搭配差异，可将他们分类为如下四种成熟度类型。①M1 型：低能力低动机，表示低成熟度阶段。②M2 型：低能力高动机，标志着初步成熟的过渡期。③M3 型：高能力低动机，体现较为成熟的状况。④M4 型：高能力高动机，代表完全成熟状态。基于这样的成熟度划分，领导生命周期理论界定了四种适应不同成熟度水平的领导风格（图6-4）。

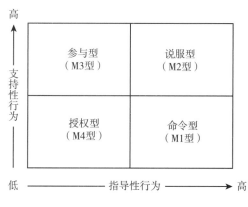

图6-4　情境领导理论模型

　　1. 命令型　适用于低成熟度（M1 型）的下属。工作能力较低且没工作意愿的下属（低能力低动机），领导者可采用高工作、低关系的命令型领导风格。这类下属在工作时没有明确目标，需要被动地去完成工作目标，即领导者需要告知他们做什么、怎么做、何时做、何地做等。

　　2. 说服型　适用于初步成熟（M2 型）的下属。工作能力较低但工作意愿较高的下属（低能力高动机），领导者可采用高工作、高关系的说服型领导风格。这类下属有工作积极性，但专业技术水平还有待提高，如刚入职的护士或实习护士，领导者可通过解释获得下属的支持和认可，并在工作中给予直接指导。

　　3. 参与型　适用于较为成熟（M3 型）的下属。有工作能力但工作意愿低下的下属（高能力、低动机），领导者可采用低工作、高关系的参与型领导风格。这类下属具有较强的工作能力但对待工作缺乏积极性，例如具有多年工作经验的护士在调到新的科室后，可能无法适应新的环境或者缺乏工作热情，导致工作效率下降。领导者应该加强沟通，了解下属心中所想，在工作上不做过多的束缚，给予其充分信任，调动下属的工作积极性。

　　4. 授权型　适用于完全成熟（M4 型）的下属。工作能力较高且有意愿投入工作的下属（高能力、高动机），领导者可采用低工作、低关系的授权型领导风格。这类下属不仅在专业领域具有较为丰富的经验，而且对待工作热情饱满。如在一个科室已经工作多年的护士，不仅熟练掌握各项护理技能，而且对待工作充满热情，领导者可以充分授权，放手让其做决定并承担责任。

情境领导理论的实际意义在于，领导者可根据下属不同的成熟程度，采用不同的领导风格。与此同时，这也启发领导者不断创造条件，引导下属由不成熟走向成熟。

（三）路径–目标理论

路径–目标理论（path–goal theory）是由加拿大多伦多大学教授埃文斯（Evans）提出，并由其同事罗伯特·豪斯（Robert House）等人进一步完善和发展。该理论是在领导理论和激励理论基础之上建立的，认为领导者的工作是利用结构、支持和报酬等，帮助下属实现个人目标，并确保他们的个人目标与组织的总体目标一致。路径–目标理论包含两个主要概念：一是确定目标方向，二是调整通向目标的路径，以确保目标实现。该理论确定了四种领导行为，供领导者根据不同的环境选择。

1. 指导型领导（directive leadership） 领导者需要明确告知下属需要完成的任务，包括做什么、怎么做、任务的时间限制等。指导型领导者能为下属制定出明确的工作标准和工作方法，并在下属完成任务的过程中，给予充分的指导。

2. 支持型领导（supportive leadership） 领导者对下属的态度是友好、平易近人的，他们关心下属的需求，工作中平等地对待下属，给予他们尊重和理解，在他们需要帮助时能够真诚帮助。

3. 参与型领导（participative leadership） 领导者能同下属一起进行工作探讨，征求他们的想法和意见，并采纳他们的想法及意见，将其融入组织决策中去。

4. 成就取向型领导（achievement–oriented leadership） 领导者信任下属有能力制定并完成具有挑战性的目标，为下属制定较高工作标准，对下属有高水平的要求，并帮助他们不断提高工作能力。

路径–目标理论提出领导方式要与情境相结合，在不同情境中根据下属特性、环境变量、领导活动结果等不同因素，采取合适的领导方式。

（四）领导理论新进展

随着学者对管理学的不断深入研究，领导理论也在不断变化发展，近年来，不同学者从领导的不同角度提出了新的看法。

1. 交易型领导理论 美国政治学家伯恩斯指出，交易型领导理论的诞生，源自个体主动与他人建立契约关系以获取有益资源的行为。1985 年后，美国著名管理学者及其同事通过深度剖析广泛的研究资料，进一步细化并丰富了交易型领导理论的内容。该理论构建了一种领导与下属间的互动模式，并将其视为一种交换过程，在此框架下，领导者确立清晰的组织愿景，实行合理任务分配，并运用激励机制，如根据工作绩效给予奖励、表彰成果，同时采取措施纠正偏差，即通过奖优罚劣的管理策略，驱动团队向预设目标挺进。在交易型领导的治理下，组织特性体现在以下几个方面。

（1）权变式奖励：交易型领导的核心在于建立一种基于绩效与奖励互换的原则。领导者通过赋予下属具有价值的资源，作为获取其忠诚与努力的条件，并明确约定，一旦下属表现出色并达成目标，将获得相应的奖励与成就认可。此乃交易型领导模式中最为动态且关键的运作机制。

（2）例外管理（主动）：领导者对不符合工作程序和标准的行为进行监督、检查，并加以改正。

（3）例外管理（被动）：领导者仅在下属行为偏离规定的情况下介入，而且倾向于在问题升级至显著程度时方才进行干预，意味着通常是问题已引起领导关注，才会采取必要的纠正措施。

（4）自由放任：领导者将责任下放、避免做出决策。在实践过程中并不对下属进行具体的工作分配，放任责任，逃避作为领导者所应承担的决策职能。

交易型领导方式因其能显著提升工作效率而广受领导者青睐。但正如俗语所云："手头若只有锤子，任何问题皆成钉。"领导若过度依赖甚至单一采用交易型领导策略，可能会诱发团队成员间的竞争与功利心态，大家仅仅聚焦于短期的效率与利益最大化，而忽视了长远的发展与价值。这不仅限制了对下属工作深层意义的挖掘，还可能削弱他们的积极性与创新精神。

2. 转化型领导理论　20 世纪 80 年代以来，一些管理学者提出了转化型领导理论（transformational leadership theory）。转化型领导是一种领导艺术，它通过鼓舞团队士气，引导成员以全新视角重审旧问题，并揭示任务的深远意义，以此点燃成员的热情与创新火花，推动实现卓越的绩效表现。此类领导者重视推广公平正义、平等和谐的价值观，并亲力亲为消除组织中的负面情绪，如嫉妒与怨恨。转化型领导者超越个人私利，运用精神动员、个人魅力、智慧启发及个性化关怀等多种策略，激励和启迪团队成员，促进其全面发展。

转化型领导的着力点由单纯的物质层面提升到了精神层面，它要求领导者具备五种新的领导技能。①预见技能：能够预测不断变化的内外部环境。②想象技能：能够帮助下属看到事业的美好前景。③价值观综合技能：把下属在心理、经济、社会地位、精神、美学和物质等方面的需求统一起来，使下属为了共同的目标、价值观而努力奋斗。④授权技能：学会将权力与下属有效分享。⑤自知与反省技能：明确自己的需求和目标，并不断了解下属的需求与目标。上述这些新的领导技能，并不是领导者与生俱来的，而是需要领导者在实践中不断学习、锻炼、培养和提高的。

因此，转化型领导能使下属更快接受和适应内外部环境的改变，在急剧复杂的环境中表现良好，当面对较困难的目标时，能够在领导者的鼓励下，以全新和多种不同的角度去解决问题。转化型领导方式能激励下属共同工作、革新组织，创造持续的生产力，促进下属的自我发展。

3. 魅力型领导理论　在快速变化的环境中，组织更期待的是魅力型领导者。成功的领导者离不开领导者自身的魅力，这已成为现代管理学家与领导者的共识。

魅力型领导理论（charismatic leadership theory）涉及领导者凭借个人非凡魅力引导团队并推动根本性组织变革的原理。自 20 世纪 80 年代起，该理论日益成为学术界研究的焦点。在全球经济一体化加速的背景下，组织面临的外部环境变化越发复杂与严峻，因而越发渴求具备魅力的领导者，他们能够凭借其革新思维和行动力，引领组织突破重围，有效应对挑战。魅力型领导者表现的特征包括以下四点。

（1）具有远见：魅力型领导者必须具备高瞻远瞩的见解。能够看到未来潜在的机遇与挑战，对环境的变化非常敏感，并能够果断采取措施以改变现状，因远大而富有想象力的目标所显现出来的魅力使其吸引更多的追随者。

（2）感召能力：魅力型领导者应具备出众的沟通能力，在向下属传递总体目标及具体实施措施时，能够妥善运用各种沟通交流技巧，并得到下属的认同。具有对现有规章制度、政策进行变革的能力；在面对困难时，果断做出判断和决策；增强下属的信心，增强团队凝聚力，引领追随者一起向总体目标前进。

（3）赢得信任的能力：魅力型领导者应有高度的个人信誉、高超的专业技能、面对困难临危不乱且能有效解决的能力。通过锲而不舍、坚持不懈地追求目标，表现其有恒心、有毅力的正直品质，以赢得下属们的信任。

（4）自信：魅力型领导者对自己的判断力和能力充满自信，充分了解自身的优势并致力于克服弱点，对自己的技术及决策力有足够的自信，这种强烈的自信心，可以使之成为组织或团队的中心。

魅力型领导者的追随者认同他们的领导者发布的任务及重大决策，表现出对领导者的高度忠诚和信任，效仿其价值观和行为。这种领导方式的优点在于，如果领导者的愿景正确，其领导力无疑是极为高效的，但这类领导者容易自我陶醉，忽略现实，对他人不敏感。魅力型领导者既能成就组织，也可能破坏组织，因此魅力型领导者的个人价值观尤为重要。

第三节　激　　励

激励是领导活动中的一项基本技能，也是领导者的常用手段。正确运用激励艺术，既可以调动下属们的积极性，也可以提高工作效率。

一、激励的概念与方法

（一）激励的概念

激励（stimulate）字面上的含义是激发和鼓励。护理管理中的激励是指护理管理者利用外部诱因来调动护士的工作积极性和创造性，激发人的内在动力，朝着既定目标前进的过程。激励机制包含五个核心构成部分：①激励发起者，指执行激励行为的领导者或组织实体。②激励对象，即接受激励并被期待产生特定行为的被管理个体。③激励目的，代表着激励方期望通过激励实现的行为成果或目标。④激励动因，涵盖了所有能够刺激对象积极投入工作的因素，如荣誉表彰、奖金激励等。⑤激励情境，这是激励活动发生的背景环境，对激励效果具有直接的影响力。

（二）激励的方法

在激励策略中，广泛采纳以下几种方法。①榜样激励策略：通过确立模范典型，领导者以身作则，激励他人效仿与追赶，营造积极向上的氛围。②目标激励机制：设定清晰目标，以此为导向，增强员工的参与感与紧迫感，驱动其奋力向前。③授权激励法：即将决策与责任授予员工，增强其责任感与价值认同。④尊重激励法：基于真诚的尊重提升个人价值感。⑤沟通激励法：通过开放交流促进理解与信任。⑥宽容激励法：展现包容性以鼓励创新与试错，均为促进团队积极性的有效手段。领导者应根据不同情境及下属的不同个人特质选择合适的激励方法，这样才能更高效地完成任务目标。

二、激励的原则与过程

（一）激励的原则

1. 目标结合原则　在激励机制中，设置目标是一个关键环节。目标设置必须同时体现组织目标和下属需要的要求。如医院护理部在制定激励措施时必须结合医院的整体目标，同时充分考虑护士的具体需求，才能达到理想的激励效果。

2. 物质与精神激励相结合的原则　人的需求包括物质需求和精神需求两个方面。其中物质需求是基础，精神需求是根本，两者结合激励才能达到激励效果。在临床实践中，护理管理者不仅要采用薪资激励，同时要关注护士自我实现的需要，给予其更多学习、提升自身的机会。

3. 引导性原则　是激励过程的内在要求。激励措施能否达到预期效果，既取决于激励措施本身，也取决于被激励者对激励措施的认识和接受程度。管理者设置实现组织目标的具体要求后，要引导并确保每位下属知晓和理解，只有双方对激励方案达成共识，才能达到激励效果，如护士长与护士进行有效沟通，明确短期内科室的预期目标，将激励方案详细解读，才能起到激励效果。

4. 合理性原则　激励的合理性原则蕴含两方面意义。首先，激励措施应当适中，与其所促成目标的实际价值紧密匹配。激励额度过慷慨，可能会削弱下属的进取心，使之视奖励为理所当然；反之，若激励不足，又会使下属感到价值未获充分认可，难以激发其积极性，因此，平衡激励的程度至关重要。其次，奖惩要公平。对于所有下属都应一视同仁，以同一标准进行惩处。

5. 时效性原则　要把握激励的时机，"雪中送炭"和"雨后送伞"的效果是不一样的。激励越及时，越有利于推动下属的工作积极性，使其创造力持续有效地发挥出来。

6. 正向激励与负向激励相结合的原则　正向激励旨在表彰那些符合组织目标期望的行为，通过奖励来强化正面行为。而负向激励则是对偏离组织目标的非期望行为实施惩处，以减少错误行为的发生。两者都是管理和引导团队不可或缺且行之有效的手段，不仅直接影响到行为个体，还会通过示范效应，对周边其他成员产生连锁反应，形成广泛的组织行为导向作用。

7. 按需激励原则　激励的起点是满足下属的需要，但下属的需要因人而异、因时而异，并且只有满足最迫切需要（主导需要）的措施，激励强度才会更大，效果才会更好。因此，领导者必须经常与下属沟通交流，深入调查研究，实时了解下属需要层次和需要结构的变化趋势，才能有针对性地采取激励措施。

8. 明确性原则　明确性原则在激励策略中至关重要，具体包括以下三个方面。

（1）目标清晰：首先要确保激励目标明确无误，即确切地传达期望行为的具体内容与执行路径。

（2）信息公开：特别是在处理如奖金分配等员工高度关注的事务时，透明公开的流程尤为关键。

（3）表现直观：无论是物质激励还是精神激励，都应设定直观明了的标准，使得评价、奖励及处罚的过程一目了然，易于理解和接受。

（二）激励的过程

激励是需求、动机、行为与目标相互联系、相互作用、相互制约的过程。当人们有某种需要时，会出现不安与紧张的情绪，这种情绪成为一种内在驱动力时，就产生了动机。这种动机督促人们不断地努力奋斗，直到目标达成，这时心中紧张不安的情绪就会被完成目标的满足感所取代，接下来就会产生一个新的动机，周而复始。如果目标始终没有达成，那么人们就会一直朝着这个目标努力。

三、激励理论

（一）内容型激励理论

1. 需求层次理论

（1）主要内容：美国心理学家亚伯拉罕·马斯洛（Abraham Maslow）于1943年提出了需求层次理论（hierarchy of needs theory）他认为每个人都有5个层次的基本需求，由低到高分别为：生理需求、安全需求、爱与归属的需求、尊重的需求和自我实现的需求（图6-5）。未满足的需求会成为行为的动机，当低层次的需求得到部分满足后，高层次的需求才有可能成为行为的重要决定因素。

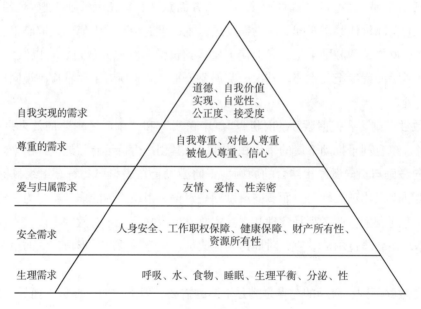

图6-5　马斯洛的需求层次理论

（2）需求层次理论在护理管理中的应用：①根据需求层次理论的最低级需求，护理管理者首先应为护士提供舒适、安全的工作环境，使护士有归属感。②根据需求层次理论的较高级需求，在工作时，护理管理者应注意尊重护士，满足护士自尊的需求。同时对作出突出贡献的护理人员实施奖励，推动全社会养成尊重护士的良好风气。在个人发展方面，管理者应向护士提供更多的发展方向，如教学、科研、专科护士等，并尽可能为护士提供培训、晋升的机会。

2. 双因素理论

（1）主要内容：双因素理论（dual - factor theory）亦称"激励 - 保健理论"，由美国心理学家弗雷德里克·赫茨伯格（Frederick Herzberg）提出。赫茨伯格将影响人们工作动机的因素归纳为两种：一是保健因素；二是激励因素。①保健因素：是指造成下属不满意或者没有不满意的因素，是主要的外在因素，包括公司政策、人际关系、工资福利等。②激励因素：是指造成下属满意或者没有满意的因素，是主要的内在因素，包括成就、赏识、富有挑战性的工作等。赫茨伯格认为"不满意"的对立面是"没有不满意"，而"满意"的对立面是"没有满意"，见图6-6。下属"没有不满意"并不代表下属满意，只有重视下属的成就感、责任感、对他们的工作进行认可，才能真正使下属满意，激发他们的工作热情。

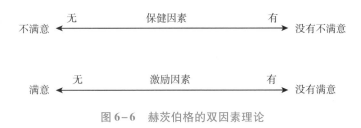

图6-6　赫茨伯格的双因素理论

（2）双因素理论在护理管理中的应用：①重视护士保健因素需求。尽力满足护士保健因素方面的需求，为其提供安全、安心的工作环境，消除护士心中的不满意。②发挥护士激励因素的作用。管理者要注意奖励的设置，及时给予表扬和认可，提供更多的学习机会和晋升空间。③注重保健因素和激励因素的转换，将物质奖励转化为精神奖励。例如护士的奖金与其工作绩效直接相关，这里的奖金既是物质奖励，也是对其工作的认可。

3. 成就需要激励理论

（1）主要内容：成就需要激励理论（achievement needs motivation theory）是美国心理学家大卫·麦克利兰（David McClelland）通过对人的需求及动机进行深入研究后提出的。他认为该理论基于对人类需求与动机的深刻探索，揭示人们除基本生存欲求之外，尚有三项核心心理诉求：一是成就欲，即追求胜利、超越自我、持续进步的内在驱动力；二是亲和欲，涉及建立温馨和谐的人际关系、渴望被爱与接纳的情感需求；三是权力欲，体现为影响他人、掌握主导权而不愿受制于人的愿望。其中，成就欲的强弱被视为影响个人成长发展的关键因素。每个人身上这三大需求共存，且按不同强度配比，交织成独一无二的需求格局，塑造了个体差异化的心理面貌。

（2）成就需要激励理论在护理管理中的应用：①营造满足三种需要的工作环境。对权力欲比较强的护士要适当授权，对亲和欲比较强的护士要积极营造良好的人际关系氛围，对成就欲比较强的护士，要让其承担具有挑战性的工作，及时给予反馈，认可其成就。②三种需要可以进行内部等级划分，如对权力欲、成就欲较高的护士，护理管理者可以将成就带来的荣誉、权力分成等级，根据贡献大小，给予相应的荣誉与权力，以发挥激励作用。③重视三种需要共存的情况，护理管理者应考虑三种需要在个体身上不同的强度组合，分析出每位护士独特的需要结构，协调三种需要发挥更大的激励作用。

（二）过程型激励理论

过程型激励理论（motivation theory of process）着重研究人从动机产生到采取行动这个过程，包括期望理论和公平理论。

1. 期望理论

（1）主要内容：期望（expectancy）是指个体对于特定活动可能导致特定结果的信念。美国著名心理学家和行为科学家维克托·弗鲁姆（Victor Vroom）于1964年在《工作与激励》一书中提出期望理论。他认为人之所以能够从事某项工作并努力实现组织目标，是因为这些工作和组织目标与他们自己的目标相一致，满足他们自己某方面的需要。而激励水平的高低取决于以下三个变量。①期望值（expectancy）：指个体对自己行为和努力能否达到特定结果的主观概率，是人们所选择的行为方式与这种行为预期结果之间的关系。影响个人期望值的因素包括个体过去的经历、自信心、对面临任务难易程度的估计等。②关联性（instrumentality）：指个体工作绩效与所得报酬之间的联系。③效价（value）：反映奖励对一个人的吸引程度。激励水平的高低可以由公式6-1表达：

$$激励水平（M）= 期望值（E）× 关联性（I）× 效价（V）\qquad（公式6-1）$$

从公式6-1可以看出，激励水平的高低取决于三者的乘积，只有当三者水平都高时，才能真正达到高激励水平。

（2）期望理论在护理管理中的应用：①重视期望目标的难度。使目标具有挑战性，适当高于护士的能力。但要注意难度适度，目标过高难以实现，则会导致护士心理受挫，失去取胜的信心；目标过低容易实现，则会使护士失去动力，起不到激励作用。②强调期望行为。护理管理者要让护士明确组织期望的行为表现及组织评价其行为的标准，以便护士主动地调整自己的目标向组织目标靠拢。③强调工作绩效与奖励的一致性。护理管理者要让护士清楚地认识到自身的工作贡献程度与奖励密切相关。④重视护理人员的个人效价。奖励机制的设定要切合护士的基本需求，要从护士的角度考虑，在公平公正原则的基础上，提供多样性的、个性化的奖励措施。

2. 公平理论

（1）主要内容：公平理论（equality theory）由美国心理学家斯塔西·亚当斯（Stacy Adams）所创，阐述了个体对工作满意度和激励水平的感知与他们认为的报酬与付出是否对等紧密相关。此理论不仅考虑报酬的绝对数量，还深入分析了相对性，即个人会通过横向和纵向两个维度来评估所得是否公平、合理。横向比较涉及个体将自己的投入产出比（涵盖薪资、认可等与个人投入的时间、精力及其他成本）与组织内部相似岗位的其他人进行对比。而纵向比较则是个人将其当前的投入与回报比例，与过去的工作投入与回报进行历史性的自我比较。当这些自我评估的结果符合内心的公平标准时，个人往往会维持或增强工作动力；反之，若感觉不公，他们则倾向于采取措施来调整这一不平衡状态，以寻求心理上的平衡与满足。

（2）公平理论在护理管理中的应用：①建立合理的奖励机制。根据下属对工作和组织的投入设置合理的报酬和奖励，并确保下属的投入与产出比大致相同。在强调物质报酬的同时，还要注重精神奖励，重视培养护士的奉献精神。②引导护士形成正确的公平感。公平感是下属的主观感受，管理者应经常注意了解下属的公平感，对于有不公平感的下属应予以及时的引导或调整报酬。③注意公平的相对性。公平不代表平均，应该按劳分配，实行多劳多得、同工同酬的原则。④管理行为遵循公正原则。护理管理者应平等地对待每一位下属，公正地处理每一个问题，遵循规章制度，避免主观因素影响。

（三）行为改造型理论

行为改造型理论（behavior modification theory）重点研究激励的目的，即修正和调整人的行为方式。这一理论主要包括强化理论和归因理论。

1. 强化理论

（1）主要内容：强化理论是由美国心理学家和行为科学家斯金纳（Skinner）提出。该理论定义的强化是指能使个体操作性反应频率增加的一切刺激。管理学中的强化（reinforcement）是指采用有规律的、循序渐进的方式引导出组织所需要的行为并使之固化的过程。在管理实践中，常用的强化手段有多种。常见的强化手段有：①正强化（positive reinforcement），又称积极强化，指对某种行为予以肯定和奖励，使之巩固、保持和重复加强的过程。如护士长用奖金、休假、表扬等方式肯定护士的基本护理操作行为，激励护士进一步完善提升自己的护理操作安全规程的行为。②负强化（negative reinforcement），又称消极强化，指人们努力避免某种会导致不良后果的行为。如护理部规定，科室内如果出现一次恶性事件，将降低整个科室奖金系数，若两个月未发生，则恢复奖金系数，从而激励护士改善护理质量。③惩罚（punishment），是对个体出现不符合组织目标的行为给予否定或处罚，以期减少这种行为出现的可能性或消除该行为的方法。如在护士长不知情的情况下，护士私下进行调班，并导致该班人员空缺，将扣除两人的一个月奖金，杜绝此类行为的再出现。④消退（extinction），包括两种方式，一是对某种行为不理睬，采用忽视的态度以表示对该行为的轻视或某种程度上的否定，使其自然消退；二是对本采用正强化手段鼓励的行为不再给予正强化，使其逐渐消失。

（2）强化理论在护理管理中的应用：包括以下内容。①以正强化方式为主：正强化有助于激发正性情绪，能更高效地完成组织目标。护理管理者要擅长运用正强化手段，激起护士的正性情绪，积极调动护士的主观能动性。②慎重采用负强化手段：恰当地运用负强化会促进护理工作的开展，反之则会带来一些消极影响。因此，在运用负强化时，应做到公平、公正，处罚依据准确、公正，尽量减轻其负面影响。③利用反馈增强强化效果：定期反馈可使护士了解自己护理工作的绩效及其结果，如果工作表现优秀，可使护士得到鼓励，增强信心；如果工作出现差错，也有利于及时发现问题，分析原因，修正行为。④强化应因人而异：在运用强化手段时，应该随对象和环境的变化做出相应的调整。护理管理者应根据护理人员不同的性格、资历、年龄、学历等给予不同的强化方式。⑤注意强化的时效性：对护士的工作给予及时反馈，使护士明确哪些是组织期望的行为，哪些是不符合组织要求的行为。⑥公正地运用奖励：护理管理者应实事求是地对护士进行奖励，做到既不吝啬也不过度奖励。⑦建立明确的强化模式：管理者要让护士明确有利于组织发展的行为和不利于组织发展的行为，并了解各种行为所对应的奖励或者惩罚。

2. 归因理论

（1）主要内容：归因（attribution）即归结行为的原因，是指为了预测和评价人们的行为，根据行为或事件的结果，对行为原因进行推测与判断的认知过程。归因理论（attribution theory）是由美国心理学家弗里茨·海德（Fritz Heider）提出，该理论认为人的行为是由内部原因和外部原因共同决定的。内部原因是指个体自身所具有的特征，包括个体的能力、性格、工作态度及努力程度等。外部原因是指环境因素，包括组织规则与政策、外界压力、情境等，即行为的结果＝个人的力量＋环境的力量。如果行为原因归因于内部原因，行动者则需要对自己的行为结果负责；如果行为原因归因于外部原因，行动者则不需要对自己的行为结果负责。

（2）归因理论在护理管理中的应用：①对行为结果进行正确归因。面对成功的结果，护理管理者要引导护士归因于自身的努力与自身能力，可有助于提高护士的自信心，提高工作积极性。面对失败的结果，护理管理者要准确指出失败的原因，如果是个人原因，给予批评指正，如果是环境原因，则改变环境。与此同时，开导护士，减轻失败给护士带来的影响。②巧妙运用归因产生的情绪反应。护理管理者应该让护士体验到因努力而成功所带来的喜悦，因不努力而失败带来的难过。对于成功的护理人员给予肯定和表扬；对于失败的护理人员正确归因，批评指正，进而提高工作效率。

 知识拓展

热炉法则

热炉法则（hot stove rule）是指组织中任何人触犯规章制度都会受到处罚。该法则由于实行惩罚与触摸热炉的原理相似而得名。热炉法则包括以下几个原则。①警告性原则：热炉外观火红，即使不触摸也知道炉子是热的，是会灼伤人的。领导者要经常对下属进行规章制度教育，予以警告。②一致性原则：只要触碰到热炉，肯定会被灼伤。在组织中，只要触犯规章制度，就一定会受到惩处。③即时性原则：当碰到热炉时，会立即被灼伤。在触犯规章制度时，要立即进行处罚，绝不能延迟，以达到及时改正错误的目的。④公平性原则：不管是什么身份，只要碰到热炉，都会被灼伤。在组织规章制度面前人人平等，不论是领导者还是下属，只要违反规章制度，都会受到惩处。

第四节　领导艺术

一、沟通艺术

（一）沟通的概念与过程

1. 沟通的概念　沟通（communication）是指通过语言和非语言方式传递并且理解信息和知识的过程，是人们了解他人思想、情感、见解和价值观的一种双向途径。沟通包含三方面的含义：①沟通必须在信息的发送者和接收者双方之间进行，双方既可以是个人，也可以是群体或组织。②沟通的信息内容包括观点、情感、情报和消息等，这些信息并非像有形物品那样由发送者直接传递给接收者。③沟通是一个传递和理解的过程，在信息经过传递之后，接收者感知到的信息应当与发送者发出的信息在内容上一致或基本接近，才能被视为有效的沟通。

2. 沟通的过程　沟通是信息传递的过程，即发送者通过一定的渠道将特定内容的信息传递给接收者。这个过程包括六个环节：信息源（发送者）、编码、信息的传递、解码、接收者、反馈，同时还存在一个干扰源（噪声）（图6-7）。

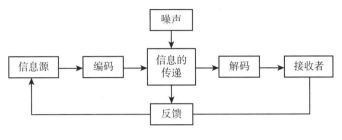

图6-7　沟通的过程

（1）信息源：又称发送者，是指沟通过程的主体，也是沟通过程的起点。

（2）编码：是指信息源采用的具体传递信息，该过程受信息发出者的思想、知识、态度、文化背景及沟通技巧的影响。

（3）信息的传递：是指通过各种媒介与渠道，将信息由信息源也就是发送者传递到接收者。

（4）解码：指接收者对收到的信息进行理解，和编码过程一样，信息的解码阈会受到接收者思想、知识、文化背景等方面的影响。

（5）接收者：是沟通的客体，与信息源相对应。

（6）反馈：是指接收者将沟通效果反馈给信息源，信息源检验所传递的信息是否被接收者准确地理解与接受。

（二）沟通的方式与渠道

1. 沟通的方式　沟通的方式有不同的分类方法。按照组织内、外不同，沟通可以分为组织内部的沟通和组织外部的沟通；按照沟通媒介的不同，沟通又可以分为书面沟通、口头沟通、非语言沟通和电子媒介沟通。下面将重点探讨组织内部和外部的沟通。

（1）组织内部的沟通：是指组织内部成员之间信息的传递与交流，包括护理人员之间、护理人员与医护人员之间及不同临床科室护理人员之间的沟通。这种沟通主要分为横向和纵向沟通。

1）横向沟通指组织各部门、科室之间的沟通。

2）纵向沟通：指部门、科室内上下级之间的交流。纵向沟通可细分为上行沟通和下行沟通。①上行沟通：指下属向上级传达信息、意见，常用于请示、汇报、申诉和建议等。上行沟通有层层传递和越级反映两种传递方式。层层传递，如病房护士长向科护士长汇报病房工作情况，科护士长汇总后再向护理部主任汇报；越级反映，如病房护士长直接向护理部主任汇报病房工作情况及自己的想法与意见。②下行沟通：指上级向下级传达指令，常用于控制、指导、激励和评价等。如护理部主任向科室布置本年度的工作任务、提出改进要求等。下行沟通是保证组织工作正常进行的重要沟通形式。

管理者应该注重上行沟通，鼓励下属分享信息，以便全面了解情况，同时也要重视下行沟通，确保组织工作正常开展。

（2）组织外部的沟通：指组织与外部相关方的交流，包括供方、需方和第三方。例如护理人员与患者以及其家属的沟通，护理部与医务科、财务处等部门的沟通，以及与其他相关组织的沟通。外部沟通的目的是促进组织间的信息交流，增进理解，进而提高组织效能。外部沟通的方式有电话、传真、电子邮件、会议、合同、网络、外部反馈和培训等。

2. 沟通的渠道 可以分为正式沟通渠道和非正式沟通渠道。

（1）正式沟通渠道：是指在组织内部明确定义和规定的传递信息、观点和意见的途径。沟通常常是多人一起参与的，这就会形成信息沟通的多种渠道。以5个组织成员参与的沟通为例，存在的沟通渠道有60多种，但主要有5种典型的沟通渠道，包括星式（也称轮式）、Y式、链式、环式（也称圆周式）、全通道式（图6-8）。

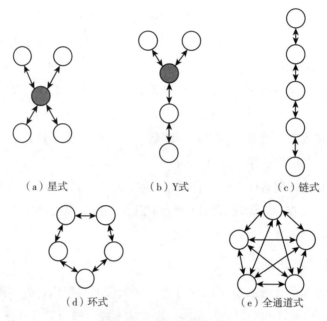

（a）星式　　　　（b）Y式　　　　（c）链式

（d）环式　　　　　　　　（e）全通道式

图6-8　正式沟通渠道

这5种沟通渠道中，星式渠道限制最多，需中心成员传递信息；全通道式限制最少，成员间可自由交流。这5种沟通渠道特点如下。①星式：也称轮式，黑色圈代表领导。星式渠道交流通道数量小，信息传递速度快，正确性高，有领导人，但成员之间的沟通少，且权利集中，不利于复杂任务的完成。②Y式：特点与星式较相似，集中化程度比星式略低。③链式：信息沟通速度最快，正确性高，但领导人不明确，成员间协同性差，士气低，不像一个集体。④环式：与链式相似，领导人作用不明显，但士气高，有利于解决复杂问题。⑤全通道式：无中心人物、领导的明确性较低，其交流通道数最多，所有成员都处于平等地位，可以相互联系，彼此沟通情况，通过协商进行决策。成员满意度高，完成复杂任务时绩效也高。这种沟通适用于委员会之类的组织结构。护理管理者应该综合考虑利弊，根据具体情况选择适当的沟通渠道和方式，灵活变换。例如，当环式沟通导致工作效率低下时，护理管理者就应采用全通道式沟通，增加交流通道，提高效率。

（2）非正式沟通渠道：是指超出正式渠道范围的信息传递和交流方式，如私下交换意见、朋友聚会、议论事情等。它不受组织监督，更为灵活，能快速适应变化，提高信息传播速度，有助于真实表达想法。非正式沟通渠道包括集束式、偶然式、流言式和单线式等形式（图6-9）。集束式也称葡萄藤式，是指将信息有选择地传播给有关人员。偶然式是通过偶然的机会传播信息。流言式是指某人主动把信息传播给其他人。单线式是指通过数名成员单线将信息传播给最终接收者。

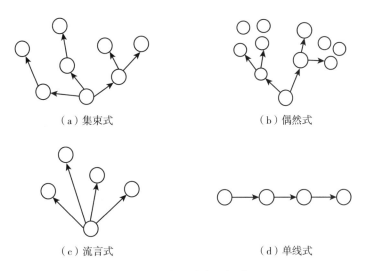

（a）集束式　　　　　　　　　　（b）偶然式

（c）流言式　　　　　　　　　　（d）单线式

图6-9　非正式沟通渠道

非正式沟通由于缺乏监督与约束，有可能会导致流言蜚语散布。但如果引导得当，对护理管理者来说大有裨益。管理者可以通过非正式沟通了解护理人员的行为及其对组织的看法。此外，非正式沟通渠道也可以用来传达不适宜立即公开的信息或决策，以便试探下属的反应。根据下属的反馈结果，管理者可以决定是否公开信息或执行决策。

（三）沟通的原则与技巧

1. 沟通的原则

（1）目标性原则：要进行有效的沟通，首先要有一个明确的目标，尽量避免无用的信息或重复的信息。

（2）完整性原则：实现沟通目标需要确保信息内容明确、完整，避免片面或不完整的传递，以免引发误解。

（3）理解性原则：在进行沟通前，应重新组织信息，确保信息表达准确、简洁，以保证信息传达的有效性，能被接收者理解。

（4）及时性原则：指在预定时间内完成信息传达。及时沟通有助于下属迅速理解组织目标、政策和措施，同时也能及时获取下属的反馈意见和态度。

（5）逐级性原则：开展纵向沟通时，应尽量遵循逐级性原则，即上一级对下一级发出信息，而不是越级发布指示。如护理部主任一般情况不得越过科护士长和护士长去指挥护士。

（6）反馈性原则：反馈在信息传递环节中至关重要。沟通结束后，应设定明确的反馈时间，并根据反馈结果来评估是否实现了沟通目标。

2. 沟通的技巧

（1）人际沟通的技巧：包括以下技巧。①耐心倾听：耐心倾听并设身处地地理解对方，确保客观倾听并在对方表达完后提问以保证信息完整性和准确理解。②及时反馈：及时反馈有助于减少信息理解不准确所带来的沟通障碍，反馈方式可以是口头或非口头的。③简化语言：发送者应该用简练的措辞组织语言以便接收者易于理解。④情绪调控：情绪波动可能会妨碍信息传递，因此在情绪稳定后再进行沟通至关重要。⑤利用肢体语言：在护理沟通中，肢体语言有时比口头语言更有效，护理管理者可以适当运用肢体语言以加强口头语言的效果。

（2）组织沟通的技巧：组织沟通应注意以下几个方面。①创造良好的沟通环境：良好的沟通环境是实现有效沟通的重要条件。护理管理者应以身作则，营造积极的氛围，倾听护理人员的意见，使用鼓励性语言。②保证信息完整性和渠道畅通：应该缩短信息传递的路径，拓宽沟通渠道，使各层级管理者能够直接交流。但为了保证信息的完整性，高层管理者不应越级或直接下达指令给基层管理人员，以免影响中层管理者的积极性。③甄选有效信息：面对大量信息，选择有效信息至关重要。医院作为一个庞大而复杂的系统，需要护理管理者精心挑选出最为重要的信息。

（3）护患沟通的技巧：包括以下技巧。①倾听与接纳：护士应该注重倾听患者，并在倾听过程中展现出接纳的态度。②重申：护士可以通过复述患者的话语来鼓励其继续交流，并通过面部表情、语言和语调等方式表明自己已经理解了患者的信息。③澄清：如果护士对患者的陈述意义不够清楚，应该进一步澄清以确保理解准确。④追问：当涉及一些敏感或患者不愿直接表达的问题时，护士不应过多询问，而是应该适当引导，并寻找其他方法。⑤劝告：在给予患者建议时，护士应该以谦和、谨慎的态度进行，尽量避免使用命令式的口气，以免伤害患者的自尊心。

二、冲突处理艺术

（一）冲突的概念与分类

1. 冲突的概念　冲突（conflict）是指群体内部个体与个体之间，个体与群体之间存在的互不相容、互相排斥的矛盾。传统观点认为，冲突可能会对组织造成负面影响，因此管理者应该尽力避免或解决冲突。然而，人际关系观点则认为，冲突是组织中不可避免的现象，管理者应该接受冲突的存在，并认识到它的合理性。最近出现的互动式冲突观点则强调，管理者应该鼓励有益的冲突，因为适度的冲突可以激发组织的创造力和自我反思能力，有助于维持组织的活力。

2. 冲突的分类

（1）建设性冲突（constructive conflict）：是指冲突双方均支持组织实现工作目标，但在实现目标的途径或认识上观点不同而产生的冲突，是对组织工作绩效具有积极建设意义的冲突。这种类型的冲突具有以下特点：冲突双方都有共同的目标，并且都愿意解决当前的问题，他们争论的目的是找到更好的解决方案。冲突的焦点是问题本身，双方都愿意了解对方的观点，并且在争论的过程中不断进行信息交流。建设性的冲突可以帮助组织充分地发现和解决问题，促进内部公平竞争，提高组织的效率。此外，它还可以防止思维僵化，提高组织的决策质量，并激发下属的创造力，使组织能够适应不断变化的外部环境。

（2）非建设性冲突（non-constructive conflict）：又称破坏性冲突，是指冲突双方由于认识不一致，组织资源和利益分配不均而产生的冲突，是对小组绩效具有破坏意义的冲突。这类冲突具有以下特点：①争论不再集中在问题的解决上，而是经常出现人身攻击，双方过分关注自己的观点是否占据上风。②双方不愿意听取对方的意见，坚信只有自己的观点是正确的。③双方之间的意见交流逐渐减少，甚至完全停止。非建设性冲突会对组织的发展产生消极或破坏性影响，导致组织内部人际关系紧张，成员心理压力和焦虑加剧，相互排斥、对立，破坏组织的协调一致，最终削弱组织的战斗力，妨碍组织目标的实现。

作为护理管理者，应该提倡建设性冲突，并控制和减少破坏性冲突。然而，即使是建设性冲突，也需要适度控制，过多的建设性冲突同样会对组织的正常运作和生存构成威胁。

（二）冲突的过程

管理学家罗宾斯提出了五阶段冲突理论，他将冲突的过程具体分为五个阶段。

1. 第一阶段——潜在的对立或失调　冲突的先决条件是可能引发冲突的情况存在，尽管这些情况不一定会导致冲突，但它们是冲突发生的必备条件。这些前提条件可以分为三类：沟通因素、结构因素和个人因素。

2. 第二阶段——认知和人格化　在这个阶段，冲突双方开始对彼此的不一致产生情感上的投入。当双方都感受到焦虑、紧张、挫折或敌对时，冲突会变得明显，成为现实。

3. 第三阶段——行为意向　这个阶段冲突介于认知和外显行为之间，指的是决定采取特定行为的意向。行为意向之所以被视为独立的阶段，是因为它可能导致实际行为。许多冲突不断升级的原因之一是一方错误地对另一方做出了归因。处理冲突的五种意向包括：强制、合作、回避、迁就、妥协。

4. 第四阶段——行为　这个阶段包括一个人采取行动阻止他人达成目标或损害他人利益。这种行为必须是有意识的，对方也必须察觉到。在这个阶段，冲突会变得公开化。公开的冲突包括整个行为过程，从微妙、间接、节制的发展到直接、粗暴、无法控制的斗争。

5. 第五阶段——结果　冲突双方的行为反映了相互作用导致的最终结果。冲突的结果通常有两种：一是组织功能正常，冲突提高了组织的工作绩效；二是组织功能失调，冲突降低了组织的绩效。

（三）冲突处理的策略与方法

1. 冲突处理的策略

（1）竞争策略：又称强制策略。是指一方在冲突中追求自身利益，而不考虑其对他方的影响。例如，当参与一场只有一个人能获胜的比赛时，就是在进行竞争。

（2）合作策略：是指在冲突中，双方希望充分满足彼此利益，通过合作寻求双赢的结果。在合作过程中，双方通过澄清差异和分歧，试图以"双赢"的方式解决问题。

（3）回避策略：严格来讲，回避是一种消极的策略，意味着不与对方合作，也不坚持自己的立场，试图置身于冲突之外，保持中立的态度。例如，尽力忽略与自己存在意见分歧的人或事。

（4）迁就策略：是指压制或牺牲自己的利益及意愿，考虑对方的利益或是屈从于对方的意愿。迁就的目的可能是为了维持良好关系或不得不屈服于对方的势力。例如，愿意支持某人的观点，尽管自己持保留意见。

（5）折中策略：又称妥协策略，能够有效避免和减少冲突。合作和竞争都取一种中间状态，寻找一种权宜的可接受的方法。在这一方法中，没有明确的赢家或输家，双方都在一定程度上放弃某些东西，以达成双方都能接受的目标。

有研究发现，合作策略常常能有效解决问题，竞争策略的效果较差，而回避策略和迁就策略则较少使用，且效果不佳。尽管折中策略只能部分满足双方的需求，但它是一种常用且易被接受的冲突处理策略，因为它既表现出合作的态度，又体现了处理冲突问题的实际主义态度。

2. 冲突处理的方法

（1）谨慎选择应处理的冲突：护理管理者可能会遇到多种冲突，其中一些可能是琐碎的，不值得花费大量时间去处理；而另一些可能虽然重要，但可能不是管理者自身能够解决的，因此不宜干预。管理者应该选择那些受下属关注、影响广泛，以及对推动工作、增强团队凝聚力、建设组织文化有意义且具有价值的冲突进行处理。

（2）深入了解冲突的根源：掌握冲突的根源，才能根治冲突问题。护理管理者不仅应该了解冲突表面原因，还应深入分析潜在的根本原因。冲突可能是多种因素相互作用的结果，因此需要进一步评估各因素的影响程度。

（3）妥善选择处理策略：当冲突并不紧要，或者双方情绪高涨、需要冷静下来时，可以选择回避策略；当冲突解决的成本高于获得的利益时，也可采用回避策略；当保持良好关系至关重要时，可以选择迁就策略；当需要迅速处理重大或紧急事件时，可以采用强制策略，通过行政命令牺牲一方利益，然后逐步进行安抚工作；当冲突双方实力相当，无法达成一致时，需要采取权宜之计，双方都做出妥协，采用折中策略；当事件重大，双方不愿意妥协时，可通过坦诚的谈判采用合作策略。

3. 护理工作中的冲突管理

（1）护理管理者与护士之间的冲突管理：作为护理管理者应首先致力于避免冲突的发生。这意味着在工作中对护士要展现出尊重、信任、关心和公平，同时要求自己严格要求，承担更多责任，以化解潜在的矛盾。如果冲突确实发生，护理管理者应及时处理，以避免组织氛围僵化，从而降低组织工作效率。处理冲突时，应遵循以下原则：①控制自身情绪和语言行为，以避免情况进一步恶化。②鼓励护士畅所欲言，发泄不满，并通过适当方式说服教育将冲突引导到正确的解决方向。③对一些正当且无法立即解决的护士需求，可以采取具有一定社会价值的目标替代，以化解矛盾。

（2）护士与护士之间的冲突管理：当护士之间发生冲突时，护理管理者应着力营造解决问题的良好氛围，并作为客观观察者倾听双方陈述。护理管理者可以采取以下方法。①劝导法：对护士进行适当的劝导，寻求双方的"共同点"，增加彼此的信任，打开交流和沟通的渠道。②警醒法：给予适当的警告，讲清冲突激化可能带来的后果，包括对工作和个人前途的影响。③调查法：通过调查事实，分析冲突的原因和双方应承担的责任，做出公正和适当的处理。

（3）科室与科室之间的冲突管理：在处理护理组织内外的冲突时，可采取以下方法。①协商解决法：让冲突双方面对面地提出各自的观点和意见，明确冲突因素，共同寻求解决方案。②权威解决法：由具有权力的上级主管部门做出裁决，强迫冲突双方服从决定。然而，这种方法只能改变双方的表面行为，不能消除内在因素，因此不建议轻易采用。

（4）护士与患者之间的冲突管理：做好以下几点可以预防护患冲突发生。①提高护士专业水平，通过扎实的知识和娴熟的技能使患者及家属对护理人员产生信任安全感，从而促进护患之间的良好关系，减少冲突的发生。②培养护理人员良好的道德修养。③进行沟通技巧培训，改善沟通技巧，利用业务学习与查房的时间进行沟通实践，总结有效的沟通方法和技巧，提高沟通能力。④意识到所有医疗程序都存在风险与效益，并且要严格遵守护理操作规程。对于某些特殊侵入性操作和检查，必须向患者及其家属清晰解释，并取得他们的同意并签字。

三、授权艺术

（一）授权的概念与原则

1. 授权的概念 授权（delegation）是指上级在不影响个人原有工作责任的情形下，将自己职责范围内的某些任务改派给下属，并给予执行过程中所需要的职务权力。授权者对被授权者有指挥权和监督权，被授权者对授权者负有报告工作情况及完成相应工作任务之责。授权时应做到能收能放，收放自如。

护理管理者的适当授权可以使管理者从日常事务中解脱出来，减轻其负担，集中精力总揽全局和聚焦战略性重大问题。将部分权力交给下属，使其有被重视的感觉，有利于增强其责任感，调动其工作积极性和创造性，从而提高工作效率，也可以发挥下属的专长，锻炼其各方面能力，利于人才培养。

2. 授权的原则

（1）信任原则：所谓"疑人不用，用人不疑"。授权必须建立在相互信任的基础上，一旦授权，就要充分信任下属，不要过多干预，给予下属适当的自主性与灵活性。当然，信任不等于放任，要进行必要的监控、指导和帮助。

（2）适度原则：护理管理者应根据工作任务的性质和难度，以及下属的工作能力等条件，合理选择任务进行委派，避免任务与人员不匹配。同时，把握好任务的适度程度，既不能过于烦琐，也不能过于简单。任务若过于烦琐，可能会抑制下属的积极性，影响工作效率；而任务若过于简单，可能会导致下属无所适从，难以发挥其潜力。

（3）层级原则：一个组织从最高主管到每一层级下属的职权系统越明确，则决策和信息沟通工作就越有效。护理管理者应当将自身职责范围内的权力授予直接的下属。例如，护理部主任只能对科护士长进行授权，不能越过科护士长直接授权给护士长，否则，属于越级授权，易造成科护士长与护士长之间的矛盾与隔阂。

（4）可控原则：护理管理者授权不是弃权，授权之后应该经常综合观察全局的计划进程，对可能出现的偏离目标现象要进行协调，对授权者实施有效指导、检查和监督，确保权力得到恰当使用。

（二）授权的方式

1. 一般授权与特定授权

（1）一般授权：是指领导者向下属授予一般权限，而非特定指派。其包括三种做法：①柔性授权，即领导者仅提供大致框架，下属自行处理问题。②模糊授权，授权者仅概述工作范围和目标，下属可自由选择实现目标的方式。③惰性授权，指领导者将琐事交由下属处理。

（2）特定授权：又称为刚性授权或制约授权，是指授权者对被授权者的工作、责任、权力均有明确的指定和交代，被授权者必须严格遵守，不得有任何逾越。

2. 书面授权和口头授权

（1）书面授权：是指领导者颁布正式文件或文字指令，对下属工作的职责范围、目标任务、组织情况、职级等均有明确的规定。

（2）口头授权：是指领导者对下属用语言方式宣布其职责，或依据会议产生的决议口头传达。这种方式不适用于责任重大的事项，易造成职责不清、玩忽职守等弊端。

3. 正式授权和非正式授权

（1）正式授权：是指依据法律和有关规定授予的权限，即工作人员依据合法权限所得到的职位。大多数授权均属此种类型。

（2）非正式授权：是指法律以外或组织机构以外的权力运用，情况较为复杂。

（三）授权的程序

授权程序可分为以下五个阶段：首先，确定任务阶段，明确哪些任务和职责适合授权；其次，制定计划阶段，确定授权的目标、标准和成果评估方式；再次，选贤任能阶段，选择适合的被授权人员；继次，落实分工阶段，分配任务、资源和权力；最后，跟进完成阶级，此阶段需要适当的监督、支持和援助，以确保任务顺利完成，具体如下。

1. 确定任务

（1）明确授权任务：管理者有责任清晰地传达任务的细节和要求给被授权者，包括任务的内容、结构、执行步骤以及可能的结果和影响。被授权者需要了解任务的意义、可能带来的好处以及未完成任务可能导致的损失，以便在执行过程中有明确的目标和动力。

（2）考量授权风险：在授权过程中，需要评估任务失败的风险、承担的责任以及被授权者所具有的权力范围。如果任务失败的风险较小，责任较轻，被授权者的权力范围又相对较小，则可以进行授权。

（3）认识任务性质：针对不同性质的任务，采取不同的授权方法。通常，那些常规、重复、琐碎的工作适合进行授权，例如日常例行工作或者是被授权者擅长的工作。

（4）进行工作分类：根据工作常规与否和风险程度把工作分成如下四类。①低风险、常规而琐碎的工作，这类工作一定要授权。②高风险、常规而琐碎的工作，这类工作可以授权，但在授权之前要制定详细计划、进行技能辅导和训练，还要加强监督和过程控制。③低风险、非常规的工作，这类工作如果风险低，即使出现差错，也没有太大的危害，就可以授权。但授权前需视情况进行培训和辅导，也可以根据这类工作发生的频率，以及培训时间成本等因素来确定是否有必要进行培训。④高风险、非常规的工作，这类工作是否授权要具体情况具体分析，如果下属处理过此类事件，经验丰富，就可以授权，否则不能授权，还有一些工作是绝对不能授权的，例如一些非常规的、领导性的、高风险的、关键性的工作。总的来说，授权与工作分类有密切关系，应当引起重视。

（5）明确授权目的：授权的目的应该明确，可以是实现特定的成果、培养员工能力或者试验新的管理模式等。被授权者需要了解授权的目的，以便在任务执行中有所侧重。

（6）明确授受双方权责关系：被授权者拥有的权力必须与责任相匹配，权责对等。管理者在授权后仍然保留一定的监督权、建议权、了解权和验收权，以确保任务的顺利执行。

（7）明确资源分配方式：资源的合理配置对于任务的顺利完成至关重要。需要根据任务的要求和需求确定资源的分配方式，以便指导被授权者的工作并维持组织关系的稳定。

2. 制定计划

（1）确定授权目标与成果评价方法：对授权做预先控制的最基本手段就是根据组织需要和条件限制预测应实现的目标，对被授权者工作进行整体规定与要求。

（2）制定标准与计划：在授权工作正式启动之前，应当制定明确的标准和计划，以便进行目标控制和成果评估。被授权者需要提交工作计划，以确保双方达成共识。审查工作计划有助于了解被授权者的工作安排和进度，及时发现潜在问题并进行调整，以确保授权工作的顺利进行，预防问题的发生。

（3）制定监督控制的程序：为了保证管理监督的公平性和被监督者的接受度，双方在授权工作开始前应就监管控制程序达成一致意见。这些程序包括管理者检查的范围、评估方式、时间安排以及验收标准等方面的约定，以确保监督控制工作的公正性和客观性。

3. 选贤任能

（1）选择授权对象：在确定任务后，挑选适合的人员进行授权是至关重要的。一般而言，可供选择的人员可分为三类：①经验丰富、资历深厚的人员。②具有一定经验但缺乏信心的人员。③具备潜力但经验不足的人员。针对不同类型的人员，需要采取不同的授权方法：对于经验丰富的人员，一旦授权就应该给予足够的信任和自由，避免过多干预；对于有一定经验但缺乏信心的人员，需要提供适当的支持和监督；对于具备潜力但经验不足的人员，应在授权前提供充分的指导和培训，并在授权后进行持续的支持和监督。

（2）建立选拔人才的标准和程序：人才选拔标准应当能够全面评估个人的综合素质，并兼顾工作岗位的特殊需求。在确立良好的标准基础上，必须将选拔人才的流程规范化，以确保标准的执行，并展现对人才的重视。制定人才评估表格是将人才选拔标准形式化的重要途径，也是人才选拔流程规范化的必要手段，同时也是组织人事管理制度的重要组成部分。人才评估表格不仅是选拔人才的主要依据，也是评估现有员工表现的重要工具，对于管理者的授权具有重要意义。评估表格应当尽可能全面地反映个人素质，并具有实用性。管理者可以通过评估表格随时了解员工的表现情况，以便判断谁适合授权、分配何种工作任务，以及为授权对象提供何种支持、开展何种培训等。

4. 落实分工　找到合适的人选以后就要落实分工，具体要做好以下五点工作。

（1）陈述背景：向被授权者说明工作的来龙去脉、重要性及为何选择他进行任务。

（2）评述工作：详细介绍工作内容、期望进度、要求水平及相关权限等。

（3）支持指导：对于缺乏经验或信心的被授权者，进行培训和指导。

（4）商定进度：商讨工作方法，制定进度计划和时限，明确汇报和检查方式。

（5）公布授权：通知相关人员，确保被授权者合法合规地行使权限，推动工作进展。

5. 跟进完成　跟进任务完成是授权过程中的重要环节。领导者可以根据被授权者的成熟程度和授权程度，保持适度的联系，检查并监督任务进展，并协商应对措施。在授权过程中，需要确保授权有度，一旦授权就应避免轻易干涉，但适度的监督是必要的，且必要时也要提供支持。

第五节　压力管理

一、压力管理的相关概念

（一）压力

压力（stress）也称应激，是指由于事件和责任超出个人应对能力范围所产生的生理或心理的异常反应。适度的压力能激发下属的工作潜能和积极性，从而提高工作质量。但如果压力过大，则会导致下属工作效率降低，出现工作懈怠、缺勤、离职等问题。

（二）压力源

压力源（stressor）是指能使个体产生压力反应的内外环境的刺激。压力源可分为：躯体性压力（如冷热刺激、躯体疾病外伤、细菌、病毒等）、心理性压力（如职称晋升、比赛、考试等）、社会性压力（如重大社会变革、自然灾害、人际关系紧张等）、文化性压力（如陌生环境和信仰、价值观不同引起的压力等）。

（三）工作压力

工作压力（work stress）是指人们在工作过程中，应对自以为难以完成的情况时，所产生的情绪和身体上的异常反应，也是个体对各种刺激所做出生理、心理和行为反应的综合模式。工作压力也称工作应激（job stress）、职业应激（occupational stress）。

（四）压力管理

压力管理（stress management）是指在压力产生前或产生后，通过主动采取合理的应对方式，降低压力源对个体身心影响，使压力处于合适水平的过程。压力管理是一个连续的过程，不仅涵盖了面对压力产生后的诊断与缓解，还包括在压力出现之前的预防与准备。在管理的范畴内，压力管理可分为个人压力管理和组织压力管理两个方面。

二、护理工作压力来源

（一）来自专业发展的压力

专业发展要求护士不仅要做好临床护理工作，注重实践能力，还需要持续学习，增强知识储备，不断提升自己，并注重深入研究护理工作的实践。

（二）来自人际关系的压力

护士的人际关系包括护患、医护、护护及上下级之间的关系。复杂的人际关系网络难免在某一层关系上发生矛盾，从而导致原本就比较复杂的人际关系交往更加复杂。

（三）来自组织的压力

医院组织结构不合理，制度不健全、管理不当、护士无参与决策权、医护比例失调等问题，使护士工作负荷重、责任重，对工作不满意。

（四）来自患者的压力

护理工作的付出得不到患者与家属的信任、患者不配合、家属不尊重、受到患者与家属的轻视和刁难等，都会给护理人员造成压力。

（五）来自角色的压力

护理工作的特殊性决定了护士工作需要倒班，易导致护士的家庭角色模糊，家庭角色与社会角色冲突，产生家庭矛盾，影响护士身心健康。

三、护士工作压力管理

（一）护士工作压力管理的意义

在过度压力下，护士会处于抑郁、忧虑和精疲力尽的状态，这必然会影响其工作效率，从而影响护理质量。护士要做好有效的压力管理，有利于维持其身体健康与心理健康，并提高工作效率及工作绩效，改善其生活质量，激发护士的工作积极性，使护士能够保持适度的、最佳的压力状态，使压力变为动力，从而更好地履行责任，达到"人事双赢"的效果。

（二）护士工作压力管理的基本原则

压力的产生是多方面的，同时又具有主观性、评价性和活动性。针对护士工作压力的特点，管理者在进行压力管理时应考虑以下原则。

1. 适度原则　护理管理者在减轻护士压力时不能忽视组织的经济效益，而应该把握适度。

2. 具体原则　考虑到压力很大程度上是主观感受，管理者在面对不同对象时需要采取不同的策略。

3. 岗位原则　不同部门、不同岗位的护士面临的工作压力不同，因此在进行压力管理时需要更具针对性。

4. 引导原则　由于压力是不可避免的，管理者应该引导护士将压力转化为动力，引导压力向积极的一方面发展，激发更多工作热情，提高工作效率。

5. 区别对待原则　在消除压力的来源时，应根据不同情况采取不同的策略。一些压力来源是可以避免的，需要管理者提高管理水平来解决；而一些压力是不可避免的，需要护士提高自身的工作能力和心理承受能力来解决。

（三）护士工作压力管理的方法

护理管理者要重视护士的工作压力管理，引导护士正确识别压力源，给予关怀和鼓励，通过各种沟通渠道使护士心理压力得到释放，真正做好护士工作压力管理。

1. 识别是否存在工作压力　护理管理者应根据护士工作态度与工作行为识别其是否存在工作压力及压力程度。护士工作压力过大时的表现：工作失去动力，常有消极抵触情绪，工作质量下降，高缺勤率，高离职率，人际关系紧张等。若存在工作压力过大表现，应帮助护士分析工作压力的来源，为采取措施奠定基础。压力源可能是多方面的，有可能来自家庭，也可能来自工作上的困扰或社会因素。工作量过大，工作任务难度大，组织氛围、人际关系、管理者管理不当都会给护士带来巨大的精神压力。

2. 有效应对工作压力

（1）个人层面的有效应对：护士个人在应对较大的工作压力时，可以考虑以下方法。①明确任务：明确自己的任务和工作内容，包括任务的具体要求、执行方式及相关的权责关系，以减少由于工作不明确而产生的压力。②授权：将一些不紧急或不重要的任务委托给能够胜任的同事，以减轻个人压力。③寻求支持：根据需要，寻求适当的帮助和支持，包括技术支持和心理安慰等。④松弛技巧：护士可以采用一些减压的方式松弛过度紧张的精神，如游泳、瑜伽、有氧慢跑、打太极、散步、静坐、培养兴趣爱好等。

（2）组织层面的有效应对：组织层面可以从以下五方面进行压力管理。①营造和谐工作氛围：护理管理者可以为护士创造安全、舒适的工作环境，加强组织文化建设，关爱下属。②适当调整岗位：结合工作岗位需求与护士特点合理配置人力，将护士安排到最合适的岗位。③提升护士专业水平：适当对护士进行专业知识与技能培训，减少工作难度所带来的压力，帮助护士更好地提升自我。④开展护士和管理者压力管理培训：通过培训护士和管理者掌握压力管理、应对挫折、保持积极情绪及采用咨询式管理等技能，帮助他们提高心理素质，增强应对心理压力的能力。管理者学习心理管理技术，以便在护士面临心理困扰时能够及时提供有效的解决方案。⑤提供多种形式的护士心理咨询服务：针对面临心理问题困扰的护士，组织了开展包括咨询热线、在线咨询、团体辅导和个人面谈等多种形式的服务，以全面解决护士的心理困扰。

 知识拓展

正念减压疗法

正念减压疗法（mindfulness-based stress reduction，MBSR），是由卡巴特·辛恩（Kabat Zinn）等人于1979年提出的一种心理疗法，已被广泛运用于慢性病的心理共病、情绪失调和行为障碍等领域。该疗法的核心包括身体扫描、正念瑜伽、坐禅、觉察愉快和不愉快事件、呼吸觉察及日常生活中的正念实践等。通常，MBSR项目以团体形式进行，包括8周的现场团体培训，每周2.5~3.5小时学习及实际练习培育正念的方法，并参与有关如何以正念面对生活压力的讨论。在完成规定的培训后，参与者需要在家完成作业，每周至少进行6天，每天练习50~60分钟。

研究表明，正念减压疗法能够明显降低参与者的压力水平，并改善其心理状况。

本章小结

思考题
1. 简述管理与领导的区别和联系。
2. 根据情境领导理论，领导者应采取什么领导风格？
3. 在临床实践中，护士如何正确进行压力管理？

更多练习

（张　岚　李青青）

第七章　控制职能

教学课件

学习目标

1. 素质目标

具有护理管理控制的意识，能在实际护理管理活动中采用各种控制技术和方法，从而提高护理临床管理能力。

2. 知识目标

（1）掌握：控制、护理成本控制和护理安全的相关概念；控制的内容、类型和基本原则。

（2）熟悉：患者和护士的常见安全问题。

（3）了解：护理成本的控制方法。

3. 能力目标

（1）能根据不同的护理管理对象，采用不同的控制方法，并针对护理工作的特点，掌握护理管理控制的关键点。

（2）能结合护理临床管理实践，简述患者和护士安全管理的主要策略。

案例

【案例导入】

急诊室的急救车

呼吸内科护士长王明秀，工作积极热情，认真负责。由于医院内部结构调整，王明秀被调任到急诊科继续担任护士长。上任以后，她召开了全体护士会议，对护理人员的工作进行了细致的安排，并且在科室原有制度的基础上又细化了查对制度、抢救制度、安全管理制度等，还对科室的发展制定了长期计划。护理部某次抽查中发现急诊科急救车中物品不齐，王护士长第一时间询问了最近一次使用急救车的夜班护士小杨。经过询问后得知，小杨在抢救结束后由于太过繁忙而忘记补充物品，而次日接班护士也没有及时进行检查和补充。

【请分析】

　　王护士长对于科室的护理质量采用了哪些控制方法？还有哪些地方可以进一步优化管理？

【案例分析】

　　控制是管理的一项重要职能。控制职能主要是指管理人员采取一系列管理措施以保证工作的实际实施情况与计划保持一致。也就是说，管理的过程在一定程度上就是控制的过程，是使整个管理过程顺利运转的关键，可见实施控制在管理过程中的重要性。本章将重点讨论控制的原则、类型、过程和方法，以及控制在护理管理工作中的实际应用。

第一节　概　　述

一、控制的概念与作用

（一）控制的概念

　　控制是一个实现组织目标的活动过程，管理者按照既定的目标和标准，对各类活动的实施过程进行衡量、监督、检查和评价，并在活动出现偏差时予以纠正，或在计划偏离目标时予以调整。理解控制的含义，需要掌握以下几点：①控制处于不断动态变化之中，在这一过程中，需要对系统的变化进行分析、比较、判断，进而执行。②控制是通过衡量、监督、检查和评价及纠正偏差来实现的。③控制活动具有一定目的性，其目的主要是保证组织活动的进行符合既定的计划和标准。

（二）控制的作用

　　控制系统的有效性在于保证组织行动方向朝着组织目标发展。控制的职能在于衡量计划实施过程中的偏差并纠正偏差，使实际工作符合组织既定的目标和计划。也就是说，控制工作对计划工作会产生积极影响，是实现计划的保证。在护理管理活动中，控制系统越完善，越有利于管理者实现组织目标。

二、控制的内容与原则

（一）控制的内容

　　控制的内容也就是指控制的对象。美国管理学家斯蒂芬·罗宾斯将控制的内容归纳为五个方面：人员、财务、作业、信息和组织绩效控制。

　　1. 人员控制　对人力资源进行有效的管理是控制的重要内容之一。执行计划和实现组织目标的主体都是个人。因此，必须对人员进行有效合理的控制。护理人员控制过程的主要对象如下。①护理专业的学生：包括见习生、实习生、进修生等。②临床护理人员：包括护理员、护士、护师、主管护师、副主任护师和主任护师。③行政护理管理者：包括护士长、总护士长、护理部主任及护理副院长等。护理管理中需要通过多种手段对人员进行控制，控制常用的手段有以下几点。

（1）甄选：这是人员控制的首要步骤，通过识别和筛选，招聘到价值观和个性等符合组织期望的人。

（2）设定工作目标：为员工设定明确的、可衡量的工作目标，是管理和控制的基础。

（3）职务设计：根据工作性质和要求合理设计职务，确定员工的工作内容、任务、权责范围，从而达到工作目标。

（4）直接监督：通过现场勘察，及时发现问题并予以反馈。

（5）绩效评估：定期对工作人员的工作绩效进行评估，以此作为激励、提升或者岗位调整的依据。

（6）制度化和组织文化建设：完善相关规章制度，建设弘扬组织文化，从而影响员工的工作行为和工作价值观。

2. 财务控制　涵盖预算管理、成本控制和财务报表审核等方面。①预算管理：是财务管理的核心内容之一，医疗机构内的护理单元需要制定合理的预算计划，包括收入预算和支出预算。②成本控制：需要关注护理工作的人力、物力和时间等资源的成本，以确保资源的合理分配和使用。③财务报表审核：是护理财务管理的重要环节，这有助于保证医院各项工作的正常运行。财务审核职能主要由财务部门完成。对护理管理者而言，主要的工作是进行护理预算管理和成本控制。

3. 作业控制　作业是指从劳动力、原材料等物质资源转换到最终产品和服务的过程。对于护理工作而言，作业就是护士为患者提供各项护理服务的过程。作业控制是通过控制护理操作过程来提高护理服务的效率，从而提升医院整体护理服务的质量和评价。在护理管理控制中，常见的作业控制包括：护理操作技术控制、护理质量控制、护理耗材控制、药品购买及库存控制等。

4. 信息控制　主要目的是保障护理质量管理系统能够有效运作，而系统运作需要准确的时间、地点、人员、数量等正确数据的信息支持。护理管理中提倡建立一个全面的信息管理系统，包括护理业务管理、行政管理、科研教学等多个子系统。护理信息系统不仅需要收集各类信息，还需要将所收集的信息进行分析和处理，形成可靠有用的信息。

5. 组织绩效控制　为确保组织能达到既定的目标和任务，管理人员需要对组织内部各项业务活动进行监控和评估，这就是组织绩效控制。通过科学的评价及衡量组织绩效，可以有效地对组织绩效进行控制，还能准确地反映组织效能。组织绩效可以通过制定目标、评估绩效、提供反馈和激励措施等手段，对护理团队的工作表现进行管理和控制，以实现组织的战略目标。而对于医疗卫生服务行业的绩效评价，要兼顾考虑经济效益和社会效益两方面。

（二）控制的原则

1. 与计划相一致原则　控制工作是一个衡量、测定和评价实施活动的过程。在控制过程中要发现偏差并及时采取纠正措施以确保计划实现，顺利达成组织目标。不同的目标对应不同的计划，其控制所需要的信息也不相同。例如，在检查护理教学质量和护理科研计划的执行情况及检查临床护理服务质量时，所需要的信息是不相同的，因此需要根据不同的控制系统制定不同的计划。

2. 客观性原则　控制活动是具有人的主观性的活动，为了减少主观因素的干扰，应该严格按照客观标准对活动过程进行控制，从而保证工作绩效的衡量客观准确。客观标准包括定量标准和定性标准，定量标准如各项操作技术标准或消毒隔离检查标准；定性标准如护理人员素质考核。

3. 控制关键点原则　在护理工作中，护理管理者受时间、精力和财力等限制，不能对自己所管辖的人员和活动进行全面了解和控制，这就要求管理者要善于把握问题的关键，关注影响计划执行的主要因素，这不仅能扩大管理幅度，还能降低管理成本，改善信息沟通效果，从而提高管理工作的效率。

4. 灵活控制原则　控制的灵活性是指控制系统本身能适应主客观条件的变化，并持续发挥作用。灵活控制原则是指管理人员在执行计划过程中，要有灵活的思维，针对突发事件或环境发生重大变化时可以机敏地应对，不墨守成规，可根据情况的变化而随机应变。如在管理计划失常时，要对失常的真实情况进行及时上报，以采取积极的纠正措施修正计划；在遇到突发事件时，则需果断采取特殊应对措施，对运行过程进行管理和控制。

5. 及时性原则　体现在及时发现偏差和及时纠正偏差两个方面。及时控制的好处在于可以减少工作中的"时滞性"，避免更大的差错甚至是事故。及时发现偏差是实现有效控制的首要环节，要求各级人员及时收集信息，建立有效的信息沟通渠道并进行信息反馈。在发现偏差之后，需要通过多种办法，如调整计划、组织安排、人员管理、现场指导等办法来纠正偏差，从而实现组织目标。

6. 组织机构健全原则　实现有效的控制，必须健全有力的组织机构作为保证。原因在于，健全的组织机构可以保障信息交流畅通，使工作中的信息或反馈能够快速地上传下达，从而避免工作中的信息迟滞现象，以提高工作效率。而且健全的组织机构可以明确计划执行职权和责任，在赋予机构权力的同时，明确规定了机构中的岗位责任，实现职、责、权三者统一。

三、控制的类型

根据分类依据的不同，控制类型也多种多样。根据控制的主体，控制可分为正式组织控制、群体控制和自我控制；根据控制的来源，控制可分为内部控制和外部控制；根据业务范围，可分为业务技术控制、质量控制、资金控制和人力资源控制；根据控制采取的不同手段，控制可分为直接控制和间接控制；根据控制对象，控制可分为成果控制和过程控制；根据控制点在整个控制活动中的位置，控制可分为前馈控制、现场控制和反馈控制。在管理活动中，根据不同控制点位置进行分类的方式较为常用（图7-1），本章将对其进行重点介绍。

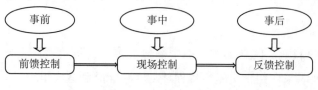

图7-1　控制的类型

（一）前馈控制

前馈控制（feedforward control）是基于预测的一种控制手段，此类控制实施在正式工作开始以前，也称事先控制或预防控制。管理者利用所能获得的所有信息对工作中可能出现的情况进行事先判断，避免可能出现的问题。例如，医院在新购大型医疗设备时，为了能购买到符合医院要求的高质量设备，会预先建立一定的购买标准，防止因医疗设备出现故障而造成的损失。前馈控制的一大优势在于可以"防患于未然"，是医疗卫生行业常用的控制手段，行业常见的医疗事故防范预案、医疗诊疗规范、护理查对制度及行业规定的标准操作流程等都属于前馈控制。

（二）现场控制

现场控制（concurrent control）是指在实际工作或活动过程中，管理者在现场对进行的活动或行为给予必要的指导和监督，以保证各项活动和行为符合规定的程序和要求，又称过程控制、环节质量控制或同步控制。"指导"是指管理者根据自己的知识和经验，向下级指示恰当的工作方法及工作过程；"监督"是指对照标准检查正在进行的工作，发现不符合标准的偏差之处，立即予以指正，保证既定目标的实现。在护理工作中，常见的现场控制有护理部的抽查、护理质量查房、日常工作巡视等。现场控制的质量与管理人员的素质息息相关，因此为确保控制的有效性，主管人员必须提高自身管理能力，提高管理艺术，亲临现场进行观察和监督。

（三）反馈控制

反馈控制（feedback control）是指结束某一时期的工作之后，对工作进行回顾和总结，发现工作的偏差，并采取纠偏措施来改进下一次行动，又称事后控制或终末控制。由于反馈控制中的偏差已经发生且造成了损害，因此反馈控制的主要目的是总结过去的经验教训，改进未来工作，避免重蹈覆辙。反馈控制要求管理者加强信息反馈系统的建设，通过信息传递及时发现并解决问题，从而减少损失。在护理管理工作中，进行定期的护理质量检查反馈、护理工作考核、开展患者满意度调查等都属于反馈控制。它的优点在于"亡羊补牢"，可以防止反复发生类似事件，但管理上的"时滞性"是其缺点，反馈控制无法改变和挽回已造成的损失。所以，反馈控制属于事后补救的控制方法。

总之，前馈控制可以减少预期问题的发生，是以未来为导向的控制；现场控制是在计划执行过程之中的控制，在现场发生错误时可以及时纠正；反馈控制是发生在活动结束之后的一种控制，可以避免类似事件再次发生。三种控制方法各有优势，在实际护理管理工作过程中，管理人员应考虑具体工作情况，使用不同控制方法，或者根据不同的工作性质，使用综合的控制方法。

第二节 控制的过程和方法

一、控制的过程

控制过程也称为控制基本程序，是由一系列管理活动组成的完整监测过程。这一基本过程包括确定控制标准、衡量工作绩效、评价并纠正偏差三个关键步骤。确定控制标准是控制工作的前提，衡量工作绩效是控制的关键环节，评价并纠正偏差是控制工作的关键，三者相互联系，缺一不可。我们将分别介绍以上三个步骤（图7-2）。

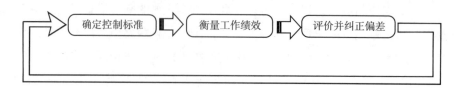

图7-2　控制的过程

（一）确定控制标准

标准是工作者衡量实际和预期工作成果的尺度，也是人们检查工作及结果的规范。确定控制标准是控制的前提，如果没有标准，检查和衡量实际工作就失去了依据，控制就不会产生任何效果。例如，若要对护士的导尿操作进行质量控制，应当首先明确导尿过程的控制重点在于规范的操作步骤及无菌原则，然后建立导尿操作过程中各个环节的质量控制标准。

1. 确定控制标准的步骤　确定控制标准是一个科学决策的过程。其主要步骤包括：确立控制对象、选择控制关键点、制定控制标准。

（1）确立控制对象：控制对象，即首先明确"控制什么"的问题。控制的最终目的是实现组织目标，然而活动过程中的多种因素会影响组织目标的实现，管理者不可能对所有影响因素进行逐一控制。因此，首先需要分析各因素影响力的大小，管理者选择对实现组织目标有重大影响的因素进行重点控制。例如，护理管理的重点控制对象主要为护理工作者、护理对象、护理职责、护理服务质量、护理临床工作环境等。

（2）选择控制关键点：在选择控制关键点时通常要考虑以下三个因素。①影响整个工作运行过程的重要操作与事项。这是决定工作成功与否的关键环节。②挖掘重大损失出现之前显示出的线索或事件。在事故发生以前，及时发现问题并纠正。③选择能反映组织绩效水平的时间和空间分布均衡的控制点。这些控制点可以反映组织在时间和空间两个维度上的运营效果和效率。

护理管理控制的关键点主要包括以下几项。①关键制度：消毒隔离制度、查对制度、抢救制度、安全管理等制度。②高危护士：新上岗护士、进修护士、实习护士及近期遭遇重大生活挫折的护士等。③高危患者：疑难危重患者、新入院患者、手术后患者、接受特殊检查和治疗的患者、有自杀倾向的患者及老年和婴幼儿患者。④高危器材设备和药品：特殊耗材、监护仪器设备、急救器材与管制药品等。⑤重点部门：急诊科、手术室、重症监护室、妇科、儿科、透析室等。⑥关键时间：节假日、中夜班、交接班时间、工作繁忙时段和护士单独值班时间等。

（3）制定控制标准：依据确定的控制对象和关键点后，需将计划中的目标一一进行分解，从而制定控制的标准。控制标准主要分为定量和定性两种标准。①定量标准：又分为实物标准（如科室病床数量、医疗设备总数等）、时间标准（护理操作时间、巡视和观察时间等）、效率标准（床位周转率、每位医生年门诊人次数等）。②定性标准：如医疗行业服务质量或者护士科研素质水平等。定性标准在实际工作中往往尽量采用量化的处理方式，如采用不良事件发生率衡量护理质量，通过量表得分计算患者满意度等。

2. 常用的护理控制标准　护理控制标准主要包括以下几种。

（1）时间标准：是指完成指定的护理操作或完成某项服务所限定的时间。对于特定的护理操作，如给药、更换敷料等需要规定符合的时间标准以提高工作效率。如生命体征监测在 10 分钟内完成。

（2）程序标准：是为了确保护理操作能按照规范进行，而制定的护理操作或服务过程所需遵循的流程标准。如导尿的操作流程。

（3）质量标准：是指为保证护理工作符合医疗安全和规范所制定的标准。如进行无菌操作时需要保持环境清洁，无菌物品均须在有效期内才能进行操作。

（4）消耗标准：是根据护理服务过程计算出来的有关消耗。如护理人员对重大手术后患者床单位终末消毒费用的核算和手术材料耗费的核算。

（5）行为标准：是护理人员工作中必须遵守的行为准则和道德规范。如护士专业行为和态度标准、行业用语规范、护士仪表规范等。

（二）衡量工作绩效

此阶段是控制过程的衡量阶段，采用确定的标准衡量实际工作成效。管理者通过收集在计划实施过程中的信息，将实际工作情况与控制标准进行对比分析，以确定计划执行是否合理，工作成效是否符合既定目标。衡量实际的工作绩效通常需要注意以下两个方面。

1. 确定适宜的衡量方式　衡量方式的选择需要根据不同的衡量主体、不同的衡量项目和衡量频度来确定。

（1）衡量的主体：是指通过谁进行衡量，这个主体可以是管理者，也可以是工作者本人，抑或同事及相关职能部门的人员等。面对同一控制对象，不同的衡量主体采取的控制方法不同，对控制效果产生的影响也不一样。

（2）衡量的项目：是管理者具体衡量或控制的对象，这是衡量工作最为重要的方面。管理者应根据决定实际工作好坏的重要特征进行衡量，避免只衡量那些易于衡量的项目。

（3）衡量的频度：即在控制过程中对项目进行衡量的次数或频率。有效的控制需要根据组织活动的目标和要求选择适宜的衡量频次。衡量次数过多，不仅会增加控制成本，还会引起相关人员的不满，从而影响工作人员的积极性；衡量次数过低，许多重大偏差不能及时被发现，也不能及时采取纠正措施，影响组织目标的实现。

2. 建立有效的信息反馈系统　为了使管理人员在控制过程中能及时获得实际工作内容和偏差信息，高效的信息反馈控制系统必不可少。它能使收集的信息和纠偏信息及时进行传递和反馈。收集信息进行反馈的方法主要有以下五种。

（1）工作汇报：即工作执行者及时准确地汇报上级指令的执行状况及遇到的困难和问题，使管理者及时了解工作安排和计划进度以便控制。工作汇报可分为口头汇报和书面汇报两种形式。①口头汇报：是一种直接获取信息的方法。管理者通过一对一面谈、小组会议、员工例会等形式，直接获得员工的具体工作情况。其优点在于能迅速获取想要的信息，并且通过汇报者的肢体手势和姿势、汇报语音语调和表情等加深管理者对信息的理解。但口头汇报也有其缺点，汇报人叙述的信息可能带有一定片面性和主观性，会影响管理者判断，且口头信息不便存档。②书面汇报：是一种相对正式的信息反馈方式，如季度工作总结或年终汇报。书面汇报的优点是内容可以长期保存易于存档，其缺点主要在于需要汇报者花费时间对某一时期的工作内容进行总结归纳。

（2）实地考察：是指管理者亲临工作或活动现场，对护理人员活动或科室管理进行直接的观察，与护士或患者进行直接交流，获得有关实际工作的一手信息。实地考察和个人接触考察的方法简单有效，因此被广泛应用于基层管理活动中。管理者进行实地考察的优点在于不仅可以直观获得监督部门的客观情况，还能在检查监督过程中加强上下级的交流，增进各部门的联系，营造良好的团队氛围，但缺点是实地考察需要耗费管理者大量的时间和精力。

（3）统计报告：是在工作调查中收集数据，并采用一定的统计方法处理汇总后而形成的。统计报告的结果可以以文字、数据、图形或图表的形式呈现，能更集中、更系统、更清楚地反映客观实际，便于阅读和理解。

（4）抽样调查：是从目标总体中随机抽取一部分具有代表性的样本进行细致的检查核对，以此来推测总体工作的质量。抽样调查的好处在于可以减少人力、物力及时间的消耗。抽样调查的关键在于样本的代表性是否良好，这决定了样本所推断的关于总体的结论是否能真正说明整体的情况。

（5）建立监督检查机构：受监督部门或工作人员通常由于时间或自身利益的限制，不能及时全面地汇报反馈信息，因此需要建立专门的监督检查机构，及时向上级部门或管理者进行反馈，以便管理者更好地掌握工作实施情况。

（三）评价并纠正偏差

纠正偏差是控制过程的最终环节，也是控制工作的实施关键。纠正偏差，就是使偏离的工作步入正常的轨道，保证组织目标的实现。纠正偏差首先要明确偏差的范围和造成的危害，找出偏差发生的原因，其次要寻找出偏差对象并实施纠正偏差的措施。

1. 评价偏差　偏差是指实际工作效果与预期控制标准相偏离造成的差异。在建立控制标准与衡量工作绩效后，应将衡量的绩效与制定的标准进行比较以获得偏差信息并判断偏差程度。在实际工作中，偏差的出现难以避免，但要确定合理的偏差范围。对于不同的控制目标，偏差的范围设置是不同的。如某三甲医院护理部对医院科室患者满意度的控制合格率为95%，以90%～100%作为偏差范围，如果患者满意度合格率下降到90%以下，就超出了规定的偏差范围，此时管理者就应该分析造成此偏差的原因并针对原因给予纠正。在护理管理过程中，要注意可能造成组织重大损失的微小偏差，如抢救仪器设备的合格率应达100%，以免由于抢救设备的故障耽误危重患者的救治，威胁患者的生命安全。

2. 分析偏差原因　任何纠偏措施都需要根据偏差产生的原因来制定。出现偏差的原因通常有以下几种。

（1）各种内外部因素或环境产生了不可控制的变化，不能满足原来计划所需的条件。

（2）管理者制定的控制标准或计划本身缺乏科学性、合理性，绝大多数员工无法达标。

（3）管理部门缺乏管理方法或执行部门员工素质能力欠佳。

3. 寻找偏差对象　偏差的对象既可能是组织进行的活动，也可能是指导活动的计划或者绩效衡量的标准。出现类似情况，管理者不仅需要调整实际工作和活动，甚至可能需要改变衡量工作的标准。

4. 选择纠偏措施　针对偏差产生的原因制定合适的纠正措施，是保证计划顺利实施的关键。根据行动效果的不同，纠偏措施分为两种类型：第一种是立即执行的临时性应急措施，即针对那些发生迅速，且对组织活动造成较大不良影响的急迫问题，需要以最快速度进行修正，避免造成更大的损失；第二种是采取永久性的根治措施，即要深入分析引起偏差的根本原因，去除引起偏差的因素，避免偏差再次发生。永久性的根治措施有改进工作方法、改进领导方法和调整计划或标准三种。在实际管理过程中，管理者要根据具体情况，综合运用不同的控制方法，急则治其标，缓则治其本，提高控制效率，更好地达到组织目标。

二、控制的基本方法

有效的控制能使整个管理过程顺利运转，控制的对象和标准不同，控制的方法也就不同。常用的护理控制方法有预算控制、成本控制、审计控制、质量控制等。

（一）预算控制

预算控制是指财务部门根据组织经营状况规定的收支标准，通过检查和监督各个部门经营活动，将资源配置规划加以量化，其目的是在保证组织目标达成的情况下，能良好利用各种资源实现利润。

1. 预算控制的种类　预算是管理者对组织活动计划的总体安排，进行预算控制可以帮助管理者更好地对业绩进行规划和协调控制。常见的预算控制有收入和支出预算、现金预算、投资预算和资金平衡预算等。

2. 预算控制的优缺点

（1）优点：预算控制是协调和改进组织经营的一种重要手段。管理者可以依托各个部门生产经营的盈亏状况，设置不同的预算方案，为改进组织的活动提供了基础。同时，编制预算可以更好地明确组织目标，为组织的经营决策提供依据。

（2）缺点：①编制的预算过于精细没有弹性和调整空间，会使项目执行者活动受限，组织经营缺乏灵活性。②存在预算目标取代组织目标的危险，项目执行者在活动中精打细算，过分强调预算，而把实现组织目标摆到次要的地位。③预算编制只适用于可量化的指标，特别是采用货币计量的业务活动，而不适用于组织文化、组织形象等不可计量的目标。

（二）成本控制

成本控制是组织根据一定时间预先建立的成本管理目标，由管理者在其职权范围内，在活动耗费发生以前和成本控制过程之中，对影响成本的各种因素和条件采取的一系列控制和调节措施，以保证活动成本不超过预算范围。具体来说，成本控制包括以下几个环节：建立成本控制标准、监督成本执行情况、核算成本控制绩效、分析成本使用偏差并采取纠偏措施。

做好成本控制工作，保证成本在预算估计范围内，不仅可以提高组织的经济效益和竞争力，改善组织的经营管理，还可以在成本控制过程中发掘内部潜力，寻找更多降低成本的途径，防止组织利益的减少和亏损。

（三）审计控制

审计，即审查和监督，是指管理者在管理过程中对组织经营活动和资金流动过程记录的准确性和有效性进行检查和鉴定的方法。根据审查主体的不同，可以将审计分为内部审计、外部审计和管理审计三种类型。

1. 内部审计　是指由组织内部的专业审计人员，或者高层及财务部负责人对组织业务往来和管理控制系统进行评价，以判断政策贯彻情况、资源利用情况和组织目标达标率。也就是说，内部审计其实是组织内部进行控制所采用的一种手段，其主要任务是核查其他各项控制效能是否达标，对其他控制形式起管理作用。审计在医疗卫生服务行业的应用主要是专业技术质量的评价和控制。

2. 外部审计　是指由组织外部的专业审计人员或机构对组织财务账目和往来记录进行有目的的综合审查，以监督组织经营活动是否合法合规。外部审计通常不像内部审计一样可以对组织活动进行直接控制，具有局限性。

3. 管理审计　管理审计通常由第三方审计公司进行，它是对被审查组织的管理活动、决策等进行的审核，其目的在于评估组织活动的效率以及管理层和各职能部门的管理能力，以改进管理工作，提高经济效益。

（四）质量控制

质量标准是对某产品、过程或服务需要满足某种特性的规定或要求，它是检查和衡量质量的依据。质量控制是指为达到组织所规定的质量标准所采取的一系列管理活动和过程。护理质量控制就是制定一系列标准，如护理工作质量管理标准、护理技术操作规范、护理礼仪和行为规范等以满足服务对象的健康需求，提高服务对象的就医体验。由于护理服务质量的好坏与个人生命健康息息相关，因此，在护理质量控制中要做到以下几点：①护理过程中贯彻"预防为主"的方针。②在护理工作中基础质量、环节质量和终末质量的形成全过程坚持质量控制。③做到全员参与护理质控。④在实际工作中综合运用前馈控制、过程控制和反馈控制等方法。⑤对护理服务和护理工作质量进行有效控制。

第三节　护理成本控制

成本控制是进行成本管理的重要环节，是提升医疗护理服务质量和持续运行发展的有力保证。护理成本控制的意义在于挖掘临床护理工作中可能降低成本的不必要消耗，减少浪费，以利用有限的资源向社会提供有效的医疗护理服务。

一、成本控制的相关概念

（一）成本（cost）

指在生产过程中的生产资料和劳动消耗。在医疗卫生领域，成本是指在服务过程中所消耗的直接成本（护理人员的工资、材料费及设备费等）和间接成本（管理费、教育培训费及其他护理费等）的总和。

（二）护理成本（nursing cost）

指在护理服务过程中所消耗的护理资源，即为患者提供护理服务过程中所消耗的物化劳动和活劳动的货币价值。护理服务是指给患者提供诊疗、监护、防治、基础护理等技术服务；物化劳动是指物质资料的消耗；活劳动是指脑力劳动和体力劳动的消耗；货币价值是指产出的劳动成果用货币表示其价值。

（三）成本管理（cost management）

指以降低成本、提高经济效益、增加社会财富为目标而进行各项管理工作的总称。成本管理包括对医疗服务成本投入的计划、实施、反馈、评价、调整和控制等各环节和全过程。成本管理对医院经济效益起决定性的作用。

（四）成本控制（cost control）

是成本管理的核心内容，它通常是根据成本预测和成本决策所确定的目标，对生产经营活动中的各种耗费进行事前和事中控制，及时发现偏差，并采取相应的措施进行调节和干预，以最终保证预定目标成本的顺利实现。

（五）护理成本控制（nursing cost control）

是指预先制定合理的成本目标，对构成成本的一切耗费进行严格的计算、考核和监督，及时揭示偏差，并采取有效措施，纠正不利差异，发展有利差异，使成本被限制在预定的目标范围之内的管理方法。

二、护理成本控制的方法

护理成本控制是按照成本控制流程，对护理成本构成和护理活动进行分析和财务管理的过程。因此，明确成本控制的程序，了解护理成本构成是掌握护理成本控制方法的基础。

（一）护理成本控制程序

护理成本控制程序包括确定控制成本标准、衡量标准偏差信息、评价结果和纠正偏差。①根据定额确定控制成本标准：成本标准是对各项费用开支和资源消耗规定的数量界限，是成本控制和成本考核的依据，也是制定各项成本计划的技术措施。②衡量标准偏差信息：即对成本的形成过程进行计算和监督。一般通过比较管理信息系统采集实际工作的数据与已制定的控制标准中所对应的要素，了解和掌握工作的实际情况，核算实际消耗与成本标准的差异。③评价结果：通过核算的实际消耗与成本标准的差异分析，找出成本发生差异的程度和性质，确定造成差异的原因和责任归属，为进一步采取管理行动作好准备。④纠正偏差：对发现的偏差问题，提出降低成本的新措施或修订成本标准的建议。

（二）护理成本构成要素

1. 工资　护士是医院工作的主力军，占医院卫生技术人员的 50% 以上，护士工资是医院人力成本的主要支出。给予护士良好的工资待遇是保证护理质量的前提和重要保障，在实际工作中常采用以下几种方法来控制护理人力成本。

（1）成立支援护士库：在护理部层面，培养全科护士队伍，建立支援护士库，使其能够应对各种临床护理情景，以便当某些科室出现大量季节性疾病、出现突发公共卫生事件或需要开展新技术和新业务等情况下发挥重要的应急作用。在科室层面，促进人员的合理流动和相互增援，以缓解相同专科之间的护理人力不足问题。

（2）实施兼职制或部分工时制：实行多岗兼职或部分工时制，能够整合已有的护理人力资源，其工作时间可以根据病房的需要实行弹性排班，从而使护理人力资源不足的问题得到缓解。

（3）聘用辅助人员：通过聘用辅助人员，经培训考核合格后，使其承担部分患者的日常生活照顾，如患者日常生活活动、翻身、沐浴等，或者承担送标本、送患者检查、送物品等工作。

（4）应用患者分类系统：应用患者分类系统对患者进行分类管理，根据患者自理状况和病情严重程度，计算护理工作量、护理时数、工作绩效和护理费用等，也可以以此作为排班、分析与调派护理人力的依据，从而改善护理人力配置及护理服务品质。

（5）优化工作方法及工作流程：应用计算机信息管理系统等现代化技术，节省人工工作的时间及人力成本；完善及优化医院建设及设施，如医院物流传输系统的使用，让更高效的医疗护理设备、更便捷的医疗环境方便护士开展相关工作；调整工作流程和操作程序，提高工作效率。

2. 仪器与设备　护理服务工作的开展和推进，有赖于良好的医疗设备、设施和仪器，做好医疗设备、设施和仪器的维修、保养和管理，不仅可以确保它们正常运转并处于完好状态，为治疗、抢救患者提供物质保证，还可以延长它们的使用寿命，减少资源浪费，节约成本。

3. 供应物品　主要指在护理服务过程中直接消耗的各项材料。一般包括医用材料、卫生被服、输液器、注射器和其他卫生材料等。护理管理者应当做好各护理单元从设备处、总务处或供应室领用的所有消耗性物品的预算，避免耗材的过期和浪费。

4. 其他人力成本　有些成本既非经常性支出性成本也非资本性成本，而是预期发生的支出成本，如奖金、在职进修培训费用、护理学术交流费用、健康保险、慰问金等。这些成本也应纳入成本预算，护理管理者应做到心中有数，合理规范控制。

（三）护理成本控制管理方法

护理成本控制包括编制护理预算，将有限的资源适当地分配给预期的或计划中的各项活动；开展护理服务的成本核算；进行护理成本分析，实施实时动态监测和管理，利用有限资源提高护理服务质量。成本预算是计划，也是前馈控制，是成本控制的最常用方法；成本核算是过程控制，即对医疗护理服务过程中所花费的各种开支，依照计划进行严格的控制和监督，并正确计算实际的成本；成本分析是反馈控制，即通过实际成本和计划成本的比较，检查成本计划的落实情况并提出改进措施。护理成本管理包括四个方面。

1. 编制护理预算　预算是将一定时期内（通常为一年）预期的支出项目和金额用表格或书面文字等方式详细列出，并将有限的资源适当分配给预期的或计划中的各项活动，是护理成本管理的利器。编制护理预算属于护理计划，没有计划就没有控制，计划是控制的先导和依据，控制可以保证计划的有效实施，同时对计划不周的地方进行补救。护理预算对于统筹整个护理活动、确定重要资源、整合工作效率有重要作用。护理管理者可依据预算来检查与修正预定的计划，当实际状况与预期结果不符时，可根据情况适当调整资源再重新做合理安排或分配。护理预算也可作为评估护理人力资源、申请医疗仪器设备及强化护理服务的依据。护士编制的护理预算计划必须让每一位相关人员清楚明白，避免浪费或寻求更为节约的方法来取代超出成本的计划。

2. 开展护理服务的成本核算　护理成本核算是指医疗机构将一定时间内发生的护理服务费用进行审核、记录、汇总和分配，并计算护理服务总成本和单位成本的管理活动。控制护理人力成本是护理管理者的重点工作之一，护理人力成本占医院成本比重最大，护理管理者可以从有效运用护理人力方面控制人力成本，而不能一味地缩减护理人员数量和使用低学历护理人员。有效运用护理人力资源的措施具体如下。①合理配置护理人员：护理人员薪资与职称、工作经验等相关性较大，合理按照比例配置不同职称的护理人员，做到人尽其才。②机动排班：根据科室实际患者数量和工作量灵活排班，及时放休多余人员。③实施院内支援制度：将一段时间内患者人数少的科室护理人员支援到比较繁忙的科室。④运用辅助人员：病区收费员、门诊叫号员、供应室消毒员、导医台的导医人员等，均可以由非护理专业的辅助人员来完成。常用的护理成本核算的方法主要有以下几种。

（1）项目法（fee－for－service）：项目法是指以护理项目为对象，归集费用与分配费用来核算成本，是我国护理成本核算常用的方法。项目法既可为拟定和调整护理收费标准提供可靠的依据，也可为国家调整医院财政补贴提供参考，但是它不能反映每一疾病的护理成本，也不能反映不同严重程度疾病的护理成本。

（2）床日成本核算（per day service method）：床日成本核算是指将护理费用的核算包含在平均的床日成本中，护理成本与住院时间直接相关的一种成本核算方法。床日成本法未考虑护理等级及患者的特殊需求，通常包括了非护理性工作。

（3）患者分类法（patient classification systems）：患者分类法是指以患者分类系统为基础测算护理需求或工作量的成本核算方法。患者分类法根据患者的病情程度判定护理需要，计算护理点数及护理时数，来确定护理成本和收费标准。患者分类法包括两种方法，一是原型分类，如我国医院采用的分级护理；二是因素型分类，根据患者需要及护理过程将护理成本因素分为六大类，包括基本需要、患者病情评估、基本护理需求、治疗需求、饮食与排便、清洁翻身活动。

（4）病种分类法（diagnosis－related group）：病种分类法是指以病种为成本计算对象，归集与分配费用，计算出每一病种所需护理照顾成本的方法。按病种服务收费是将全部的病种按诊断、手术项目、住院时间、并发症和患者的年龄、性别，将疾病分成不同的病种组，对同一病种组的任何患者，无论实际住院总费用多少，均按统一的标准确定护理成本。

（5）综合法：综合法也称计算机辅助法，是指结合患者分类法及病种分类法分类，应用计算机技术建立相应护理需求的标准来实施护理，以确定某种患者的护理成本。综合法是目前临床比较准确的护理成本测算方法。

3. 进行护理成本－效益分析　效益就是用货币表示护理干预的有用结果。成本－效益分析是将单个或多个护理方案与其他干预所消耗的全部资源成本价值和由此产生的效益相比较的一种方法，其目的在于选择成本低、效益好的护理方案。成本－效益分析的基本思想是研究任一方案的效益是否超过它资源消耗的机会成本，只有效益大于机会成本的方案才是可行的。通过计算护理投入成本与期望的产出之比，可帮助护理管理者判定医院花费所产生的利益，是否大于预期的投资成本，为下一期的成本预测和决策提供必需的资料。

（1）常用的护理成本－效益分析方法：①护理成本与护理收费的比较分析。通过二者的比较研究，可为医院制定合理的收费标准、评价医疗服务的效益、理清国家对医院的补偿机制提供可靠的依据。②护理成本内部构成分析。它将护理成本按照不同的方法分解成不同的组成部分，并分析研究护理成本内部各组成部分的特点和比例，得出其对总成本的影响，以此为依据而减少护理成本，提高护理效益。③实际护理成本与标准护理成本的比较分析。通过比较，一方面可以帮助护理人员找出差距，提高管理水平；另一方面，由于实际成本其实是包含了部分资源浪费（或不足）的成本，而标准护理成本较实际护理成本更具有合理性，故通过二者的比较分析，可以反映出不合理的护理服务因素给社会造成的卫生资源浪费（或人群健康的损害）。④护理成本的效益分析。用货币表示护理干预的效果，用以完成护理管理经济效益、护理资源配置经济效益、护理技术经济效益等护理成本效益的分析。目前常用的护理成本效益分析指标有贴现率、内部收益率、成本效率比率等。⑤护理量本利分析。护理服务量、护理成本与护理收益之间存在着一定的内在联系，运用经济学方法对护理量本利进行分析研究，可以得出既定收益下的最低成本组成、既定成本曲线下的保本服务量和最佳服务量，从而指导护理管理者节约护理成本，提高护理效益。⑥护理成本的效果分析。护理成本效果分析是指评价护理规划方案经济效果的一种方法。护理经济效果不仅研究护理措施或规划的成本，同时也研究护理措施或规划的效果。护理成本效果分析不宜用货币来表示护理服务结果，较常用临床生物医学指标衡量护理效果，如血糖降低指标、压力性损伤发生率、存活率等。⑦护理成本的效用分析。护理成本效用分析是护理成本效果分析发展的特例，通常对同一健康问题的不同防治方案的成本效果进行比较。目前常用的指标有质量调整生命年和失能调整生命年。其特点是选用人工指标评价护理效用，不仅重视生命时间的延长，而且更重视提高生命质量的效果。

（2）护理成本–效益分析的步骤：包括明确要研究和解决的问题是什么；确立要比较的护理方案，收集相关数据；选择适当的经济学分析方法；确定与分析成本，确定结果的货币价值；决策分析。

4. 进行成本监督和管理　成本监督是指对支出费用的监督，即知道钱花在何时、何处、何缘由。成本管理就是要明确成本控制的主体，建立成本控制的组织机构，进行成本预测、成本计划、成本核算、成本控制、成本分析、成本考核等内容。护理成本监督和管理可采用多种方法。

（1）厉行节约，做好物料管理：一方面过多领用病区医用材料，不仅占用医院较多的资金，同时需要耗用较多的人力、空间和时间进行管理；另一方面由于管理不善导致的陈旧废弃和过期变质等，均会给医院造成不必要的损失。因此，病区护士长要进行存货管理，根据病区患者人数等合理测算物料的数量，按需领用、科学管理，从整体上降低物料成本的耗用。同时应当建立耗材的请领、定期清点、使用登记、交接制度，减少库存，并进行每月或每周评价。

（2）做好医疗设备的管理：建立对仪器设备的专管共用、定期检查、维修制度。对于已经购进的医疗设备，组织护理人员学习使用与维护，做好医疗设备的日常保养与检修，减少维护费用，延长使用寿命。新购设备前先进行设备的成本–效益分析，审批后再购买，避免设备购进后的不适用与闲置。

（3）提高护士成本管理意识：定期开展护理成本核算培训，让每位护理人员参与护理成本核算日常活动，了解护理成本的构成，提高成本意识，养成节约物料、水、电、气等的成本意识。

（4）实行零缺陷管理：提倡一次把事情做对、做好，减少护理缺陷、差错、事故的发生，以防范护理纠纷，减少意外赔偿费用。

（5）及时记账，防止漏费：多数医院的收费记录由病区护理人员完成，学习收费政策、熟悉医保政策和给付标准是准确计费的前提。管理者应组织计费人员学习收费项目、收费标准、计费操作，防止漏计费、错计费等。

第四节 护理安全管理

护理安全是护士执业过程中所要实现的最基本目标，是患者的基本需要和保障，同时也是衡量医院管理水平的重要标志。当前随着优质护理服务的深入推广，护理工作已从原有遵医嘱行事的被动服务变为满足患者各项需求的主动服务，成为医疗服务的一个重要组成部分。而公众医疗健康知识水平的提高，法制观念和自我保护意识的不断增强，也促进了护理安全管理的持续进步。

一、护理安全的相关概念

（一）安全

是指不受威胁，没有危险、危害、损失。安全是在人类生产过程中，将系统的运行状态对人类的生命、财产、环境可能产生的损害控制在人类能接受水平以下的状态。

（二）护理安全

是指患者在接受护理过程中，不发生法律和规章制度允许范围以外的心理、机体结构或功能上的损害、障碍、缺陷或死亡，即患者在整个治疗过程期间的身心始终处于接受治疗与护理的良好状态，并得到适当及时的治疗和护理，未发生任何医源性疾患，比较顺利地达到预期的治疗效果，从而重建健康。护理安全涉及参与护理活动的每个人员及各个环节，包括护士安全和患者安全。

（三）护士安全

是指将护士遭受不幸或损失的可能性最小化的过程，属于医疗机构职业健康与安全的范畴，主要涉及护理工作场所中的各类安全问题。

（四）患者安全

是指没有给患者造成可预防伤害并且将卫生保健所致不必要伤害的风险降至可接受的最低限度。在更广泛的卫生系统范畴内，患者安全是一个有组织的活动框架，目的是在卫生保健领域内营造一种能够始终持续降低风险、减少可避免伤害、减少出现错误的可能性以及在伤害发生时降低伤害影响的文化、流程、程序、行为、技术和环境。

（五）护理安全管理

是指运用技术、教育、管理等对策，从根本上采取有效的预防措施，把护理差错事故减少到最低限度，确保患者安全，防范意外事故，把隐患消灭在萌芽状态。创造一个安全高效的医疗护理环境，以最低成本实现最大安全保障的科学管理方法。护理安全管理是保障患者安全的必备条件，也是医疗机构得以长期稳定发展的关键要素。

 知识拓展 ● ● ●

海恩法则： 任何不安全事故都是可以预防的

海恩法则是德国人帕布斯·海恩提出关于飞行安全的法则。该法则认为，当一起重大事故发生后，人们在处理事故本身的同时，还要及时对同类问题的"事故征兆"和"事故苗头"进行排查处理，以防止类似问题的重复发生，及时解决再次发生重大事故的隐患，把问题解决在萌芽状态。"海恩法则"启示我们：一项制度、一条规定、一个流程，都要照章办理。怕麻烦、图省事，工作中就会心存侥幸，偷工减料。或许一次、两次操作没有问题，但是习惯成自然，久而久之，不规范的操作就会带来极大的隐患，一旦外部因素触发，就会造成事故的发生。

二、患者安全管理

（一）患者安全常见问题

1. 医院感染控制问题　消化道、呼吸道、泌尿道感染以及切口感染是患者在医院最易发生的医院感染，严重威胁其生命安全。医疗相关感染会导致患者住院时间延长、残疾、耐药性及经济负担增加，甚至发生可避免性死亡。

2. 环境安全问题　环境安全包括患者床单位的安全，用水、用气、用电安全，消防安全，医院内患者的活动安全，医院内公共设施安全，医院放射环境安全，不可控突发事件如地震等安全。

3. 用药安全问题　护士作为临床用药的主要实施者，正确合理规范实施用药、做好用药安全至关重要。护士要正确实施给药，关注药物配伍禁忌、药品质量，注意效期管理，做好用药观察等各个环节。

4. 医疗器械的安全问题　医疗器械广泛应用于医院的诊疗中，医疗设备与患者身体健康和生命安全密切相关。医疗器械包括医疗设备和医用耗材，大到磁共振、彩超、监护仪，小到棉签、消毒棉片、止血钳，医疗器械在疾病诊疗、病情监测、康复护理等方面发挥了重要作用。医疗器械使用中常见安全问题有质量问题、违法违规重复使用、缺乏有效监管、人为恣意扩大使用的适应证、医疗设备缺乏维护和定期保养等。

 知识拓展

世界患者安全日

世界患者安全日由世界卫生大会于 2019 年设立，并将每年的 9 月 17 日定为世界患者安全日。其目标是提高全球对患者安全的了解，增加公众对医疗安全的参与程度，促进全球行动，以防止并减少可避免的医疗伤害。每年的主题都围绕着不同的患者安全议题，以引发更多的关注和行动。2020 年的主题是"卫生工作者安全：实现患者安全的首要任务"，口号是"卫生工作者安全，患者就安全"。2021 年的主题是"孕产妇和新生儿的安全护理"，口号是"现在就行动起来，实现安全、有尊严的分娩"。2022年的主题是"用药安全"，口号是"无害用药"。2023 年的主题是"患者安全需要患者参与"，口号是"提高患者的发言权"。

5. 违背法律和护理规程问题 护士开展护理服务应当严格执行医疗护理的相关法律法规、护理技术规范和操作流程以及医院内的各项规章制度。任何恣意人为地更改、超越或违背临床护理诊疗技术规范、违反《护士条例》无执照从事护理工作等都是违法行为。

（二）患者安全管理策略

1. 营造患者安全文化 医院领导者和护士要把患者安全管理作为安全管理的主要任务，主动承诺安全保障，营造安全文化。作为护理管理者，要不断提高自己科学分析问题和解决问题的能力，要关注发生了什么事件、事件发生的原因以及如何防范；也要关注参与事件发生的人是否关注了系统的安全问题，能否胜任安全工作，管理者要通过细致的分析，积极改进患者安全管理，针对问题给予相应的管理措施，如增加护理人员配置、改变排班方式、加强护理安全关键点的控制、悬挂警示牌等。

2. 健全护理安全质量管理体系 健全的护理安全质量管理体系可以保障在发生不安全事件的时候积极做出决策反应。如对一切不安全事件如护理差错事故、护理投诉事件、护理意外事件、并发症等进行分析、评估和预警；对护理服务全过程进行动态监测，对纠偏措施的制定、落实和跟进等；对护理服务全过程的信息收集、信息报告、信息公示、预警信息发布等。随着《三级医院评审标准（2020年版）》将《护理专业医疗质量控制指标（2020年版）》纳入三级医院等级评审的日常质量监测内容以来，现在各医院已经形成了比较完善健全的护理安全质量管理体系。首先在管理结构上成立护理部-科护士长-护士长三级护理质量管理体系，由护理部成立护理质量安全管理委员会，负责全院患者安全管理及质量标准的制定、实施和监督，负责各个部门之间的协调和沟通等；科护士长成立分管片区内的护理质量安全控制小组；各病区成立科内护理质量安全控制小组。明确制定"部-科-区"的职责和工作标准，护理部每季度组织护理质量控制和安全护理不良事件分析讨论会，对护理不良事件进行深入分析，剖析产生不良事件的个人原因及系统原因，并进行有效改进；科护士长每月组织护士长对所分管科室的护理质量和安全进行分析、评估，制定防范措施；病区每周对护理质量进行自我控制，组织护理风险分析会，对本科室内的风险进行分析、评估，查看各项质量标准落实情况。其次，各级管理者需要采取科学的质量管理方法，如PDCA循环、质量管理圈活动等，从而持续改善患者的质量安全问题。最后，还要建立和完善医护团队的沟通机制，加强护患沟通管理，严格落实各项患者安全的规章制度，使患者安全管理工作落到实处。

3. 进行护理风险预警评估 护理风险是指在医疗护理活动中，护士对他人的身体发生医疗侵权行为所负的法律责任和经济赔偿责任的风险。护理风险始终贯穿在护理日常活动中，有效地识别和回避护理风险，防范和减少护理纠纷，为患者提高优质、安全的护理服务，必须实施有效的护理风险管理。

护理风险识别的主要方法包括：①上报护理风险事件，正确收集相关的信息。②积累临床护理资料，全面掌握风险控制规律。③分析护理工作流程，科学预测护理风险防范。识别护理风险的实质是对护理风险的一个动态监测过程。护理风险明确后，各级管理者应从各自的角度、各自的职责任务出发，对人员、物品、器械环境、制度流程等各方面的风险进行具体分析，评估其风险的严重程度和发生频率，确定风险级别，做好预警，并制定有效地防范措施，如建立护理规章制度和护理质量标准，组织护士相关学习和培训，制定风险应急预案及演练，进行护理巡查和督导，加强信息沟通交流等。此外，管理者还要对风险防范措施的执行情况进行检查，对高风险项目定期进行结果分析，评价和改进护理风险防范措施。这样才能使护理安全管理模式逐渐向预警防范与积极干预的前馈控制管理模式转变。

4. 加强患者安全教育和培训 患者安全管理的核心就是将护理风险降低到最小。对参与护理活动的所有人员进行安全教育和干预是持续不断的过程。医院对护士教育和培训的重点除了安全意识、敬业精神、制度规范、法律法规等外，还应该兼顾人文培训和程序化培训形式。人文培训包括提高和培养护士的同理心，有助于建立良好的同事关系和护患关系；提高沟通能力，有助于形成良性的工作氛围和环境；过硬的业务能力，能够赢得患者和同事的尊重和信赖。程序化的培训主要强调护理过程中的痕迹管理，做好护理记录。护理记录是患者病案的重要组成部分，是检查衡量护理质量的重要资料，也是医生观察诊疗效果、调整治疗方案的重要依据。在法律上，也有其不容忽视的重要性。医院和社会也可以通过多途径针对患者及家属开展不同形式的患者安全教育，鼓励他们参与患者安全管理。

5. 应用患者安全技术 患者安全技术是指用来帮助医护人员减少临床失误和增进患者安全的各类技术的总称。目前，护理工作中应用最多的患者安全技术包括以下内容。

（1）个人数字化辅助设备：如 PDA 移动护士工作站、医师移动查房等，这些设备可以实现护士对患者进行床边生命体征录入、护理评估和护理记录等。

（2）条形码系统：目前医院对于自动识别技术的应用主要集中在身份识别和样品识别两方面，如二维码腕带识别系统，口服药、输液、检验、治疗等二维码扫描系统，检验条形码管理系统等。

（3）智能药品分包机：主要应用于住院药房及门诊药房，设备可根据医生医嘱，全自动将患者每一次所需口服的固体制剂（片剂或胶囊），自动分包为单剂量包装，同时打印病区、床号、患者姓名、药品名称、服用时间、数量、条形码等，以实现单剂量配发药品。

（4）计算机医生工作站和护士工作站：医护工作站可以实现医嘱的开具、转抄、打印、执行、核对、校正等功能综合电子处理化。可以实时电子化书写医疗及护理病历，并实现与影像、检验系统的联网操作。

（5）各类报警技术：如检验危急值在医生、护士工作站实时报警，患者生命体征预警报警技术等。

（6）患者监护系统：包括电子监护系统的集束化管理、全智能电子监护系统的管理等，可随时接收每个患者的生理信号，如脉搏、体温、血压、心电图等，定时记录患者情况构成患者日志。

6. 进行护理安全事件分析 护理安全事件分析的目的是预防或杜绝类似错误问题的再次发生。常用的方法如下。

（1）根本原因分析（root cause analysis，RCA）：是指多学科的专业人员，针对选定的安全事件进行详尽地回溯性调查的一种分析技术，以揭示患者安全事故或严重的临床接近失误的深层原因，并提出改进和防范措施。RCA 的工作要点主要有以下三点。①问题：按照时间顺序排列护理过程中的各种活动和现象，通过还原现场，识别发生了什么事、事件发生的过程等。②原因：针对已发生的事件，运用科学的方法识别为什么会发生患者安全事故，通过分析造成问题的可能原因，直至确定根本原因。③措施：多学科的专业人员从不同的专业角度提出意见和建议，识别什么方法能够阻止问题再次发生，什么经验教训可以吸取，或者一旦发生了，医疗机构可以做什么。

（2）重大事件稽查（significant event audit，SEA）：是指医疗团队中的人员定期对不良或优良的医疗或护理事件进行系统和详细的分析，以寻求改进和提高的过程。SEA可以看成是一个用来识别不良事件的"小型事故报告系统"，可以全面系统地了解不良事件的前因后果和发生、发展过程，然后在此基础上采取各种行动措施，以预防类似不安全事件的发生。SEA的工作要点主要包括：①确定将要稽查的重大医疗或护理事件，并收集相关信息。②举行SEA事件讨论会，讨论并作出相关事件的决定。③系统化记录事件的前因后果和发生发展过程。④采取措施。

7. 实施《患者安全目标》 为维护患者健康权益，保障患者安全，进一步提升医疗机构患者安全管理水平，中国医院协会从2006年开始连续发布《患者安全目标》。该标准不仅有十大患者安全目标，还包括逐条的细化要求。国家卫生健康委员会2023年组织制定了《患者安全专项行动方案（2023—2025年）》，要求全国二级以上医疗机构利用3年时间，进一步健全患者安全管理体系，完善制度建设，畅通工作机制，及时消除医疗过程中以及医院环境中的各类风险，尽可能减少患者在医院期间受到不必要的伤害，保障患者安全。连续3年每年至少完成1轮全院巡检排查和全院患者安全专项培训。至2025年末，患者安全管理水平进一步提升，每百出院人次主动报告不良事件年均大于2.5例次，低风险病种住院患者死亡率进一步降低。护理管理者应将其与医院护理管理实践相结合，内化到医院护理管理的各个层面，并作为日常管理和自我评价的重中之重，要求各级护士严格遵照执行。

三、护士安全管理

由于护士职业的特殊性，护士群体常常暴露于各种职业危害中，这给护理人员的身心健康带来了极大的挑战。有效识别和积极应对工作中的安全问题，对护士至关重要。

（一）护士安全常见问题

1. 由生物性因素导致的安全问题 医疗卫生机构主要的生物性危害因素包括各种病毒、细菌、真菌和寄生虫等。这些病原体可通过血液、呼吸道及消化道等传播途径进入人体，导致疾病发生。在感染性疾病科、急诊科、手术室、重症监护病房等部门工作的护士极易受到这些生物性因素的侵袭。

2. 由化学性因素导致的安全问题 对护理人员造成职业危害的化学性因素，主要是对一些如抗肿瘤药、麻醉剂、戊二醛、含氯消毒液等药物及消毒剂的接触。护士经常吸入或接触暴露，可引起皮肤过敏、流泪、恶心、呕吐等症状。严重时还会引起眼结膜灼伤、上呼吸道炎症、肺炎等。甚至可造成肝脏及中枢神经系统的损害，记忆力衰退以及肺的纤维化，部分药品还可致畸和致癌。

3. 由物理性因素导致的安全问题 护理工作者常见的物理性损伤因素有：锐器伤、机械性损伤、温度性损伤、放射性损伤、各种噪声等，人体长期暴露于这些危险因素中，均能够引起人体组织创伤。

4. 由心理社会因素导致的安全问题 护理工作领域中存在着很多负性因素，这些因素会直接影响到护士的心理和工作行为，损伤护士的身心健康。这些因素通常来自以下方面：①护士时常要面对患者的死亡，生命凋亡的阴影和家属的哀痛容易带来低沉阴郁的环境氛围，直接影响人的身心健康。②护士要处理来自患者和医院其他人员的复杂人际关系，有时较紧张的护患关系还可导致医疗纠纷增加，这会给护士造成极大的心理压力。③护士时常要对危急重患者实施高强度紧张急救，这种过重的工作负荷也会造成护士心理紧张。

（二）护士安全管理策略

1. 营造以人为本的医院文化　护理管理者要明确护士和患者安全之间的关系，牢固树立以人为本的思想，正确处理成本控制与护士职业安全防护的关系，合理配置护士，积极采取各种有效的预防措施，努力提供符合职业安全要求的设备、器材和工作环境，使护士健康安全地工作，只有这样才能为患者提供优质、高效、安全的护理服务。

2. 建立护士安全健康指引　医院要建立护士安全健康指引，如预防呼吸道感染指引、预防消化道感染指引、预防血液和体液感染指引、预防化学药物损伤和锐器伤安全指引和处理流程、医疗废物处理安全指引和处理流程等，以指导护士减少不安全的职业暴露，使护士具备职业安全防护和科学应对能力。职业健康和安全是医护人员的个人权利，医护人员也肩负着增进职业健康和安全的个人责任。每一位护士在临床工作中不能丢失慎独精神而置职业安全与健康于不顾，要严格落实各项安全健康指引。

3. 加强职业安全防护相关培训　医院对各级护理人员开展职业安全防护培训，既可以使他们充分认识职业暴露防范的重要性，提升其职业暴露防范意识，又可以加强他们对专业知识的掌握，使其善于利用各种防护器具对自身进行职业防护，还可以使其学习到面对医院暴力时的自我保护方法，提升自身应对压力和处理风险事件的能力。

4. 建立护理职业防护管理机制　医院要把职业防护作为护理管理的一项重要内容，建立职业防护管理制度，通过护理部 – 科护士长 – 护士长的三级管理结构，从护理工作规划、资源供给、实施、监督、检查和评价等各个环节入手，建立护理职业防护管理机制，保障护士的执业安全。

本章小结

思考题
1. 简述控制活动需遵循的原则。
2. 试述降低护理成本的策略。
3. 举出管理者在临床护理实践中运用控制职能进行管理的例子。

更多练习

（王佳琳　王　凌）

第八章　护理质量管理

教学课件

学习目标

1. 素质目标

具有科学化、标准化、规范化护理质量管理的专业精神。

2. 知识目标

(1) 掌握：护理质量管理的概念、任务和方法。

(2) 熟悉：护理质量管理的基本原则。

(3) 了解：质量管理的产生与发展。

3. 能力目标

(1) 能结合临床案例，运用质量管理工具开展护理质量分析和管理活动。

(2) 能正确应用护理敏感质量指标，结合临床实践进行护理质量评价。

案例

【案例导入】

如何预防老年住院患者跌倒不良事件发生

　　某三甲医院老年科的收治对象主要是老年患者，近半年来，病区护士长向护理部报告了多起跌倒相关的护理不良事件，如患者起床时床旁跌倒、卫生间内跌倒、行走时跌倒等。经护理部负责人了解，该科收治患者以老年人居多，由于患者年龄大、行动不便等因素，该病区患者发生坠床跌倒风险高，且该类现象在神经内科、康复科等老年患者的科室中普遍存在。

【请分析】

　　如何采用护理质量管理方法，降低老年住院患者跌倒发生率？

【案例分析】

质量管理是一门科学，也是一门艺术。护理质量管理是医院管理的重要方面，护理质量直接影响医疗质量、患者安全、社会形象和经济效益等。因此，如何使用科学的质量管理方法和工具，撬动质量的杠杆，不断提升护理质量，保证患者的安全，是护理管理者及全体护士的护理目标。随着社会的发展，人们的健康需求发生了变化，护理质量也需要不断创新与持续改进，才能达到符合时代要求且具有价值的质量。

第一节　质量管理概述

一、质量管理的相关概念

（一）质量

质量（quality）又称品质，是一组固有特性满足要求的程度。国际标准化组织（ISO）对质量的定义为：反映实体满足明确和隐含需要的能力的特征总和。人们对质量的认知经历了四个阶段。不同学者从不同的角度对质量的定义进行了探讨，代表性定义见表8-1。

表8-1　质量的代表性概念

阶段	学者	定义内容
符合性质量	克劳斯比 （Crosby）［美］	产品符合现行标准的程度
适用性质量	约瑟夫·朱兰 （Joseph Juran）［美］	产品适用顾客需要的程度，即产品质量就是产品的适用性
满意性质量	德鲁克 （Drucker）［美］	质量就是满足需要
卓越性质量	杰克·韦尔奇 （Jack Welch）［美］	产品或者服务的特性超出顾客的期望，质量意味着没有缺陷

（二）质量管理

质量管理（quality management）是指为使产品、过程或服务满足质量要求，达到顾客满意而开展的策划、组织、实施、控制、检查、审核及改进等有关活动的总和。质量管理的核心是制定、实施和实现质量方针与目标，质量管理的主要形式是质量策划、质量控制、质量保证和质量改进。它是全面质量管理的中心环节。

1. 质量策划（quality planning）　即确定质量目标并规定必要的运行过程和相关资源以实现质量目标，包括制定质量方针，根据质量方针设定质量目标，根据质量目标确定工作内容、职责和权限，然后确定程序，最后付诸实施等过程。

2. 质量控制（quality control）　即为达到质量要求所采取的贯彻于质量管理整个过程的操作技术和监控活动。质量控制致力于满足质量要求，其目的是检测作业过程并排除过程中导致不满意的原因，预防不满意的发生。

3. 质量保证（quality assurance）　即产品或服务达到现有要求的质量标准，重视产品制造过程或服务过程，分为内部质量保证和外部质量保证。

4. 质量改进（quality improvement）　是为了向本组织及其顾客提供增值效益，在组织范围内采取措施提高质量效果和效率的活动过程。质量改进包括计划、组织、分析、诊断、实施和改进等步骤。循环运行质量改进程序，即称为"持续质量改进"。

二、质量管理的产生与发展

人类历史自从有生产活动以来，就存在质量管理活动。据文献记载，我国在 2400 多年前就已经有了青铜制刀枪武器的质量检验制度。现代质量管理在萌芽于 19 世纪 70 年代初，历经一个多世纪的发展逐步形成为一门新的学科。根据质量管理的工具与方法的演变，质量管理的发展历史大致经历了 4 个阶段，即传统质量管理、质量检验、统计质量控制、全面质量控制。质量管理发展各阶段不是孤立存在的，而是不可分割的，前一个阶段是后一个阶段的基础，后一个阶段是前一个阶段的继承和发展。

（一）传统质量管理阶段

传统的质量管理是从开始出现质量管理到 19 世纪末机器工业生产的工厂出现为止，此阶段又称为"操作者的质量检验阶段"。该时期的生产特点是以小生产经营或手工业作坊式为主，产品质量主要依靠操作者本人的技艺水平和经验来保证，属于"操作者的质量管理"。产品的质量是否合格主要依靠操作者的经验，靠感官估计和简单的度量工具来测量。质量标准基本上是实践经验的总结，凭师傅传授经验达到标准。此阶段已形成了一些产品验收制度和质量不良的处罚措施。主要呈现两个特征：一是学徒制，通过学徒培养独立从业的技能；二是技术诀窍，依靠技术诀窍保证产品质量，这些特征为现代质量管理的产生奠定了基础。

（二）质量检验阶段

20 世纪初，科学管理之父泰勒（Taylor，1856—1915）提出了"科学理论"，主张计划与执行分开，由专职的检验人员负责质量检验和管理工作，质量管理进入了质量检验（check quality control，CQ）阶段，即增加了"专职检验"这一环节，以判明执行是否偏离计划，是否符合标准，又被称为"事后检验"。这时，质量管理进入质量检验阶段。通过检验反馈质量信息，解决了由操作人员自己制造产品、自己检验和管理产品质量的问题。但是，其缺陷为成本高、责任不清、缺乏系统优化，无法起到完全预防与控制作用。

（三）统计质量控制阶段

统计质量控制（statistical quality control，SQC）因数理统计应用于质量管理而得名。20 世纪 40 年代后期，生产力的发展促进了质量管理的发展，依靠事后检验不能满足大批量生产的质量控制。第二次世界大战爆发后，为保证军用物品的质量及交货时间，美国政府和国防部组织的数理统计专家对质量管理方法进行了改革，运用统计学分析的结果，对生产工序进行控制，把质量管理由"事后把关"转为对生产过程的检查和控制的"事先预防"，将全部检查改为抽样检查，从而杜绝了大批量不合格产品的产生，减少了不合格产品带来的损失。从此，以数理统计理论为基础的统计质量控制开始推广。但是，统计质量控制存在数理统计方法太深奥、过于强调统计质量控制方法而忽略组织、计划工作等问题。

（四）全面质量管理阶段

全面质量管理（total quality management，TQM）诞生于美国，20 世纪 60 年代初，美国学者费根堡姆（Feigenbaum）和约瑟夫·朱兰（Joseph Juran）博士提出了全面质量管理的理论和原理。随后该理论在日本被普遍接受，日本的企业根据日本国情加以修改后付诸实践，全面质量管理得到了迅速发展，成为日本经济腾飞的重要原因之一。随后，世界各国的管理专家开始逐步接受和应用全面质量管理理论，并广泛吸收各种现代科学管理理论，把技术、行政管理和现代科学管理方法结合起来，形成一整套全面质量管理的理论和方法，使质量管理发展到一个新的阶段。

全面质量管理理论和原理成为 20 世纪管理科学最杰出的成就之一。全面质量管理的特征是强调"三全"：①全面质量管理，质量的含义是全面的，不仅包括产品服务质量，而且包括工作质量，用工作质量保证产品或服务质量。②全程质量管理，控制所有与产品质量有关的各项工作，包括直接的、间接的。③全员参与管理，从企业的高层管理人员到全体职工都必须参与质量管理。坚持"四一切"和"一多样"。"四一切"即一切以顾客为中心、一切以预防为主、一切以数据为准、一切工作按 PDCA 循环进行。"一多样"即因地制宜采取多样化的管理方法。百年质量管理各个阶段的特点和代表人物见表 8-2。

表 8-2 质量管理各个阶段的特点

阶段	时间	特点	代表人物
传统质量管理	20 世纪初期前	工人既是操作者，也是质量检验者 经验就是"标准"	—
质量检验	20 世纪初期至 20 世纪 40 年代	理论基础：科学管理理论 以事后检验为主 100% 成品全检验，费时，成本高	泰勒
统计质量控制	20 世纪 40 年代至 20 世纪 50 年代	数量统计方法与质量管理相结合 由"事后检验"转变为"事前预防" 由"全成品检验"转变为"统计抽样" 质量检验人员专职化	戴明
全面质量管理	20 世纪 60 年代至今	理论基础：全面质量管理理论 全员参与 综合应用现代科学技术和管理技术成果 系统管理影响产品质量的全过程和因素	约瑟夫·朱兰、费根堡姆

 知识拓展

质量管理大师—朱兰

约瑟夫·朱兰博士（Joseph Juran）1904 年 12 月 24 日出生于罗马尼亚，2008 年 2 月 28 日逝世，享年 103 岁，是举世公认的 20 世纪最伟大的质量管理大师，现代质量管理的领军人物，其著作《朱兰质量手册》被誉为"质量管理领域的圣经"。他在质量管理领域的主要成就如下。

1. 1951 年，朱兰博士在《质量控制手册》一书中描绘了质量螺旋的深刻含义，提出了管理是不断地改进工作的观点，并建立了"质量计划、质量控制和质量改进"三元论，这就是有名的"朱兰三部曲"。

2. 是第一个将帕洛特图法引入质量管理领域的学者，为质量管理科学的发展做出了巨大贡献。

第二节　护理质量管理概述

一、护理质量管理的相关概念

（一）护理质量的概念与特性

1. 护理质量的概念　护理质量（nursing quality）是指护理工作为护理对象提供护理技术和生活服务效果的优劣程度，即护理效果的高低。护理质量不是以物质形式来反映其作用和效果的，而是集中反映在护理服务的成效方面。护理质量不仅是护理工作本质的集中表现，也是衡量护理人员素质、护理管理水平、护理业务技术和工作效果的重要标志。

随着进一步深化医疗体制改革，医院管理专业化进展迅速，护理质量的内涵也在不断拓宽，护理工作的对象从单纯的患者扩大到社会全人类；护理工作的性质从针对疾病的护理延伸到患者身心的整体护理；护理工作的范围从临床护理发展到康复护理和健康保健。

2. 护理质量的特性　护理质量的特性即满足护理服务对象需求的质量特征。护理质量是医院质量的重要组成部分，其特性不但要符合护理专业自身的特性，而且必须反映医院工作的特性。

（1）安全性：护理是以人的健康和生命为对象，工作质量的优劣直接关系到护理对象的健康与生命。因此，使用的技术和手段必须成熟、安全可靠，护理人员在提供服务的过程中，不仅需要具备安全意识和预见性思维，还要有认真、慎独精神，严格执行各项规章制度和技术操作规程。

（2）技术性：护理服务就是护理人员运用护理知识和技术为服务对象提供服务的过程。扎实的专业知识和熟练的技术是完成护理工作，取得高水平护理质量的保障。

（3）整体性：现代护理以人的健康为中心，为护理对象提供整体护理可以帮助人们维持健康、预防疾病，促进早日康复。

（4）功能性：护理工作具有独特的功能，其目的是系统地为服务对象解决与健康有关的问题。为社会服务，保护和提高社会劳动生产力，是护理的基本功能。

（5）时间性：护理人员在为患者服务的过程中要有很强的时间观念。各项工作的完成需合理利用时间，良好的时间管理可以提高工作效率和质量，增强患者对医院和护士的信任。

（6）协同性：护理工作与医疗、医技及后勤服务部门的工作存在紧密的联系。护理质量与各方协同操作、协调服务、协同管理有关，只有这样才能保证医疗质量。

（7）精确性：护理是一项直接为人服务的工作，关系人的健康与生命安危，不允许丝毫错误的存在。在提供护理服务的过程中，必须把"零缺陷"作为护理质量的唯一标准，从细微处着眼，提高工作的精确程度，避免发生差错。

（二）护理质量管理的概念与原则

1. 护理质量管理的概念　护理质量管理指按照护理质量形成的过程和规律，对构成护理质量的各要素进行计划、组织、协调和控制，以保证护理服务达到规定的标准，满足和超越服务对象需要的活动过程。护理质量管理，首先应确定护理质量标准，然后按照该标准组织、协调各项护理工作，进行质量控制。质量控制是质量管理的核心，通过质量控制，可以阻断和改变某些不良状态，使护理质量能始终处于对工作和患者有利的方向，并符合质量标准要求的状态。在护理质量管理过程中，各个环节相互制约、相互促进、不断循环、周而复始，质量逐步提高，以形成一套质量管理体系和技术方法，以最佳的技术、最短的时间、最低的成本来达到最优质的护理服务效果。

2. 护理质量管理的原则　随着医疗技术的不断发展和医疗服务的不断提升，护理质量管理在医疗领域中扮演着越来越重要的角色。护理质量管理的目的是确保护理服务的质量和安全，以提高患者的满意度和医疗保健的效益。在护理质量管理中，存在着一些基本原则，这些原则对于护理管理的实施具有重要的指导作用。

（1）以患者为中心的原则：护理质量管理的目的就是为患者提供优质服务。"以患者为中心"的整体护理模式使护士从思维方式到工作方法都有了科学、主动和创造性的变化。以患者为中心的原则强调，无论是临床护理工作流程设计、优化，护理标准制定，还是日常服务评价等，都必须打破以工作为中心的模式，建立以尊重患者人格，满足患者需求，提供专业化服务，保障患者安全为核心的文化与制度。

（2）预防为主的原则：护理管理者在护理质量管理中应树立"第一次把事情做对"的观念。对形成护理质量的要素、过程和结果的风险进行识别，建立应急预案，采取预防措施，以降低护理质量缺陷的发生。尤其是要建立健全护理工作中的查对制度、交接班制度、护理人员岗位责任制、安全管理制度等，重点抓新职工、进修生、实习生的岗前培训，加强质量意识的教育，在总结护理工作正反两方面的经验或教训的基础上，制定标准和实施管理。

（3）全员参与原则：护理质量管理的组织网络由不同层次的护理人员组成，各层次职责应明确并有所侧重，做到层层管理、人人负责。各级护理管理者及临床一线护士直接和全程参与护理服务的各个环节和过程，其态度和行为直接影响着护理质量，引导和鼓励每位护士自觉参与护理质量管理工作，充分发挥全体护士的主观能动性和创造性，不断提高护理质量，是实施护理质量管理的根本。

（4）以数据为基础原则：有效的决策是建立在对数据和信息进行正确分析的基础上的。客观事实和数据是判断质量和认识质量形成规律的重要依据。管理必须以数据为依据，重视用"数据说话"，没有数据支撑就没有准确的质量概念。护理质量管理必须寻求定量化的方法，它运用统计学的方法来分析判断质量的优劣，揭示其规律性，根据数据和事实来判断事物是统计方法的根本要求，也是护理质量管理的基础工作。在强调以数据为基础的原则时，应注意护理质量中的非定量因素，科学地把握定量与定性的标准与界限，以准确判断护理质量水平。

（5）持续改进原则：持续改进是指在现有水平上不断提高服务质量、服务有效性和效率的循环活动。护理服务对象的需求是不断变化的，要满足服务对象的需求，必须遵循持续质量改进的原则。护理质量没有最好，只有更好，要强化各层次护士，特别是护理管理者更要追求卓越的质量意识，以追求更高的过程效率和有效性为目标，主动寻求改进机会，确定改进项目，而不是等出现问题再考虑改进。因此，持续质量改进是护理质量管理的灵魂。

（6）护理工作"零缺陷"原则：护理质量的零缺陷是医院质量管理的目标，也是医院发展的生命线。现代管理学家克劳斯比提出："质量管理的标准就是零缺陷，是要求每一个人第一次把事情做对，提高质量的良方是事先预防而不是事后检验。"护理学科的不断发展使其质量内涵不断拓展，护理质量管理涉及护理活动的全过程，是提高医疗效果的必然手段。因此，建立完善的质量保证体系是护理管理的核心，是满足护理质量零缺陷的需要。

二、护理质量管理的任务与标准

（一）护理质量管理的基本任务

1. 建立并完善护理质量管理体系　护理质量是在护理服务活动过程中逐步形成的。要使护理服务过程中影响质量的因素都处于受控状态，必须建立完善的护理质量管理体系，明确规定每一个护理人员在质量工作中的具体任务、职责和权限。只有这样，才能有效地实施护理管理活动，保证服务质量的不断提高。护理质量管理体系是医院质量管理体系的一部分，一般护理质量管理体系应与医院质量管理体系同步建立。

2. 进行护理质量教育　护理质量教育是质量管理中一项重要的基础工作。护理管理者应加强质量教育，不断增强护理人员的质量意识，使护理人员认识到自己在提高质量中的责任，明确提高质量的重要作用，自觉地掌握和运用质量管理的方法和技术，提高管理水平和技术水平，不断地提高护理工作质量。

3. 制定和更新护理质量标准　护理质量标准是护理质量管理的基础，也是规范护士行为的依据。制定护理质量标准是护理管理者的主要任务之一，同时应根据护理学科的发展及时更新护理质量标准，只有建立系统的、科学的护理质量标准体系，才能规范临床护理工作。

4. 实施全面质量控制　对影响护理质量的各要素和各个过程进行全面的质量控制。建立质量可追溯机制，利用标签、标识、记录等方式对服务进行唯一标识，以帮助当出现物质误用或出现问题时能追查原因。

5. 评价与持续改进护理质量　护理质量评价是护理质量管理中的控制工作之一。评价一般指衡量所定标准或目标是否能实现或实现的程度如何，即对一项工作成效大小、工作好坏、进度快慢、对策正确与否等方面作出判断的过程。评价贯穿工作的全过程，不应仅在工作结束之后。评价是不断改进护理质量管理，增强管理效果的重要途径。质量持续改进是质量管理的灵魂，树立第一次就把工作做好，不安于现状，追求卓越的意识，力争对护理质量进行持续改进，也是护理工作质量持续进步的关键。

（二）护理质量标准

1. 标准和标准化管理的概念

（1）标准：是衡量事物的准则，是共同遵守的原则或规范，是对需要协调统一的技术或其他事物所做的统一规定。

（2）标准化管理：是以科学制定和贯彻标准为主要内容的有组织的活动过程，包括制定、发布、实施和修改标准等步骤。

2. 护理质量标准　护理质量标准是依据护理工作内容、特点、流程、管理要求、护理人员及服务对象特点、需求而制定的护理人员应遵守的准则、规定、程序和方法，一般由一系列具体标准组成。护理质量标准是衡量护理质量的准则，是规范护理行为的依据，它有助于使护理工作更加科学化、制度化、规范化。

（1）护理质量标准分类：护理质量标准根据管理过程结构可分为要素质量标准、过程质量标准和终末质量标准。要素质量、过程质量和终末质量标准不可分割，三者结合起来共同构成护理质量标准。

1）要素质量标准：要素质量是指构成护理工作质量的基本要素，要素质量标准既可以是护理技术操作的要素质量标准，也可以是管理的要素质量标准，每一项要素质量标准都应有具体的要求。例如，建立健全与等级医院功能、任务和规模相适应的护理管理体系；护士应依法执业，具备相应的岗位和任职资格，不得超范围执业；根据卫生部分级护理的原则和要求建立分级护理制度、质量控制流程，落实岗位责任制，明确临床护理内涵和工作规范；设置护理评价标准和考核指标，建立质量可追溯机制；对于开展的业务项目及其合格程度，需要考虑技术质量、仪器设备质量、药品质量、器材配备、环境质量（设施、空间、环境管理）、排班、值班传呼等时限质量以及规章制度等基础管理质量。

2）过程质量标准：过程质量是指各要素通过组织管理所形成的各项工作能力、服务项目及其工作程序或工序质量，它们是一环套一环的，所以又称为环节质量。在过程质量中强调协调的护理服务体系能保障护理人员提供高效、连贯的护理服务。在临床护理工作中，入院出院流程、检查流程、手术患者交接、诊断与治疗的衔接，甚至是某项具体的护理技术操作，都涉及过程质量标准的建立。

3）终末质量标准：指患者所得到护理效果的综合质量，它是通过某种质量评价方法形成的质量指标体系。例如，护理技术操作合格率、压力性损伤发生率、不良事件发生率、一级护理合格率、患者对护理服务的满意度等。

（2）制定护理质量标准的原则

1）可衡量性原则：没有数据就没有质量的概念，因此在制定护理质量标准时，要尽量用数据来表达，对一些定性标准也要尽量将其转化为可计量的指标。

2）科学性原则：制定护理质量标准不仅要符合法律法规和规章制度，而且要能够满足患者需要，更好地规范护士行为，提高护理质量，促进护理学科的发展。

3）先进性原则：护理工作对象是患者，任何疏忽、失误或处理不当，都会给患者造成不良影响或严重后果。因此，要总结国内外护理工作正反两方面经验和教训，以科学为准绳，在循证的基础上按照质量标准形成的规律结合护理工作的特点来制定标准。

4）实用性原则：从客观实际出发，掌握医院目前护理质量水平与国内外护理质量水平的差距，根据现有人员、技术、设备、物资、时间、任务等条件，制定出质量标准和具体指标，制定标准值时应基于事实，略高于事实，即标准应是经过努力才能达到的。

5）严肃性和相对稳定性原则：在制定各项质量标准时要有科学的依据和群众基础，一经审定，必须严肃认真地执行。凡强制性、指令性标准应真正成为质量管理法规；其他规范性标准，也应发挥其规范指导作用。因此，需要保持各项标准的相对稳定性，不可朝令夕改。

（3）制定护理质量标准的步骤和方法

1）调查研究，收集资料：调查内容包括国内外有关标准资料、标准化对象的历史和现状、相关方面的科研成果，实践经验和技术数据的统计资料和有关方面的意见和要求等。调查方法要实行收集资料与现场考查相结合，典型调查与普查相结合，本单位与外单位相结合。调查工作完成后，要进行认真的分析、归纳和总结。

2）拟定标准并进行验证：在调查研究的基础上，对各种资料、数据进行统计分析和全面综合研究，然后着手编写关于标准的初稿。初稿完成后要发给有关单位、人员征求意见，组织讨论、修改形成文件。必须通过试验才能得出结论的内容，并通过试验验证，以保证标准的质量。

3）公布、实施：对拟定的标准进行审批，须根据不同标准的类别经有关机构审查通过后公布，在一定范围内实施。

4）标准的修订：标准的修订是在原标准的基础上，随着护理质量管理实践的不断发展变化，对原标准的不足部分进行修订或者废止，或补充不完善部分，或制定新的标准，以保证护理质量的不断提升。标准的修改、废止、补充应由审批机关批准发布，标准的解释由该标准的审批机关或指定部门负责。

三、护理质量管理组织体系

护理质量管理组织体系是指实施质量管理所需的组织结构、程序、过程和资源，其负责护理质量管理目标及各项护理质量标准的制定，并对护理质量实施控制和管理。护理质量管理组织体系一般包含组织架构、管理职责等方面的内容。

（一）护理质量管理组织架构

护理质量管理组织结构应与医院的级别相一致，三级医院实行院长（分管护理副院长）领导下的护理部主任 - 科护士长 - 护士长三级质量管理；二级医院可实行三级质量管理或者护理部主任（总护士长）- 护士长二个层级质量管理。并根据需求设立护理质量管理办公室，负责日常工作，明确每个护士在质量管理工作中的具体任务、职责和权限，充分发挥各级护理管理人员的职能。

1. 院级护理质量管理

（1）医院护理质量管理委员会：是医疗机构中专门负责护理服务质量管理的机构，成员包括院长（分管副院长）、护理部主任、护理管理专家以及科护士长等。护理质量管理委员会负责定期对护理质量进行调查研究、质量分析和决策。护理质量管理委员会下设护理质量管理办公室作为常务机构，负责日常护理质量管理工作。

（2）护理质量管理办公室：包括护理部及科护士长，主要任务是负责组织协调全院护理质量管理工作的运行监督、检查、统计分析和评价工作；参与制定医院护理质量计划、目标和措施，制定和完善护理规章制度；组织协调各部门、科室开展护理质量管理；负责护理质量与安全教育和培训等。

2. 科级质量管理 由科护士长及护士长组成管理团队。负责组织实施所管辖科室的护理质量管理活动，对检查中发现的问题及时研究分析，制定切实可行的措施，并督导落实，实施护理质量持续改进，不断提高医疗服务质量和安全水平。

3. 病区质量管理 由护士长及病区护理骨干组成管理团队。负责对本科室的护理质量管理工作进行监督、检查和评价，保证本科室护理质量持续改进。

（二）护理质量管理职责

1. 院长（分管副院长）管理职责和权限 ①研究、制定、审核医院护理质量管理方案，制定年度护理计划目标，并批准发布实施。②通过各种形式，提高全院护理人员的质量控制意识，充分发挥自身主观能动性，实行全员参与质量控制。③为护理质量管理体系的建立、有效运行和持续改进提供必要的资源。④建立、健全护理质量管理体系，定期主持护理质量检查、考核与评价，解决护理质量管理体系中的重大问题。

2. 护理部管理职责和权限 ①协助院长（分管副院长）进行全院护理质量管理体系的建立和实施，督导质量控制活动。②针对护理质量体系中的有关问题进行持续改进。③参与护理质量检查、评价，掌握全院护理质量动态、了解院外信息、不断改进质控标准以提高护理质量。

3. 科护士长管理职责和权限 负责完善所管辖部门质量控制体系，对质量管理体系在本部门的有效运行负责；加强所管辖部门各环节的质量控制，做好质量控制反馈；参与科室护理质量管理检查，对检查中发现的质量问题进行汇总、分析，提出整改措施，并监督落实。

4. 护士长管理职责和权限 负责完善本科室质量控制体系，增强科室护理人员质量控制意识；定期对本科室各环节加强质量控制，做好质量控制反馈，促使护理质量管理工作保持良好循环。

第三节　护理质量管理过程与方法

一、护理质量管理过程

护理质量管理过程通常包括5个阶段：①建立护理质量管理体系。②制定护理质量标准。③进行护理质量教育。④实施全面护理质量管理。⑤评价与持续改进。

（一）建立护理质量管理体系

建立高效且全面的质量管理体系，无疑是确保护理质量得以持续优化的前提与核心所在。为了确保护理服务流程中的各项要素均得到有效监控，必须建立完备的护理质量管理体系，从而向患者提供优质的护理服务。该体系作为医院质量管理体系不可或缺的一环，其构建与运行必须严格遵循医院质量管理体系的总体要求，以确保其高效、协调地运作，进而推动护理质量的稳步提升。

（二）制定护理质量标准

护理质量标准既是护理质量管理的基础，也是规范护士行为的依据。护理管理者首先应明确标准制定的目的，确定标准覆盖的对象、范围及所适用的场合，根据与护理质量相关的法律法规、政策文件、行业标准和其他有关资料，结合医院的实际情况，制定符合实际需求的护理质量标准。标准的制定需要符合科学性并结合实际，以确保标准的可行性和科学性，能保证护理服务质量和满足患者需求为目的。

（三）进行护理质量教育

护士的质量意识和观念直接影响到护理服务的优劣。要保证良好的护理质量，护理人员的整体素质是决定性因素。护理管理者应致力于持续提升护士的质量意识，引导护士深刻认识到自身在保障护理质量中的关键角色与责任。同时，需使护士明确护理质量对社会和医院的重要影响，从而增强其使命感和责任感。在此基础上，应进一步强化质量管理方法与技术的教育培训，以提高护士对质量标准的理解和执行能力，进而推动护理服务水平的稳步提升，从而更好地满足患者的需求。质量教育作为质量管理的基础性工作，其重要性不言而喻，是提升质量管理效果的首要环节。

（四）实施全面护理质量管理

全面质量管理涉及对护理过程中所有可能影响服务质量的因素进行严密控制。包括通过系统收集相关数据，进行科学的统计分析，建立有效的质量追溯机制等。一旦质量出现偏差或缺陷，能够迅速追查原因，并针对性地采取整改措施，以确保护理质量的持续提升和患者满意度的不断提高。这一管理模式的实施，对于优化护理服务流程、提升护理工作效率具有重要意义。护理管理者在进行全面质量控制中，首先要强化全员执行标准的理念，促进质量标准的落实；其次，建立质量可追溯机制，利用标签、标识、数字等对工作环节进行标记，如医疗器械消毒灭菌的追溯系统；再次，建立监督检查机制，各级护理管理者应按质量标准要求进行监控；最后，对于收集的质量管理的方式和难题、临床突发事件等，进行收集、统计和分析，开展质量管理的指导工作。

（五）评价与持续改进

评价是判断预定护理标准或目标取得进展的数量和效果的过程，应贯穿在工作的全过程。评价结果及时整理、分析、反馈到各科室部门和责任人，督促护理工作的不断改进。在护理质量管理中，通过不断地评估和监测可以发现问题、纠正问题、提升护理服务，从而提出新的或更高的标准。

二、护理质量管理方法

常用的护理质量管理方法有根本原因分析法、PDCA 循环、临床路径和追踪法、六西格玛管理等，其中 PDCA 循环是质量管理实践中最基本的方法。护理管理者在 PDCA 循环基础上，不断借鉴和应用现代企业质量管理的方法和工具取代和更新传统的经验性管理，衍生并发展了许多新的管理方法。

（一）PDCA 循环

1. PDCA 循环的起源与内涵　PDCA 循环（PDCA cycle）由美国质量管理专家爱德华·

戴明（Edwards Deming）于 20 世纪 50 年代提出，又称"戴明环"（Deming cycle），是全面质量管理的思想基础和方法依据。PDCA 循环将质量管理过程精细划分为四个紧密相连的阶段：计划（plan）、执行（do）、检查（check）和行动（action）。在此循环中，首先制定详细的计划，随后按计划实施，接着对实施效果进行全面检查。对于成功的经验，将其纳入标准体系；对于不足之处，则留待下一轮循环中进一步解决。这一循环往复的过程，不仅有助于持续改进和提升质量管理水平，还能确保各项工作的持续优化与精进，目前此法已经成为医疗领域各项工作质量管理的基本方法。

20 世纪 80 年代，我国医院管理领域开始逐步应用 PDCA 循环，早期多用于医疗区域划分、人力资源配置、医疗物资管理、信息管理等工作。近年来开始全面用于医疗质量管理，例如，我国《三级综合医院评审标准实施细则（2011 年版）》的条款制定、设置和贯彻实施，始终遵循 PDCA 循环的管理学原理，为医院设定不同发展阶段的管理目标，旨在推动医院科学制定并严格执行相关制度。在日常工作中，我们应注重内部督查与持续改进，以确保各项制度的有效落实并巩固提升管理成果。目前，PDCA 循环已成为医院管理的核心方法，它不仅是护理质量管理的基本遵循，也为医院的全面发展和质量提升提供了有力保障。例如，在患者的住院过程中，根据识别跌倒的高危因素制定相应对策，提供适合的预防措施，监控和分析跌倒事件，定期检查计划执行情况，根据检查结果，持续改进护理计划，从而达到减少患者因跌倒所致的伤害的目的。

2. PDCA 循环的实施 每一次 PDCA 循环都要经过 4 个阶段、8 个步骤。PDCA 循环的基本过程如图 8-1 所示。

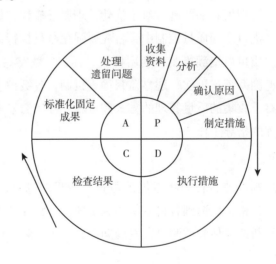

图 8-1 PDCA 循环的基本过程

（1）计划阶段：计划阶段是 PDCA 循环的起点，通过计划，确定质量管理的方针、目标以及实现该方针和目标的行动计划和措施。在计划阶段包括以下 4 个实施步骤。

1）分析现状、发现问题：管理者在制定计划前一定要分析现状，其目的是找出问题根源所在，使得管理者制定的计划更有针对性和可行性。此步骤可以采用排列图、直方图、控制图等管理工具进行分析。

2）找出各种影响因素：从分析现状的结果中，找出影响问题的因素。这些因素有很多，管理者要充分利用因果分析图（鱼骨图）、5W1H ［（何因 Why）、（何事 What）、（何地

Where)、(何时 When)、(何人 Who)、(何法 How)] 等分析方法，从不同角度对问题进行分析。

3）找出主要原因：虽然问题的产生受到众多因素的影响，但每个因素的影响程度是不同的。只有找出主要因素是什么，才能彻底地解决问题。此步骤可采用排列图、关联图等方法进行分析。

4）根据主要因素制定措施：找出主要因素后，就要制定相应的措施以解决问题。措施应具体而明确，回答5W1H内容等六个方面。

（2）执行阶段：按照预定的质量计划、目标、措施及分工要求进行具体的实施工作。

（3）检查阶段：执行完成后，将已经完成的结果与制定的目标进行对比，这就是检查。可以采用排列图、直方图、控制图等管理工具进行前后对比分析。

（4）处理阶段：包括以下两个步骤。首先是总结经验教训。对于成功的经验，要将其标准化和进一步推广；对于失败的教训，要吸取经验并且加以改进。其次是发现新的问题。在解决旧问题的同时，也会发现一些新的问题，这时就会进入新一轮的PDCA循环。

3. PDCA循环的特点

（1）周而复始：PDCA循环不是运行一次就终止了，而是周而复始地运行。一次PDCA循环结束，解决了一部分问题，但还会有部分问题没有解决或者又发现了新问题。这时就会进入新一轮的PDCA循环。

（2）阶段式上升：PDCA循环不是停留在一个水平的循环而是通过一个又一个的PDCA循环不断发现问题、解决问题，质量管理能力及工作效率可以得到不断提升。

（3）大环套小环：护理质量管理作为医院质量管理大循环中的关键一环，与医疗、医技、行政、后勤等部门的质量管理子循环相互交织，共同维系着医院质量管理的整体运行。同时，各护理单元在护理质量管理体系中又各自扮演着子循环的角色，这些子循环之间相互衔接、相互支持，形成了一个有机统一的整体。通过PDCA循环的运用，医院各项工作得以有机组织在一起，形成了一种彼此促进、共同提高的良性循环，从而推动了医院整体质量的不断提升。PDCA循环特点示意图见图8-2。

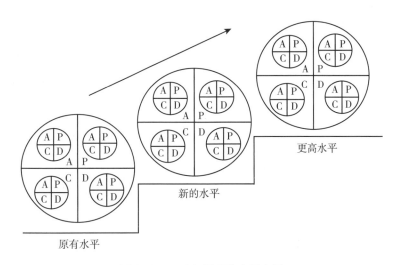

图8-2 PDCA循环特点示意图

知识拓展

品管圈

在我国，近年来护理管理者将品管圈引入医院护理管理工作中。品管圈，亦称QCC（quality control circle），是一种由工作性质相近、相同或互补的人员自发组成的小规模活动团队（通常称为 QC 小组，成员数量一般在 6 人左右）。这些团队遵循特定的活动程序，运用科学的统计工具和方法，集众人之智，共同解决工作现场和管理活动中遇到的各种问题和课题。通过这种方式旨在提高工作效率，优化产品和服务质量。其核心理念在于 PDCA 循环管理，通过不断的改进和优化，实现服务质量的持续提升。尽管 QCC 与 PDCA 循环都能达到改善管理问题的目的，提高产品和服务的质量，但品管圈还可以激发工作主动性和创造性，加强团队合作，促进组织内部的沟通。而使用PDCA 只是单纯解决问题，达到持续改善的目的。

（二）追踪法

1. 追踪法的起源与内涵　追踪法（tracer methodology，TM），亦称追踪方法学，是一种过程管理方法，此方法主要通过跟踪患者的就诊流程或医院系统的运行轨迹，来评价医院管理系统及考核医院整体服务，以促进医疗服务质量的持续改进。这种方法最早由美国医疗机构评审联合委员会在 2004 年设计，2006 年正式成为美国医院认证联合委员会（Joint Commission International，JCI）在医院质量论证中常用的一种评审方法。2010 年，我国医院等级评审体系迎来了追踪方法学这一创新性评价工具。随后，在 2011 年 1 月正式实施的 JCI 标准（第 4 版）中，该方法学的应用比例得到了显著的提升，从旧版的 30% 跃升至 70%，一跃成为 JCI 医院评审中的核心评价方法。虽然追踪方法学最初主要应用于第三方评审机构对医疗机构的评估，但近年来，其应用范畴已逐渐扩展至医院内部管理与质量改进领域，并且受到越来越多医院管理者的青睐。具体而言，追踪方法学主要涵盖个案追踪法和系统追踪法两种形式，为医院管理提供了更为全面和深入的视角。

（1）个案追踪法：指跟踪患者的就医过程，通过评价医疗活动各个环节是否满足患者就医需要，各个环节服务质量及安全性是否为高标准，从而为患者提供最优质的医疗护理服务。

（2）系统追踪法：是将医院作为整体系统来评估，着重整个组织的高风险过程评审，评价者检查围绕共同目标的不同部门间的工作配合情况，评估医院的组织系统功能如何实现和实现程度。系统追踪法为在组织层面讨论有关治疗、护理、服务的安全与质量等重要主题提供了平台。此法可以分为以下四类：感染控制、药物管理、医疗质量改进与质量安全、设施管理和安全系统。

2. 追踪方法学的实施

（1）追踪方法学的基本步骤：其基本步骤包含以下三个关键。首先，评价者通过面谈与查阅相关文件，深入探究医院是否实施了系统性的风险管理，并对其方法进行全面评估。其次，评价者采用个案追踪的方式，实地走访一线工作人员并考察医院各部门的执行情况。

通过实地观察、交流和记录，了解各项计划在实际操作中的落实程度，以便准确掌握医院在风险管理方面的实际效果。最后，在访查过程中，各个评价委员会通过会议讨论的形式，充分交换和整合各自的评价结果。对于存在疑问或不一致的地方，评价委员会将进一步深入追查，以确保评价结果的准确性和客观性。

（2）个案追踪法的实施步骤：①确定具体追踪内容，如感染控制、资料数据使用等。②确定目标对象，评审员或检查者采取随机抽样和有意选择结合的方法确定追踪目标对象。③追踪途径，根据目标对象所接受的医疗护理服务过程确定追踪途径。个案追踪法内容包括但不限于：直接审查患者相关记录，包括病历、护理记录等；直接观察对患者的治疗护理过程，治疗计划的制定过程；观察用药过程；观察感染预防和控制；观察环境对安全的影响及员工在降低风险方面的作用；观察急诊管理和患者流程问题，其他辅助科室的流程问题；与患者或家属交谈，核实相关问题；观察医疗护理设备的维护，并审核相关人员的资质。另还有可能抽查 2~3 份在院病历进行检查，以核实已发现的问题。发现的问题可能会在系统追踪时进行深入探索，为其他追踪检查提供了重点方向。

（3）系统追踪法的实施步骤：追踪方法包括单位/科室访谈以及调查者和相关工作人员的互动交流，其主要内容包括但不限于：①评价有关环节的表现，特别是相关环节的整合与协调。②评价各职能部门和科室之间的沟通。③发现相关环节中潜在的问题。④与追踪环节相关人员讨论，获取信息。值得注意的是，在评审过程中，评审员会根据需要同时进行个案追踪和系统追踪，互为补充。无论是哪一种方法得出的结果，会以会议的形式当面指出，允许解释，就有疑义的问题进一步深入调查，以确保评价的准确性和客观性。

3. 追踪方法学的特点

（1）现场性：追踪方法学注重实地评估，即在医院评价现场调研阶段，评价者会广泛收集各类数据，从而明确应优先关注的流程。

（2）双重性：追踪方法学强调以患者为中心的理念，使调查者能够站在患者的角度审视医疗服务，进而发现医疗过程中存在的问题并提出针对性的改进方案。这一特性有助于提升医疗服务质量，更好地满足患者的需求。

（3）灵活性：追踪方法学赋予了评价者更大的追踪范围，使得评审过程能够深入一线员工，了解他们在实际工作中的决策过程。这种灵活性不仅有助于全面评估医院的服务质量，还能为改进工作提供宝贵的参考意见。

（4）持续性：追踪方法学可以对患者所接受的医疗和护理服务全过程进行动态评估，对追踪发现的问题，不断改进流程，调整护理服务的内容和方式，可以确保医院服务质量的稳步提升，为患者提供更加优质的医疗服务体验。

（三）根本原因分析法

1. 根本原因分析法的起源与内涵　根本原因分析法（root cause analysis，RCA）起源于1979 年美国海军核部门。RCA 的理论基础来源于 1990 年由曼彻斯特大学精神医学詹姆斯·瑞森教授（James Reason）提出的瑞士乳酪理论，该理论阐述了可以将系统看成是一个多层的瑞士乳酪，每一层乳酪代表一个环节，也就是一道防线，上面散布着大小不一的孔洞，表示该环节的漏洞（即潜在失误），光线能够穿过多层乳酪上的孔洞，意味着在一系列潜在失误的共同作用下，最后导致差错事件的发生。由此可知，潜在失误的存在是差错事件的重要条件，而且潜在失误容易诱发失误。RCA 就是找出潜在失误及其根本原因，从而改进系统，避免类似事件再次发生。2008 年起我国学者陆续将该方法应用于护理不良事件的管理，逐渐推动护理质量管理向挖掘系统原因、寻找系统和流程中的风险和缺点并加以改善的方向发展。

RCA 是一种回溯性失误分析工具，用以逐步找出问题的根本原因并加以解决，而不是仅仅关注问题的表征，可以用于重大不安全事件、意外事件、接近差错事件等。RCA 的核心是分析整个系统及过程，而非个人执行的咎责，找出预防措施的工具，避免未来类似事件再发生，最终成果是制定出可行的计划。RCA 有利于对复杂问题有效规划，从而提高效率和节省成本；可以根据解决问题的方法、思路，激发新的创造性思维，从而激活个体潜能；有助于形成团队凝聚力，并能更好的控制和弥补预期目标。

2. 根本原因分析法的实施

（1）准备阶段：由护理部牵头组建 RCA 小组，工作小组的成员构成及人数，应根据不良事件的性质及严重程度确定，尽可能从不同科室选择，由 3 ~ 6 名具有与事件相关专业知识并有主导团队运作能力的人员组成。明确问题的范围和性质，了解问题的具体表现是进行根本原因分析的基础。

（2）调查阶段：RCA 小组深入调查、访谈，了解详细情况，重现事件全过程，全面收集事件相关资料和物证。收集资料需要考虑因果的时效。

（3）分析阶段：具体如下。①找出直接原因：从设备因素、人为因素等因素及其他方面入手，借助鱼骨图等工具和方法，初步列出事件原因并加以验证。②确认根本原因：找出直接原因后，进一步进行更深地探索和挖掘，采取因果图法等分析方法，筛选出根本原因，最终确认问题的系统根本原因。

（4）实施阶段：根据确认的根本原因，制定可操作、标准化的改善计划及防范措施，并督促执行，防止类似事件的再次发生，并在实践中进一步改进，方案执行可结合 PDCA 循环进行。

（四）临床路径

1. 临床路径的起源与内涵　临床路径（clinical pathway，CP）是由临床医师、护士及支持临床医疗服务的各专业技术人员共同合作为服务对象制定的标准化诊疗护理工作模式。临床路径的思想起源于工业关键路径，是 1957 年美国杜邦公司提出的一种管理技术通过识别和管理生产过程中的关键步骤，对其加以时间限制以提高生产效率、降低生产成本、提高产品质量。在 20 世纪 80 年代，为了应对医疗费用无序增长的问题并提升卫生资源的使用效率，美国政府通过立法手段实施了基于诊断相关分类的定额预付款制度，即 DRGs – PPS。1985 年，位于美国马萨诸塞州波士顿的新英格兰医学中心，其护士团队率先将企业界广泛应用的"持续品质改善"理念融入临床实践。他们将患者从入院到出院的全过程视为一个连贯的作业流程，并构建了相应的"治疗流程"。随后，通过"监控流程"对治疗过程中的变异及结果进行持续的监控和调整。这种创新的方法经实践验证，不仅有效缩短了患者的住院天数，减少了护理费用，同时确保了治疗效果的达到预期，这便是临床路径的起源。在我国，对于临床护理路径的研究与实践起始于 2000 年。起初，这一领域的研究多聚焦于外科疾病，随着时间的推移，其应用范围逐渐扩展至内科、妇科、儿科等多个疾病领域，并在心理护理、健康教育、临床教学等多个层面展现出其独特的应用价值。

临床路径是一种标准化的，可进行自我持续优化的体系，以达到规范医疗服务行为、减少资源浪费、提高医疗服务质量的目的。临床路径对象是针对一组特定诊断或操作，一般是 DRGs 的一组，也可以是某个国际疾病分类码对应的各种或某种手术等。路径的制定是综合多学科医学知识的过程，包括临床、护理、药剂、康复、心理以及医院管理，甚至包括法律、伦理等。但它的实施也要根据医院的具体情况，所以不同规模、不同地区的医疗单位制定路径的步骤各不相同。

2. 临床路径的实施　临床路径的实施过程是按照 PDCA 循环模式进行的，包括以下四个阶段。

（1）前期准备：建立多学科的医疗团队，并设立监控委员会，路径实施小组可分为管理组和执行组，管理组由科主任和护士长组成，负责协调相关部门及人员合作；执行组由责任医生、责任护士等组成，负责收集基础信息，分析和确定实施临床路径的病种或手术，确定适合标准化治疗模式的疾病或症状，临床常见、发病率高、诊断明确、治疗简单、住院时间和费用差异性小、诊疗过程可控性强的病种较适合实施临床路径。

（2）制定临床路径：制定临床路径的方法有循证法、专家制定法和数据分析法。根据病种的特点和治疗需求，制定临床路径的具体内容，这些内容包括病情评估、治疗方案、康复计划、用药指导、病情观察等，需要根据实际情况进行细化和调整。在制定临床路径的过程中，我们必须明确界定一系列相关标准，包括但不限于流程图、纳入标准、排除标准、临床监控指标与评估指标以及变异分析等。这些标准的确立旨在确保临床路径的完整性和准确性。最终，我们将形成包括医师版、护理版和患者版在内的多版本临床路径，各版本之间应相互衔接，共同构成有机统一的整体。

（3）实施临床路径：临床路径是多学科合作的工作模式。因此，在实施临床路径之前应进行专业培训，对各学科专业人员进行说明，使医生、护士和其他科室人员明确各自的角色和职责，通过沟通协调以达成共识。还要向社会、患者和家属说明所开展的现代化服务的目的和相关内容。按照制定的临床路径在临床医疗护理实践中落实相关措施，采取专人监控。医院临床路径委员会或指导小组定期对路径实施过程中发生的变异进行汇总分析，查明原因，并随时进行纠正。

（4）测评与持续改进：评估指标可分为以下五大类：年度评估指标（平均住院天数及费用等）、质量评估指标（合并症与并发症、死亡率等）、差异度评估指标（医疗资源运用情况等）、临床成果评估指标（降低平均住院天数、降低每人次的住院费用、降低资源利用率等）及患者满意度评估指标（对医生护士的诊疗技术、等待时间、诊疗环境等）。临床路径的宗旨是为患者提供最佳的照顾，因此每一次每一种疾病的临床路径实施后，都应根据对其评价的结果，及时加以修改和补充。除了对临床路径的预期结果需要不断监测和评价外，临床路径还应随着医学与社会的发展，对某一病种与其临床路径进行不断地追踪与评价。

3. 临床路径的变异　变异是指患者在接受诊疗服务的过程中，出现偏离临床路径程序或在根据临床路径接受诊疗过程中出现偏差的现象。根据变异后是否需要改变原诊疗方案，分为变异完成和变异退出两种情况，出现以下情况时，应当退出临床路径：①在临床路径实施的过程中，患者出现了严重的并发症需要改变原有治疗方案。②在临床路径实施的过程中，患者要求出院、转院或改变治疗方式的。③需要进行入院第一诊断修正的。④因合并症或检查发现其他疾病，需转科治疗的。⑤患者主动要求退出的。⑥发现患者因误诊而进入临床路径的。⑦其他严重影响临床路径实施的情况。

临床路径变异后的处理：收集并且在临床路径变异记录单记录与患者相关的变异，其他变异记录在科室的变异记录本上；分析变异，对于较普通的变异可以通过科内讨论找出变异的原因，提出处理意见；也可以通过查阅相关文献资料探索解决或改正变异的方法。此外，还可以组织相关的专家对于临床路径中出现的复杂而特殊的变异进行重点讨论。

（五）六西格玛管理

1. 六西格玛管理的起源与内涵　为了契合美国社会所倡导的"高效"与"竞争"的管理哲学，摩托罗拉公司在 20 世纪 80 年代中期，以全面质量管理为基石，提出了六西格玛管理模式。这一模式随后在通用电气公司得到广泛应用，并逐渐在美国乃至全球范围内普及。进入 20 世纪 90 年代中期，六西格玛管理被引入医疗管理领域，成为提升医疗机构业绩和竞争力的有力工具。我国工业管理界在 20 世纪 90 年代末开始引入六西格玛管理，1999 年后，这一模式更是被引入到医院管理中，用于护理质量的管理实践，以寻求更加高效和精准的管理方式。六西格玛管理根植于先进的管理方法和统计学原理，它强调以事实数据为基础，致力于寻找问题发生的根源。从统计学角度来看，六西格玛代表着 6 倍标准差，意味着在每百万次操作中，缺陷率被严格控制在仅允许 3.4 的极低水平。

六西格玛管理模式是一种系统而集成的业务优化方法论，其目标在于不断优化组织的业务流程，进而实现顾客的高度满意。它通过实施一套精心设计的业务改进流程，力求实现无瑕疵的六西格玛设计（design for six sigma，DFSS）。此外，六西格玛还针对现有过程实施一系列严谨的步骤，包括界定（define）、测量（measure）、分析（analyze）、改进（improve）和控制（control），简称为 DMAIC 流程。通过这些步骤，六西格玛能够有效地消除过程中的缺陷和无效作业，从而显著提高服务质量、降低成本、缩短运营周期，最终实现服务对象的完全满意，并进一步增强组织的竞争力。六西格玛管理的核心理念在于以"卓越的质量、高效的速度、经济的价格"为服务对象提供优质的服务。

2. 六西格玛管理的实施　六西格玛管理是以 DMAIC 流程为核心，共分五个阶段，每个阶段的工作内容如下。

（1）界定阶段：项目界定是六西格玛项目成功与否最为关键的阶段。界定阶段的任务包括选择项目计划与确定进行测量、分析、改进和控制的关键质量特性。

（2）测量阶段：测量阶段在于首先要明确测量的对象、评价指标、确定数据收集方案和指标测量过程。测量阶段的目的是保证项目工作能够采用正确的方法、测量正确的指标、测量结果的变异尽可能小，保证后续分析阶段使用的数据准确可靠。

（3）分析阶段：分析阶段内容是根据收集到的证据，找出影响质量的关键、潜在的原因。步骤如下：寻找影响输出结果的原因，确定关键原因，分析影响的程度；分析结果可以采用数理统计中的假设检验、方差分析等方法。

（4）改进阶段：改进阶段主要是基于分析阶段所找到的根本原因，提出问题解决方案。步骤如下：寻找改进措施，提出改进建议；比较改进方案，优选改进方案；建立评价标准，确定优选方案。

（5）控制阶段：控制的目的在于保持项目的成效。在控制阶段，要在质量管理体系中及时更新流程改进后的程序文件或作业指导书，建立过程控制系统和失控行动方案，采用统计过程控制的技术对过程进行实时监控。另外，在本阶段，将项目成果进一步向其他类似的业务流程推广也是一项重要的任务。

3. 六西格玛管理的特点

（1）以事实和数据为依据：六西格玛管理将组织的所有工作都视为一种流程，并强调以数据和事实作为决策的基础，侧重于对实际问题进行深入的量化分析，通过精确的数据来揭示问题的本质，进而为制定有效的改进措施提供坚实的支撑。

（2）减少变异，优化流程：从统计质量管理角度来看，变异是质量问题的主要原因。六西格玛管理强调流程的优化和流程的标准化，是通往成功的工具。

（3）思想观念转变：六西格玛的执行首先需要思想观念的转变，要努力使员工形成一种"预防为主，第一次就把事情做对""决不能容忍缺陷存在"的意识，以主动参与取代被动的工作习惯。

（4）追求持续改进：六西格玛管理构建了一个连续性的上升螺旋圈，旨在通过循环往复的循环过程，对整个业务流程实施界定、测量、分析、改进、控制等一系列活动。在这个过程中，流程的各个环节得到不断的修正和补充，从而实现了流程的螺旋式提升。这种循环往复的改进方式确保了护理服务质量能够得到持续改进，不断满足患者日益增长的医疗需求。

（5）顾客驱动：它是六西格玛核心价值观之一，就是以顾客需求为导向。即在进行护理质量管理，须站在患者的角度思考，了解患者的需求。

（6）跨部门合作：加强组织内部之间、组织和顾客间的合作关系，可以降低成本，改善质量，提升效率。

第四节　护理质量评价

护理质量评价是护理质量管理的中心环节，是保证护理质量的重要措施。通过对护理活动的实施以及实施后的结果进行系统监测来综合判断护理目标的实现程度以及护理工作的实际效益，保证护理活动的顺利开展。此外，准确、有效的质量评价应始终贯穿于护理过程中。

一、护理质量评价的概念与原则

（一）护理质量评价的相关概念

1. 护理质量评价（nursing quality assessment）　是通过收集护理质量管理过程中的各类资料，与制定系统的质量评价标准比较并做出判断，从而纠正偏差的过程。

2. 护理质量指标（nursing quality indicator）　是评价临床护理质量及护理活动的工具，可以对护理质量数量化测定，是进行护理管理的重要手段。

3. 护理敏感质量指标（nursing – sensitive quality indicator）　是指体现护理工作特点，符合质量管理规律，与患者的健康结果密切相关的指标。指标是可测量的，也是直观的。从护理敏感质量指标入手有助于护理管理者以点带面进行评价标准的监测。

（二）护理质量评价的原则

1. 目的明确原则　护理质量评价的目的是保证和提高护理质量。因此，质量评价前一定要明确本次评价的目的，根据目的进行评价，比较质量标准找出差距，促进质量的持续改进。

2. 实事求是原则　评价应建立在实事求是的基础上，将实际执行情况与原定的标准进行比较。这些标准必须是评价对象能够接受的，并是在实际工作中能够衡量的。

3. 公平原则　对比要在双方的水平、等级相同的人员中进行，所定标准应适当，不可过高或过低。过高的标准不是所有的护士都能达到，从而导致评价的不公平性。

4. 避免片面性和局限性　护士是医院各项技术环节中重要的力量，护理人员在医院技术人员中占的比例最大，专业性强、涉及面广、工作量大、与患者接触的时间，应尽可能避免片面性和局限性，考虑不同节点、不同区域的特殊性，系统地评价护理质量。

二、护理质量评价的内容与方法

（一）结构－过程－结果模式的评价内容与方法

1. 以结构质量为导向的评价　在护理服务的评价体系中，结构质量导向的评价占据重要地位。这一评价方式主要聚焦于组织及其成员的内在特性，涵盖组织架构、物质设备、人力资源配置以及经济政策等与护理活动密切相关的方面。具体表现为：①人员配置、人员素质、年龄、资历结构等。②护士的护理技术，包括护理理论水平、临床经验操作技能、接受和理解能力、心理护理能力、制订的护理计划和采取的护理措施是否有效以及护理队伍的整体水平等。③与护理工作相关的器械设备是否处于良好工作状态，急救物品、药物物资管理是否合乎标准，生活物资、后勤保障是否满足临床需求等。④病房结构是否合理，患者所处的环境是否安全、清洁、舒适。⑤医院规章制度是否落实，后勤保障是否到位等。

2. 以过程质量为导向的评价　过程评价的本质是以护理流程的设计、实施和改进为导向对护理质量进行评价，侧重于评价护理活动是否被合适、有效和有效率地实施。护理流程优化是对现有护理工作流程的梳理、完善和改进的一项策略，不仅要求护士做正确的事，还要求正确地做事。护理流程优化具体内容包括管理优化、服务优化、成本优化、技术优化、质量优化、效率优化等优化指标。在过程质量评价中，需贯彻"以患者为中心"的理念，提高医疗护理工作主动性，针对薄弱环节，有的放矢地改进医疗行为。具体表现为：①护士人力配置和排班是否满足患者和护士需求，是否可以确保患者获得最佳水平的护理，发挥最大价值的护理工作效益。②护理操作流程及专科护理操作标准是否规范、简化，是否满足医院、患者、护士的需求。病情评估、应急预案及护理方案是否合理。③固定物资耗损情况、一次性物品、水电消耗等护理耗材使用情况、成本控制情况是否合理。④是对护理相关器械设备的运行状态、急救物品与药物物资的管理标准，以及生活物资与后勤保障是否满足临床需求的检查。以过程质量为导向的评价方法有现场检查、考核和资料分析。包括定性的评价内容和各种用于定量分析的相关经济指标、护理管理过程评测指标及其指标值。

3. 以结果质量为导向的评价　结果评价的目的是对患者的护理效果和对患者或医疗保健服务的影响，其指标主要与患者的护理结局有关。结果质量评价是临床护理结局的客观化、数据化、可视化表现，具体可以表现为静脉输液穿刺成功率、住院患者跌倒发生率、非计划拔管率、患者对护理工作满意度、压力性损伤发生率、营养风险筛查率、健康相关的生活质量等，由护理管理部门进行评价。其中患者满意度指标，是对护理质量最直接的评价。患者满意度评价的内容一般包括：护士医德医风、工作态度、服务态度、信息服务、技术水平、健康教育、医疗环境等各方面。以结果质量为导向的评价方法有问卷调查、主动上报、与患者沟通、患者投诉等，也可以通过医疗信息系统、移动信息平台等提取相关数据。

（二）护理敏感质量指标

指标的选择是护理质量评价的关键所在。护理敏感质量指标与患者的健康结局密切相关，有利于护理管理者更好地制定护理目标和评价护理质量，进行精准管理。护理管理者通过对临床信息的采集、汇总、分析，敏感地反映护理质量的客观真实水平，根据指标结果聚焦关键问题，快速定位薄弱环节，有针对性地持续改进。此外，由于指标具有连续性采集和规范统一的特性，护理管理者可以通过自身历史性、阶段性比较，评价与患者结局有关的护理措施的优劣，有目的性地制定护理方案。还可以比较本医院护理质量现状与全国平均水平的差异，确定护理工作中可能存在问题的环节或者步骤，然后进行根因分析。根据使用范围分为通用护理敏感质量指标和专科护理敏感质量指标。

指标的选择是护理质量评价的关键所在。护理敏感质量指标与患者的健康结局密切相关，把握好此指标有利于护理管理者更好地制定护理目标和评价护理质量，进行精准管理。护理管理者通过对临床信息的采集、汇总、分析，可以敏感地反映护理质量的客观真实水平，根据指标结果聚焦关键问题，快速定位薄弱环节，有针对性地持续改进。此外，由于指标具有连续性采集和规范统一的特性，护理管理者可以通过自身历史性、阶段性比较，评价与患者结局有关的护理措施的优劣，有目的性地制订护理方案。还可以比较本医院护理质量现状与全国平均水平的差异，确定护理工作中可能存在问题的环节或者步骤，然后进行根因分析。临床上，根据使用范围可分为通用护理敏感质量指标和专科护理敏感质量指标。

1. 通用护理敏感质量指标　1998 年，美国护士协会（American Nurses Association，ANA）基于结构 – 过程 – 结果框架为理论基础，将护理敏感质量指标的维度扩展到结构 – 过程 – 结局三个维度，建立了美国国家护理质量指标数据库（National Database of Nursing Quality Indicators，NDNQI），用于采集护理敏感指标的信息，并以此为抓手构建护理质量相关的知识库。NDNQI 经过精心筛选共确定了 18 项护理敏感质量指标，这些指标分为三大类别。在结构指标方面，包含关注护理人员结构的合理性，包括助理护士、职业护士和注册护士的比例、注册护士的执业环境满意度，以及患者每天接受的护理时数。此外，注册护士的受教育程度、工作满意度以及护士周转率也被纳入考量范畴。在过程指标方面，关注护理实践中的关键环节，如物理约束的合理使用、疼痛评估 – 干预 – 再评估的流程以及物理侵害的防范。最后，在结果指标方面，重点考察跌倒和跌倒损伤的发生率、医院获得性压力性损伤的情况、外周静脉液体外渗的频次以及医院获得性感染，包括中心导管相关性血液感染、呼吸机相关性肺炎、尿管相关性尿路感染和呼吸机相关性事件。

我国第一套全国统一性的护理质量标准为 1989 年卫生部颁布的《综合医院分级管理标准（试行草案）》。自 2014 年开始中华人民共和国国家卫生和计划生育委员会医院管理研究所护理中心组建了护理质量指标研发小组，参考国际上开发敏感性指标的流程和国内外护理质量管理文献，结合我国医院质量管理的实践经验，探索符合中国医院护理服务环境的敏感质量指标，历时 2 年多，于 2016 年颁布了国家第一批通用型敏感指标及其使用指南。作为我国第一个系统性、规范性的定义护理质控指标、指标信息收集变量、收集途径的指标工具书，对实现指标数据分析的同质化及质量问题的描述具有里程碑式的指导意义。2022 年国家护理专业质控中心结合临床实践中存在的问题，进一步对指标进行了规范和完善，详见表 8-3。

表 8-3　护理敏感质量指标

类型	一级指标	二级指标
结构指标	床护比	医疗机构床护比
		病区床护比
		重症医学科床护比
		儿科病区床护比
	护患比	白班平均护患比
		夜班平均护患比
		平均每天护患比
	每住院患者 24 小时平均护理时数不同级别护士配置	每住院患者 24 小时平均护理时数
		不同工作年限护士配置占比
		不同职称护士配置占比
	不同级别护士配置	护理管理人员占比
		不同学历（学位）护士配置占比
		病区执业护士占比
	护士离职率	不同工作年限护士离职率
		不同职称护士离职率
		不同学历（学位）护士离职率
	护理级别占比	特级护理占比
		一级护理占比
		二级护理占比
		三级护理占比
过程指标	住院患者身体约束率	住院患者身体约束率
结果指标	住院患者跌倒发生率	住院患者跌倒发生率
		住院患者跌倒伤害占比
		住院患者跌倒伤害某等级占比
	住院患者院内压力性损伤发生率	住院患者院内压力性损伤发生率
		住院患者 2 期及以上院内压力性损伤发生率
	置管患者非计划拔管率	气管导管（气管插管、气管切开）非计划拔管率
		胃肠管（经口、经鼻）非计划拔管率
		导尿管非计划拔管率
		中心静脉导管（CVC）非计划拔管率
		经外周置入中心静脉导管（PICC）非计划拔管率
	导管相关感染发生率	导尿管相关尿路感染发生率
		CVC 相关血流感染发生率
		PICC 相关血流感染发生率
	呼吸机相关肺炎（VAP）发生率	呼吸机相关肺炎（VAP）发生率

2. 护理敏感质量指标计算示例

（1）结构指标：以白班平均护患比为例。指在统计周期内，每天白班责任护士数与其负责照护的住院患者数的比。

计算见公式8-1。

$$白班平均护患比（1：X）=1：\frac{同期白班护理患者数}{统计周期内每天白班责任护士数}　（公式8-1）$$

意义：该指标反映的是需要照护的住院患者数量和护理人力的匹配关系，评价医疗机构及各病区有效护士人力配备情况，进而建立一种以护理服务需求为导向的科学调配护理人力的管理模式，以保障患者的安全和护理服务质量。

（2）过程指标：以住院患者身体约束率为例。指在统计周期内，住院患者身体约束日数与同期住院患者实际占用床日数的比例。

计算见公式8-2。

$$住院患者身体约束率=\frac{同期住院患者身体约束日数}{同期住院患者实际占用床日数}\times100\%　（公式8-2）$$

意义：通过对住院患者身体约束率的监测，医疗机构或护理部门能够及时获得身体约束率、约束导致的不良事件和约束的其他相关信息。通过根本原因分析，找到过度使用身体约束的影响因素。

（3）结果指标：以住院患者院内压力性损伤发生率为例。指在统计周期内，住院患者院内压力性损伤新发例数与统计周期内住院患者总数的百分比。

计算见公式8-3。

$$住院患者院内压力性损伤发生率=\frac{同期住院患者压力性损伤新发例数}{同期住院患者实际占用床日数}\times100\%$$

$$（公式8-3）$$

意义：通过对压力性损伤发生率的监测可以了解其发生的现状、趋势、特征及影响因素，为预防、控制等管理活动提供依据。通过进行历史性、阶段性的自身比较，或与国家、地区标杆水平相比较，并进行目标性改善，可减少院内压力性损伤发生，减轻患者痛苦，提高其生活质量。

3. 护理敏感质量指标的筛选原则

（1）可行性原则：指标需要具体化，能够被精确地测量。数据收集具有可操作性，不需要耗费大量的成本，包括人力、物力和财力等。

（2）科学性原则：指标必须具有良好的信度和效度，以临床护理证据为基础，通过分析护理干预、护理过程及其产生的护理结果间的关联性来进行测量。

（3）特异性原则：关联性指标与护理密切相关，其测量的过程或结果被护理直接影响，及时、准确地反映护理质量的结果和变化，不能被其他指标所替代。

（4）重要性原则：指标的筛选应从护理工作特点出发，能够代表和反映与疾病负担、护理成本、患者安全等护理质量及安全管理的核心要点。

 知识拓展

专科护理敏感质量指标

随着专科护理的发展，专科护理质量作为医院整体质量的一部分，正确、客观地评价指标是不可或缺的,用于指导和评价专科护理发展。重症监护室、儿科、急诊、产科等科室根据其专科特点,逐步形成了具有专科代表性的护理敏感质量指标。在护理质量指标监测基本数据集实施指南新增了以下专科指标。

1. 儿科专科指标包含新生儿院内尿布皮炎发生率、新生儿中度及以上院内尿布皮炎占比、患儿外周静脉输液渗出/外渗发生率、患儿外周静脉输液外渗占比和 6 月龄内患儿母乳喂养维持率。

2. 重症医学科（ICU）专科包含为 ICU 科室床护比、ICU 科室工作不同年限护士占比、ICU 气管导管非计划拔管后 24 小时内再插管率和急性生理与慢性健康评分评分 >15 分患者占比。

三、护理质量评价结果分析方法

护理质量评价的结果主要通过多样化的数据形式直观展现。护理管理者系统地收集与质量有关的数据,加以统计、整理和分析,找出质量变化的规律,实现质量的持续改进。最常用的质量管理工具包括调查表法、帕洛特图法、因果分析图法、管制图法、系统图法、亲和图法、关联图法、直方图法等。

1. 调查表法（data collection form） 是用来收集数据的规范化表格,可以对原始数据进行记录、整理和初步分析。通常包含检查表、数据表和统计分析表等表现形式,利用统计调查表收集数据,具有简便灵活、便于整理的优点。

调查表的编制步骤:①明确制作调查表的目的。②根据调查目的要求,拟定调查提纲。③确定检查的频率、检查人员及方法。④根据实际情况和需要确定调查表的格式,一般包含检查项目、时间、地点、参与人员、检查方式等。⑤决定检查记录的方式,如正、✓、数字等。运用表格收集和记录原始资料。

2. 帕洛特图法（Pareto charts） 帕洛特图法,又被称为主次因素分析法或排列图法,这一方法的起源可追溯到 19 世纪,由意大利经济学家帕洛特（Pareto）首次提出,他原本用此方法进行财富分析。帕洛特的调查揭示了一个引人注目的现象:尽管社会人口众多,但财富的分布却极不均衡,大约 80% 的财富集中在仅占总数 20% 的人手中。后来,美国质量管理领域的杰出专家朱兰博士,受到帕洛特这一发现的启发,将其理念创造性地应用于质量管理领域。朱兰博士认为,在复杂纷繁的工作中,尽管问题众多,但真正对整体质量产生显著影响的原因往往只占少数,大约 20%。这一小部分关键因素,一旦得到准确的识别、有效的处理与严格的控制,便能解决掉大部分,即 80% 以上的问题。因此,帕洛特图就是一种基于"关键的少数和次要的多数"原则,通过一种简单的图示技术,将质量改进项目众多的影响因素按其对质量影响程度的大小,用直方图形顺序排列,从而找出影响质量最主要的因素,以最少的努力获取最佳的质量改进效果,有利于组织用有限的资源解决更大的问题,取得更好的成本效益。帕洛特图的作用:①确定影响某项质量的主要因素。通常按累积百分比将质量因素分为三类:累积百分比在 80% 以下的为 A 类因素,即影响质量的关键因素;累积百分比在 80%～90% 的为 B 类因素,即次要因素;累积百分比在 90%～100% 的为

C 类因素，即一般因素。②确定采取措施的顺序。③动态排列图可评价采取措施的效果。

帕洛特图由两个纵坐标和一个横坐标，以及若干个直方形和一条折线构成。左边纵轴表示不合格项目出现的频数，最高点为频数的总和。右边纵轴表示不合格项目出现的百分比，最高点为累计百分比，最大值为100%。横坐标表示影响质量的各种因素，直方块的高度表示某个因素的影响大小，按影响大小顺序排列，从高到低，由左至右排列。折线则表示影响因素的累积百分数，从原点开始，从左到右，呈逐渐上升的走势，这条折线也被称为帕洛特图曲线（Pareto graphs），如图8-3 住院患者跌倒/坠床高危因素排列图所示。

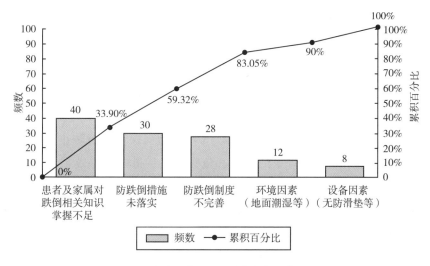

图8-3　住院患者跌倒/坠床高危因素排列图

绘制帕洛特图的详细步骤如下：①确立问题，将要处置的问题的原因加以分类。②制作数据表，收集计算帕洛特图各个构成的具体数据，如频数、各项因素的百分比和累积百分比等。③按照各项目频数大小顺位从左至右排列在横轴上。④绘上柱状图，连接累积百分比曲线。

绘制帕洛特图的注意事项：应在资料充足、分类合理的基础上制作帕洛特图；横坐标上的因素以4~6项为宜；主要因素不可过多，一般以2~3项为宜；在采取措施后，主要因素解决时，之前的次要因素则上升为主要因素，可以合并一般因素，归为"其他"，放于横坐标的最尾端；采取措施后，应重新绘制帕洛特图，以便将改善前后的帕洛特图进行比较，验证实施效果。

3. 因果分析图法（cause - effect diagram）　因果分析图亦被称为鱼骨图、特性要因图，是分析和表示某一结果（或现象）与其原因之间关系的一种工具。因果分析图以系统的方式进行图解，通过分层次列出各种可能的原因，帮助人们识别与结果有关的真正原因，特别是关键原因，进而寻找解决问题的措施。因果分析图分为"原因"和"结果"两个部分，原因部分又根据对质量问题造成影响的大小分为大原因、中原因、小原因。可以首先找出影响质量的大原因，进而找出大原因背后的中原因、小原因，最终找到最主要的直接原因。特性（即质量结果，指某个质量问题）、要因（产生质量问题的主要原因）和枝干（指一系列箭线，表示不同层次的原因）三部分组成了因果分析图最基本的形式。图中的主干为质量或问题的特性。由主干分出的枝干为影响特性的因素，一般分至三级分支，分别为大原因、中原因和小原因。"大原因"一般采用"5M1E"法进行分析，即从人员（man）、设备（machine）、材料（material）、方法（method）、测量（measure）和环境（environment）六个方面分析。"中原因"和"小原因"是针对各个主要原因进行详尽、深入地解析，以期找出引出问题的潜在根本原因。因果形式如图8-4所示。

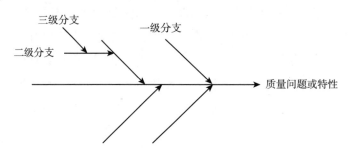

图8-4　因果分析图最基本的形式

因果分析图基于应用目的可分为如下三种类型。①整理问题型：用于对与特性有关的问题进行结构化整理，各要素与特性值之间不存在原因关系，而是结构构成的关系。②原因型：用于探求问题发生原因，并探索其影响因素，以因果图表示结果与原因间的关系；鱼头在右指向问题，通常会用"为什么"来询问。③对策型：探讨如何防止问题，目标如何达成，并以因果图表示期望效果与对策的关系。鱼头在左，指向期待效果，通常会用"如何提高/改善"来询问。

因果分析图的制作步骤：①明确要解决的质量问题与结果。②开展质量分析会议，针对要解决的问题找出主要原因进行归类，而归类的原则通常按"5M1E"法，也可依据实际情况来定。③充分运用头脑风暴法，将每种大原因进一步分解为中原因、小原因，直至分解的原因可以采取具体措施加以解决为止。④判断真正影响质量的主要原因。小原因一般为20～30个为宜。此外，在制图过程中应特别注意各分支线的规范性，分支线与主干线之间夹角应该为60°～70°。以住院患者跌倒/坠床为例，找出各种原因，做出因果分析图，如图8-5。

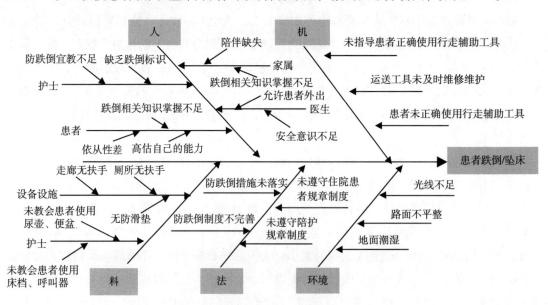

图8-5　住院患者跌倒/坠床因果分析图

4. 管制图法（statistical process control，SPC）　管制图法，亦称为管理图法或控制图法，其起源可追溯至1924年，由当时美国杰出科学家修华特（Shewart）博士首次提出。该方法的核心在于构建一种具备明确控制界限的图表，旨在精确区分产品质量波动背后的原因究竟是偶然的还是系统性的。通过这一方法，我们能够获取有关系统性原因存在的关键信息，进而对生产过程是否处于受控状态作出准确判断。管制图中的纵轴代表产品质量特性值，即目标值；横轴代表按时间顺序（自左至右）抽取的各个样本号；图内有三条线分别为中心线（central limit，CL）、上控制界限（upper control limit，UCL）和下控制界限（lower control limit，LCL），图中还有记录点及记录线，图8-6为管制图的基本形式。

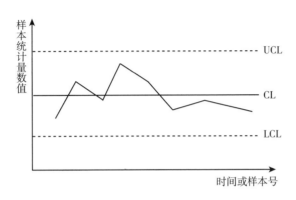

图 8-6　管制图的基本形式

管制图的原理：管制图是根据稳定状态下的条件4M1E来制定，即人员（man）、设备（machine）、材料（material）、方法（method）和环境（environment），其计量值的分布大致符合正态分布。根据正态分布的性质可知：质量数据出现在平均值的正负三倍标准偏差之外（即上下控制界限区间外）的概率仅为0.27%，这是一个很小的概率。根据概率论"视小概率事件为实际上不可能发生"的原理，可以认为：出现在上下控制界限区间外的事件是异常波动，它的发生是由于异常原因使其总体的分布偏离了正常位置。

按照不同的应用目的，管制图可划分为两大类。①分析用控制图：通过样本数据的收集与计算，确定控制图的中心线以及上、下控制界限，进而绘制出完整的图表。这一图表的主要功能是用于分析并判断生产过程是否维持在稳定状态。一旦分析结果表明过程中存在异常波动，首要任务是深入探究波动的原因，并针对性地采取措施加以解决。随后，需重新采集样本，测定新数据，并据此重新计算控制图的界限，以便进行更为精准的分析。②控制用控制图，应用前提是通过分析用控制图确认生产过程已经稳定，并能够满足既定的质量要求。在此基础上，控制用控制图便可在现场对日常生产过程的质量进行实时监控与管理，确保生产过程持续稳定，从而确保产品质量的可靠与稳定。

管制图的制作步骤：①确定质量特性。②选定管制图类型。③决定样本大小和抽样频率。在质量特性变动大时，宜使用小样本抽样分析；变动小时，则宜用大样本。抽样方案上，长时间间隔抽取大样本或短时间间隔抽取小样本较为合理。若质量问题可能由多种原因造成，宜采用小样本多次抽样的方式，以全面捕捉潜在波动。抽样后，需收集数据、计算参数并绘制控制线，以有效监控生产过程。

5. 系统图法（systematic diagram）　系统图法是为了解决问题或达成目标，以目的—方法或结果—原因层层展开分析，以寻找最恰当的方法和最根本的原因。它由方块和箭头组成，以分枝结构的思考方式，利用树木分枝图形，从左到右，从树干、大枝、中枝、小枝，乃至于细枝，有层次地展开，因其形状似树枝，又被称为树状图、家谱图、组织图等。系统图法可以探讨表示质量问题与其组成要素之间的关系，也可以系统地掌握问题，寻找到实现目的的最佳手段，因此被广泛应用于护理质量管理中，如质量管理因果图的分析、质量保证体系的建立、各种质量管理措施的开展等。系统图根据分析方向，分为以下两种。

（1）因素展开型系统图：按照"结果－原因"的方法展开绘制，用于探究原因，如图8-7。例如问题是"为何住院患者健康教育质量降低"？则开始发问"为何形成此结果，原因有哪些"？经研究发现原因为人力不足、新进人员多等；接着以"人力不足、新进人员多"等为结果，分别追问"为何形成此结果，原因有哪些"？经研究发现人力不足的原因有招聘困难、人员素质不够等；后续同样就每项二次原因展开成三次原因等，最后建立因素展开型系统图。

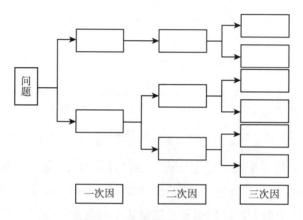

图8-7　因素展开型系统图

（2）措施展开型系统图：按照"目的－手段"的方法展开绘制，用于寻找解决问题的方案或对策，如图8-8。例如问题是"为达成此目标，可以采取哪些方法"？经过深入研究，发现推行品质绩效奖励制度是一种可行的方法。随后，我们继续深入，询问"推行品质绩效奖励制度又有哪些具体的实施途径"？通过这种方式，将每个二次方法再次转化为目的，进而展开成三次方法，最终构建起一个系统的措施展开型图表。

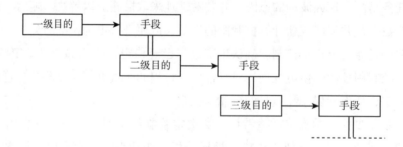

图8-8　措施展开型系统图

系统图的制作步骤：①确定目标，具体地提出研究对象所需要达到的目的和目标。②提出手段或策略，尽量提出实现目的的手段，同时要明确手段之间层次关系，可从高级的手段开始，逐步向下展开，或从最低级开始，逐渐向上收敛，直到寻找出解决问题的最佳方法。③评价问题解决措施，根据适宜程度做出取舍，此限制条件可依据人、事、时、地、物、费用、方法等分开表示。评价时需要通过论证过程，确定取舍的原因。取舍应慎重，尽可能将否定的项目转化为可实施的项目。④需深入考虑各因素间的逻辑关系制作统一规格卡片，初步建立系统图样式。⑤根据实施对象的具体情况，我们拟定了详细的日程安排，并制定了相应的实施计划，以确保整个过程的有序进行。

值得注意的是，系统图常被用于拟定对策阶段，需要进行有效评估，针对下一级的措施应具体，并且要提出实施对策和计划。此外，除在生产、质量管理领域应用之外，还可以在日常管理等其他方面进行应用。

6. 亲和图法（affinity diagram）　亲和图又称 A 型图解法，由日本学者川喜田二郎（Kawakita Jiro）教授于 1964 年所创，所以又称为 KJ 法。其核心为头脑风暴法，是针对某一问题，充分收集由头脑风暴法所产生的各种经验、想法、知识和意见等语言资料，通过系统分析，进行汇总，按其相互接近的程度加以综合整理，使问题明确起来，求得一致认识和实现协调工作，以利于问题解决的一种方法。亲和图的基本形式见图 8-9。

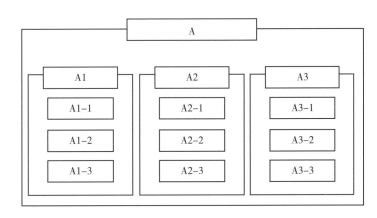

图 8-9　亲和图的基本形式

KJ 法应用范围广泛，在质量管理活动中，不仅可以作为寻找质量问题的重要工具，还有以下作用。尤其在质量管理活动中，它不仅是寻找质量问题的关键工具，还具备以下多方面的作用。①KJ 法能够迅速捕捉未知领域的实际情况，为解决问题提供有效途径。②对于纷繁复杂、难以理清头绪的事项，KJ 法能够帮助我们进行系统的归纳整理，进而提出明确的方针和独到的见解。③通过管理者与员工的共同探讨和研究，KJ 法能够有效地推动护理质量管理方法、计划和目标的贯彻与实施。④KJ 法还促进了成员间的沟通与启发，加深了相互了解，为共同目标的实现提供了有效的合作平台。

亲和图的制作步骤如下。①确定对象：适用于解决非解决不可，又允许用一定时间去解决的问题。对于要求迅速解决、"急于求成"的问题，不宜用 KJ 法。②收集数据：最常用的方法是头脑风暴法，记录下收集到的言语数据。尽量对言语资料进行重新确认，必要时修正言语资料。为保证资料来源的广泛性，也可以使用直接观察、面谈法、文件查阅法、反省法等方法进行数据的收集。③言语资料卡片化：把所有收集到的资料都制作成卡片。④整理卡片：对于这些杂乱无章的卡片，按照各言语资料的相近性，即所表述的内容类似，逐步整理出新的思路，把同类的卡片集中起来，并写出分类卡片。⑤完成亲和图：将各"亲和卡"中的内容用一个主题卡来归纳统计，放置在亲和图的最上面，即可完成亲和图的制作。

7. 关联图法（inter-relationship diagraph）　关联图，亦称作关系图，专门用于处理那些原因与结果、目的与手段等关系错综复杂且相互交织的问题。通过逻辑上利用箭头连接各要素之间的因果关系，可以从整体性的视角来把握和分析这些问题，使原本模糊的关系变得清晰明确。在此基础上，可以进一步找出恰当的解决对策。在护理质量管理活动中，众多因素共同影响着质量，它们之间形成了复杂的因果关系网络，既有纵向的连贯性，也有横向的交织性。但因果分析法对横向因果关系的考虑不够充分，关联图适用于分析整理各种复杂因素交织在一起的问题，明确解决问题的关键，准确抓住重点。

关联图特别适用于分析那些由多种复杂因素交织在一起的问题，它能够帮助我们明确解决问题的关键所在，准确抓住问题的重点。通过关联图的分析，我们可以更加系统地理解问题，从而制定出更加有效的解决方案。关联图由圆圈（或方框）和箭头组成，其中圆圈中是文字说明部分，箭头由原因指向结果或由手段指向目的。按结构可分为单向汇集型、中央集中型和应用型。

（1）单向汇集型关联图：要分析的问题位于图的左侧（或右侧），与其发生的因素从左（右）至右（左）逐层排列，基本图形见图8-10单向汇集型关联图。

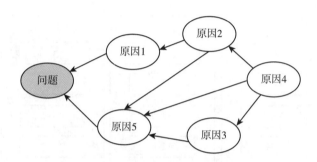

图8-10　单向汇集型关联图

（2）中央集中型关联图：分析问题位于图的中央位置，与"问题"发生关联的因素逐层排列在其周围，基本图形见图8-11中央集中型关联图。

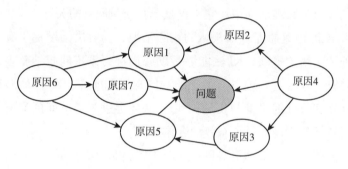

图8-11　中央集中型关联图

（3）应用型关联图：指关联图与系统图、矩阵图等图形联合应用的情况。

关联图的制作步骤：①针对需要深入分析的问题，广泛搜集相关情报，确保每个人都能够充分发表自己的观点和建议。②将收集到的各要素或问题归纳成简明扼要的短句或词汇，并用圆圈或方框进行标记。③根据各要素或问题之间的因果关系，使用箭头将它们连接起来。在绘制箭头时，应遵循一定的原则：原因指向结果，手段指向目的；完成初步连接后，需要对图形进行多次修改和整理，以减少或消除交叉箭头，使图形更加清晰易读。这一步骤对于确保关联图的准确性和可读性至关重要。

8. 直方图法　直方图法又称频数直方图，用来整理数据，将质量管理中收集的一大部分数据，按一定要求进行处理，逐一构成一个直方图，然后对其进行排列，从中找出质量变化规律。直方图是由一系列高度不等的纵向条纹或线段表示数据分布的情况，预测质量好坏的一种常用的质量统计方法。一般用横轴表示数据类型，纵轴表示分布情况。

　　直方图的制作步骤：①先画纵坐标，表示频率。②横坐标表示质量特性，首先要对质量资料进行分组，合理分组是其中的关键问题。③以组距为底，画出各组的直方图。④标上图名及必要数据。

本章小结　

思考题
1. 护理质量管理的过程有哪些？
2. PDCA 循环的特点有哪些？
3. 护理质量评价的原则是什么？

更多练习

（李若和　毕东军）

第九章 护理信息管理

学习目标

1. 素质目标

具有创新精神，并具备利用信息技术进行护理管理的专业能力和管理理念。

2. 知识目标

(1) 掌握：护理信息的相关概念，护理信息的特征及护理信息系统的内容。

(2) 熟悉：护理信息系统的作用及信息化手段在护理实践中的应用。

(3) 了解：护理信息的分类、护理信息安全管理措施及护理信息系统的优势。

3. 能力目标

(1) 能结合临床护理工作，掌握护理信息系统的功能并能熟练应用。

(2) 能利用护理管理信息系统，提高护理管理水平。

案例

【案例导入】

"网约护理"

通过网上预约护士上门提供护理服务的服务模式被称为"网约护理"，开展服务的主体称为"网约护士"。"网约护理"通过为人民群众提供"互联网＋护理服务"，进一步推动了"互联网＋医疗健康"便民惠民服务。

某公司的"网约护士"平台，为居家患者提供打针、输液等基础护理操作，也提供造口护理、压力性损伤护理、经外周静脉置入中心静脉导管（Peripherally Inserted Central Catheter，PICC）换药等专科护理操作，还提供艾灸、刮痧、拔罐等中医理疗服务及老人看护、心脑血管疾病健康管理等"网约护理"服务。该平台"网约护士"要求注册护士持有护士资格证书且有 3 年以上工作经验。在服务流程方面，该平台要求患者在 APP 上下单前提供就医证明、医生处方等信息；护士在操作前就《知情同意书》对患者做详细说明，确保知情同意后签字确认；操作结束后至少观察 20 分钟，并做好健康宣教交代注意事项，确定无异常方可离开。在保险管理方面，平台为护患双方提供免费意外保险及第三方责任险和医责险服务，并规定服务对象年龄必须满 3 岁。

2019 年 1 月 22 日，国家卫生健康委员会办公室发布的《关于开展"互联网＋护理服务"试点工作的通知》为"网约护理"提供了政策支持，并随着互联网信息技术的发展，除线上审核和预约功能外，信息共享核验、人脸识别等技术为"互联网＋护理服务"中的护患双方提供更好的安全保障。

【请分析】

"网约护理"模式的优势和风险有哪些？

【案例分析】

当今社会信息科技蓬勃发展，移动互联网、物联网、量子计算、大数据和人工智能等为核心的新一代信息技术与医疗服务深度融合，使医院医疗服务的智能化水平不断提高，同时有利于提升医疗机构竞争力。高效、合理地运用信息科技发展护理信息系统，能有效提升护理管理的各项工作效率，更有助于提升临床护理人员相关决策的质量，改善医患服务体验，为实现科学护理管理创造有利条件。如何利用新的信息技术在护理各个领域建立信息化、智能化的模式，进行科学有效的管理，是护理管理者在信息化时代需要面临的重大问题之一。

第一节　概　　述

一、护理信息的相关概念

（一）信息相关概念

1. 信息（information）　信息的概念有广义和狭义之分。广义的信息泛指客观世界中反映事物特征及变化的语言、文字、符号、声像、图形和数据等，是最新变化的反映并经过传递而再现；狭义的信息是指经过加工、整理后，对接受者有某种使用价值的数据、消息、情报的总称。

2. 信息学（informatics）　信息学是一门研究信息的获取、处理、传递、利用和控制的一般规律的新兴综合性学科，又称为信息科学（information science）。

3. 医院信息（hospital information）　是指医院在运作和管理过程中，产生和收集到的各类医疗、科研、教学、后勤等信息的总称。医疗业务信息是其中最主要的信息。

4. 护理信息（nursing information）　是指在护理活动中产生的各种情报、消息、数据、指令、报告等，是护理管理中最活跃的因素。

5. 护理信息学（nursing informatics）　是指应用信息科学理论和技术方法，去研究解决护理学科所提出的问题的专门学科。护理信息学是以护理学理论为基础，以护理管理模式和流程为规范，以医疗护理信息为处理对象，以护理信息的相互关系和内在运动规律为主要研究内容，以计算机网络为工具，以解决护理信息各种问题为研究目标的新兴交叉学科。

（二）信息管理相关概念

1. 信息管理（information management）　是指信息资源的管理，包括微观上对信息内容的管理，即信息的收集、组织、检索、加工、储存、控制、传递和利用的过程，以及宏观上对信息机构和信息系统的管理。信息管理的实质就是人们对信息资源和信息活动的有目的、有意义的控制行为。

2. 医院信息管理（hospital information management）　是指医院利用计算机软硬件技术及网络通信技术等手段，对医院及各部门的人流、物流、财流进行综合管理，将医疗服务数据通过采集、存贮、处理、传输、汇总并加工生成各种信息，为医院的整体运行提供信息技术支持的一种管理方式和方法。

3. 护理信息管理（nursing information management）　是为了有效地开发和利用信息资源，以现代信息技术为手段，对医疗及护理信息资源的利用进行计划、组织、领导、控制的实践活动。

（三）信息系统相关概念

1. 信息系统（information system）　是指利用计算机、通信、网络、数据库等现代信息技术，对组织中的数据和信息进行输入、处理与输出，并具有反馈与控制功能，为组织活动服务的综合性人工系统。

2. 医院信息系统（hospital information system，HIS）　是指利用计算机、网络通信设备和技术，对医院的相关信息进行自动收集、传输、处理、存储和利用，为临床、教学、科研及管理服务的应用信息系统，主要由以医院为中心的管理信息系统（hospital management information system，HMIS）、以患者为中心的临床信息系统（clinicalInformation system，CIS）和以知识为中心的医学文献服务信息系统组成。

3. 护理信息系统（nursing information system，NIS）　是指用于对护理管理和临床业务技术信息进行采集、存贮、传输和处理的系统，是医院信息系统的重要分支，是信息系统在护理工作中的应用体现。

二、护理信息的特征

护理信息作为护理管理的重要组成部分，除具有信息的一般特征外，还有其专业本身的特征。主要包括以下几个方面。

（一）广泛性

护理信息量大，来源多样，涉及面广。有临床护理信息、电子医嘱系统信息、医院管理系统信息；有体征监测设备、药品电子监管码或其他设备获取信息；有声音信息、数据信息、图文信息等。正确处理这类信息，直接关系到护理质量和护理效率的提升。

（二）复杂性

护理工作与医院各个部门都有着紧密的联系，导致其数据量巨大，概念性信息多，量化性信息少，其中医嘱、病历、处方等因临床医生不同的习惯，书写时采用中文、拉丁文、英文等不同语言或多种文字混合，导致护理信息具有一定的复杂性。

（三）随机性

医疗诊治过程中，患者的病情变化突然、医嘱的修改随机性强，导致护理工作面对的突发事件多，护理信息的生成、收集、处理具有较大的随机性。

（四）相关性

护理信息是由多个相关信息变量构成的互相关联的信息群，通过多项单个信息的相互关系，综合判断一种征象。如通过患者的血压、心率、尿量及神志变化等多个信息来综合判断患者是否存在休克以及休克程度。

（五）准确性

护理信息与患者的健康密切相关，有些信息非常重要，但缺乏直观性，需要根据护士的临床经验进行主观的判断，如患者的神志变化、心理状态的变化等，护理人员要及时对护理信息进行准确判断并综合分析。

三、护理信息的分类

（一）信息的分类

根据不同的角度把信息划分为以下类型。

1. 按信息产生的来源分类

（1）自然信息：指一切自然物发出的信息，包括无机界和生物界的信息。如宇宙星球的运动变化、自然界的天气变化等。

（2）生物信息：指生物为繁行生存而表现出来的各种形态和行为，反映生物运动状态和方式的信息。如遗传信息、神经和感觉信息及化学信息等。

（3）社会信息：指人与人之间交流的信息，包括通过身体、手势、眼神所传达的非语义信息，也包括用语言、文字、图表等语义信息所传达的一切对人类社会活动变化状态的描述。按照人类活动领域分类，社会信息又分为经济信息、文化信息、政治信息、军事信息、医药卫生信息等。

2. 按信息的依附载体分类

（1）文本信息：指用文字来记载和传递的信息，是信息的主要存在形态。

（2）声音信息：指用耳朵听到的信息，人类利用录音、电话等工具来处理声音信息。

（3）图像信息：指用眼睛看到的信息，图像信息在现代社会变得越加重要。

（4）数据信息：指计算机生成和处理的文字、数字、符号和事实等信息。

（二）医院信息的分类

医院信息分为外源信息和内源信息。

1. 外源信息　指来自医院外部的信息，主要包括与医院发展相关的社会经济信息，医疗卫生事业发展信息，相关的新技术、新项目与新成果，以及医院改革与发展的相关新政策等。

2. 内源信息　指医院内部的各种信息，包括医院历史信息和医院现状信息。医院现状信息又分为以下三种类型。

（1）医疗业务信息：指医院诊疗、护理及与此相关的各类业务信息。

（2）医学科技信息：指医院在业务技术建设与发展方面所收集的信息。

（3）医院管理信息：一是业务管理层次，如护理管理信息、门诊管理信息、医院感染管理信息等，是以业务信息为基础的专业管理信息；二是综合管理信息，如经济管理信息、质量管理信息等，是以业务管理信息为基础，结合医院的外源信息而形成的，为医院的综合决策服务。

（三）护理信息的分类

根据护理信息的属性，主要分为护理业务信息、护理管理信息、护理科研信息及护理教育信息。

1. 护理业务信息　包括临床观察的护理信息、病区护理工作资料、患者进出院记录、各种护理工作统计量表、护理工作指标的原始材料、病区财产资料等。

2. 护理管理信息　包括护理管理和临床护理规章制度、护理工作质量标准、护理工作计划、护理会议记录、护理人员的排班考勤、护理人员的信息档案等。

3. 护理科研信息　包括国内外护理新进展及新技术情况、护理学术活动情况、护理科研项目、护理科研成果、护理专业考察报告等。

4. 护理教育信息　包括见习与实习安排、教学查房资料、业务学习资料、教学计划、人员培训计划、护理人员继续教育计划、进修生管理资料等。

四、护理信息收集原则和处理方法

（一）护理信息收集的原则

1. 及时性　临床护理工作中，要求时刻对患者信息进行收集、加工、传输和反馈，使患者能及时得到治疗和护理。管理信息的传递也应该把握时间性，如信息未及时上传，护理管理者无法根据实时信息做出正确的决策，失去了管理的意义。

2. 准确性　护理信息必须做到如实反馈情况，否则会导致治疗和护理工作的贻误。医院需要制定信息管理的相关制度，明确信息管理的要求、数据填报的标准等来保证信息的准确性。

3. 实用性　护理信息必须具有实用性，符合临床实际工作的需要。护理人员通过对收集到的护理信息进行处理、去伪存真、运用科学的管理方法找出护理问题的本质，为临床的护理管理和决策提供依据。

4. 通畅性　工作中产生的各种信息的流通过程必须时刻保持畅通，做到信息的上传下达。医院需要通过健全相关的规章制度和工作流程，使信息的采集、传输和反馈都能正常运行，保证信息流通的通畅性。

（二）护理信息的处理方法

1. 人工处理　人工处理是指以书写或口头传达的方式进行信息的采集、传递、加工及存储的过程。常见的有以下3种方式。

（1）文书传递：文书传递是最常用的、比较传统的护理信息传递方式，如护理文书记录、交接班记录等。优点是保存时间长久、有证可循，缺点是文字信息的查阅和存贮不便利，传递速度相对比较缓慢。

（2）口头传递：是比较常用的护理信息沟通方式，如口头医嘱、床旁交接班等。优点是简单易行，缺点是容易出现错误，且错误的责任无证可查。

（3）简单的计算工具：通过计算器进行护理信息中数据的处理。如统计护理工作质量考核结果、统计入出院患者的人数等。其优点是操作便捷、易懂，缺点是计算结果无法进行科学的分析，满足不了现代护理管理的需求。

2. 计算机处理　医院利用计算机处理护理工作的各类相关信息，具有计算精确度高、运算速度快、逻辑判断能力强、超大容量的储存功能等特点，是目前一种先进的管理方式。常用的计算机护理管理系统包括：临床护理信息系统，主要用于护理工作处理，如护理电子病历系统；护理管理系统，主要用于护理质量安全管理，如护理不良事件管理信息化系统；护理知识库信息系统，主要用于护理诊断查询和护理论文检索。利用计算机进行护理信息管理，不仅节省了护理人力成本，减轻了护理的工作量，同时也改变护士手工抄写、处理文书的传统工作模式，进一步提升护理工作效率，提高了临床护理人员的决策质量。

 知识拓展

医疗信息的价值到底有多大

安永全球有限公司（Emst & Young Global Limited）在 2020 年发布的医疗信息的实际价值（Realising the value fhealth care data）报告中，对世界上最大综合医疗保健提供商之一的英国国家医疗服务体系（National Health System，NHS）的病历数据进行估算，其中包括 5500 万人口的电子病历及初级护理记录，2300 万人口的专科护理记录和约 10 万人的基因组数据（主要针对传染病、癌症和罕见病）。报告结论为，NHS 医疗数据每年产生约 96 亿英镑的总价值，其中包括约 50 亿英镑来自 NHS 运营费用节省和给英国带来的溢出的社会经济价值等，约 46 亿英镑是直接给患者带来的利益。

五、护理信息安全管理

随着医疗服务信息化程度的增高，移动终端、可穿戴设备、云端和物联网的普及，带来了越来越多的网络安全与风险问题。如何保证医疗护理数据的安全，成为医疗行业的巨大挑战。信息安全（information security）是指将信息面临的危险降到最低限度，保证信息的完整性、真实性、保密性、可控性及所寄生系统的安全性。护理信息作为医院信息的重要组成部分，存在网络攻击、数据丢失、系统故障等安全问题。影响护理信息安全的因素，主要包括硬件故障、业务软件漏洞及故障、内部管理漏洞、人员操作失误、安全意识薄弱及恶意侵入破坏等因素。为保障护理信息安全，达到有效利用护理信息带来的巨大效益，医院应加强以下几个方面的管理。

（一）内部安全管理

定期评估信息安全状况，建立各种安全管理制度及流程，优化信息管理机制及信息系统故障应急预案，采取切实有效的措施保证制度的执行。

（二）网络安全管理

通过防火墙及边界防护、抗 DoS（Denial of Service 拒绝服务）技术、网络安全审计技术、入侵检测与防护、恶意代码防护等技术来保证网络系统安全运行。

（三）应用安全管理

建立统一的应用安全平台，包括建立统一的用户库、统一维护的资源目录和统一授权等方式，实现信息用户确定的安全目标。

（四）数据安全管理

医院通过加强医疗数据管理、数据库安全防护、第三方数据交换管理及数据访问管理等措施来保证数据安全。

第二节　护理信息系统与管理

护理信息管理是医院信息管理的重要组成部分。护理信息管理内容烦琐复杂，涉及范围广泛，加强护理信息化管理有助于优化护理流程，合理配置护理资源，提高护理工作效率，是提升医疗服务质量和安全管理水平的重要保障。

一、护理信息系统的组成

护理信息系统的应用改变了传统的护理工作模式，对提升护理质量、减少护理差错起到非常重要的作用。护理信息系统在医院应用广泛，主要包括护理业务信息系统及护理管理信息系统两部分。

（一）护理业务信息系统

1. 临床护理信息系统　该系统涵盖护士日常工作中涉及的所有信息的处理，包括了护理电子病历、住院患者信息管理、医嘱处理、药物管理、检验管理及费用管理等系统。

（1）护理电子病历系统：主要功能包含了信息的引用、护理记录的录入及生成、护理风险评估、护理记录的统计、护理记录归档、护理模板管理，病历文书质控管理，信息管理智能提醒及电子签名等。随着移动信息技术的应用，护理电子病历系统通过与终端掌控电脑（personaldigital assistant，PDA）相联，实现床旁信息查询、床旁信息录入、医嘱处理、条码扫描等功能。通过 PDA 扫描患者腕带，核对患者信息，实时录入相关医疗护理信息，保证数据正确、及时、自动同步到信息系统，大幅度提升了护理人员的工作效率，减轻了护理工作量，同时又保证了各类数据表单的一致性。

（2）住院患者信息管理系统：主要功能是对患者入出院信息及基本信息进行管理。患者办理住院手续后，其基本信息直接显示在护士工作站电脑终端，病区护士能第一时间接收到住院患者信息并做好接待准备。患者入住病区后的全诊疗过程信息，药剂科、检验科、医学影像科、病案室、统计室等相关部门均能信息共享，便于医院实施患者管理。

（3）住院患者医嘱处理系统：主要功能是医嘱录入、医嘱校对和执行。医生开具医嘱，护士审核医嘱规范性，核对并执行医嘱，提交药物信息，医院给药系统自动进行药物配置，药品费用、住院费用及治疗项目按医嘱完成自动收费。从医嘱录入、医嘱审核、医嘱处理到医嘱扫码执行，形成一个全流程的信息闭环管理，保证护士执行医嘱过程的规范性，对医嘱执行的相关质量指标数据进行信息化监管。

（4）住院患者药物管理系统：主要功能是对医院药品进行维护，包括住院发药、手术发药、医嘱冲减、药品库房管理（药品申领、药库领用、其他入库、药库退药、药品出库、盘点）、药房维护、数据查询等功能。医院的自动摆药系统可以明确显示药品的服用方法，避免患者漏服、错服；药品包装密封处置，避免药品污染。该系统可有效提高发药准备率，提升工作效率，便捷地满足住院患者的药物治疗需求，加强了医院用药安全和药品管理水平，减少医患纠纷。

（5）住院患者检验管理系统：主要功能是对检验医嘱的执行、处理和管理，包括确认检验医嘱、打印检验条码、执行检验医嘱、送检检验项目、完成检验报告等一系列的闭环流程管理。护士根据医嘱打印出检查项目的标本条码，采用 PDA 进行扫码核对相关信息，避免出现试管错误、患者错误等情况，保障检验执行和送检的正确性。

（6）住院患者费用管理系统：系统根据录入的医嘱、诊疗及手术等情况进行自动统计收费。患者在住院期间可以实时查看费用清单，避免费用不清、费用错误等费用纠纷问题的发生。通过对住院患者费用的信息管理，可实时了解患者的各类费用情况，科室药品、耗材、检查、检验、护理项目等各项收入占比情况，有助于医院对患者费用结构进行合理调整，做到科学管理。

2. 手术室信息管理系统　该系统利用信息集成共享和广谱设备集成共享两大支撑平台，涵盖了患者术前、术中、术后的围手术期全过程的信息管理。主要功能包括：手术患者的信息管理（患者身份识别和核对、用药核对、检查检验信息即时查询等），无菌物品的信息管理、术中护理记录、物品清点和护士工作量统计管理等。通过与床边监护设备的集成、数据自动采集，动态跟踪手术和麻醉的全过程，并与医院信息系统的医疗信息实时共享。系统通过对手术室的信息化管理，优化了工作流程，提高了工作效率，降低了护理差错事故的发生，保障手术安全。

3. 重症监护信息系统　该系统包含重症监护室（ICU）患者床位管理、整体护理、预警等模块，具有对 ICU 患者进行信息采集、信息整合、信息分析、信息输出等功能。主要功能具体如下。①生命体征数据的采集：在中央监护系统采集生命体征数据，患者入住 ICU 时绑定监护仪即可将采集电脑的相关数据采集至患者的护理记录；采集频率可根据患者病情变化设定。②床旁检验检查的报告：采用具有数据传输功能的血糖仪监测血糖。通过扫描患者腕带二维码进行身份识别，将测量的结果与患者关联，并直接传输到患者的血糖登记表上。血气分析、电解质等检验结果上传至采集系统，采集系统通过唯一编码与患者关联并形成血气报告。③抢救模块：患者突发病情变化需要抢救时，护士点击"重症抢救"立刻启动系统，自动记录抢救时间，并自动更改采集数据频率为每 5 分钟 1 次。当抢救医生下达口头医嘱，护士复述医嘱，双人核对无误后执行，口头医嘱即可自动记录到系统，并生成用药记录。护士通过个性化的护理记录模板，能快速录入抢救记录。当医生选择医嘱回写后，系统自动将所有抢救医嘱记录发送到电子病历系统，医生在急救医嘱界面确认医嘱无误后，批量生成医嘱。每次抢救结束后，系统会根据开始及结束时间自动生成抢救记录单，包括生命体征、神志变化、用药记录及护理病情记录等内容，医护人员可根据整个抢救过程，针对不合理的地方进行修正完善，指导后续抢救工作。④重症护理记录单：ICU患者病情变化快，护理记录的客观数据可通过系统自动采集，护士通过预设专用护理模板，将记录标准化、便捷化，如患者气管插管模板、血液净化模板，护士按照模板输入数据，确保护理记录的规范化。集成化的电子病历对ICU患者信息进行更好的集合，让护士记录更清晰、明了。

4. 消毒供应中心管理系统　该系统主要由无线物联网、智能信息采集终端及质量追溯系统软件等组成，利用芯片、二维码及条形码等，对集中处理的无菌物品进行质量信息追溯化管理，实现消毒供应中心工作流程的规范化、标准化、科学化。系统建立了无菌物品清洗消毒、配包、灭菌、存储、发放、接收、回收的闭环管理，并对各科室的使用环节进行跟踪和管理，达到信息可追溯。临床科室根据实际需要与消毒供应中心实施预约机制，提高了器械、物品的使用效率。针对库存和已发放到临床的物品、器械均设置报警机制，过期提前预警，建立无菌物品召回机制，可以减少资源浪费及潜在的安全隐患。准确定位物品的库房摆放位置，能快速查找。

5. 血液透析信息系统　该系统由血液透析医生终端、护士终端、患者（家属）终端、管理终端以及系统服务云等组成。具备透析流程管理、电子病历管理、费用管理、药品及耗材管理、床位管理、设备管理、报表统计、检验提醒、透析机联机、质控数据上报等功能。在实施透析治疗护理中，该系统能及时将医嘱的变更显示在电子记录单上，优化了护理人员对医嘱执行、处理、核对、记录的行为。同时，电子病历的应用改变了血透护士手工记录的烦琐，节约了处理医疗护理文书的时间，使操作流程更加安全、便捷，避免工作中产生失误，降低差错事故发生的风险。通过系统精准采集各类指标及数据，促进质量管理更加科学有效，为提高临床治疗质量及临床护理科研提供有力支持。

（二）护理管理信息系统

护理管理信息系统利用信息化技术，实时掌握护理过程中所涉及的人、财、物等信息；利用数据对护理资源进行整合和优化，降低护理管理成本，辅助护理管理决策，达到提升护理绩效管理的作用。主要包括护理人力资源管理系统、护理质量管理系统、护理成本管理系统、护理科研管理系统等。

1. 护理人力资源管理系统　主要包括护理人员的信息管理、培训与考核、人力资源配置与调动管理等方面。护理管理者通过系统获取第一手客观数据，如护理人员基本信息、教育经历、工作经历、专业技术职称、职务、资质证书等情况，实现人力资源管理的信息化、标准化。具体包括护理工作量采集、网上排班、数据查询及数据分析等功能。

（1）护理工作量采集：系统通过对护理相关的医嘱进行标记来统计护理工作量，并对每项护理操作需要的时间进行定量、统计和分析，并计算出每一项护理操作所需要的时间标准，从而得出各科室的护士工作量和工作强度。护理管理者通过系统统计的结果，具体掌握各个科室的护理工作量及工作强度，便于后续的人力资源管理。

（2）网上排班：可以通过系统设置自动排班、班次汇总及换班人员快速调出等功能。系统对各类护理人员的使用权限进行限制，护士长可以设置科室人员并进行排班，具有管理权限；本科室护士可查询、浏览所在科室排班，但无权限进行改动。同时，可以将护士人力计算通过与医院医嘱系统连接的公式得出计算结果，即科室需要护士人数＝平均每日护理总时数/8×机动系数×休假系数。医院可以通过设置科室超负荷工作预警值来把控人员管理，如护理人员超负荷工作时间持续 1 周以上，将出现人力预警标记，提醒管理者应及时介入并进行人员调配。

（3）数据查询：该系统可生成各类别的统计量表，如科室护理人员个人档案表、全院护理人力资源统计表、全院护理人员出勤汇总表、护理人员各类班次统计表等。通过这些统计表，护理管理者可查看任意时间点护理人员出勤情况，统计各科室人员的人力资源使用情况。

（4）数据分析：对护理人力资源管理系统中的全部信息进行查询，运用多种分析方法将各类数据进行信息整合、自动分析，为建立优质、高效、科学的人力资源动态调配机制提供信息化支持。

2. 护理质量管理系统　该系统将护理质量评分标准输入计算机，建立数据库，并将护理质控结果数据输入计算机，使信息得到及时、准确的储存。通过对信息进行统计分析，输出不同科室护理质量结果，从而准确评价各科室的护理质量。系统主要包括护理单元质量管理、护理不良事件管理、患者满意度调查等部分。系统通过对输入的各类质控检查结果进行智能判别、统计、分析和评估，形成质量控制结果反馈，随时为护理管理者提供护理质量的准确信息，便于更快发现和改进问题，将终末质量管理转变为环节质量控制，有效改进护理工作。护理管理者还可通过系统查询各类评估数据报表，如不良事件的发生率、科室满意度、护理文书书写及时率等，根据各类数据制定质量控制目标及质量控制计划等。此外，应用护理质量管理系统，可以量化考评信息，减少人为因素影响，使考评结果更加真实、客观。

3. 护理成本管理系统　该系统主要包括人工成本（护理人员的工资、奖金分配）、行政管理成本、设备成本（固定资产折旧及维修）、药品成本（消毒灭菌等）、作业成本（洗涤费用、卫生业务）、材料成本、教学科研成本等各项要素。护理成本管理系统将人工统计工作量的方法改为信息手段统计，大大提高统计工作的效率，消除人为因素影响，减少了管理成本。同时，护理管理者通过系统掌控各项成本的数量、分布和使用情况，有利于统筹调配，达到资源共享的目的。

4. 护理科研管理系统　该系统是以科研过程管理为核心，对科研业务进行全面管理，通过规范科研工作的流程，提高科研管理水平，促进科技研究成果的转化，为科研工作的绩效考评提供依据。主要包括项目管理、成果管理、科研考核、系统管理及人员管理等方面。护理科研人员登录系统录入和维护本人的科研项目、成果等科研信息，护理部对护理人员的科研项目和科研成果等信息进行维护和审核。通过科研管理系统，护理人员可以查询本人的科研申报、项目结题、经费使用等情况，还可以通过系统查看科研论文、科研项目、科研著作、学术活动、工作量统计和科研考核结果等数据信息，了解最新科研情况。同时，系统可以实现对项目申报、评审、中期检查、项目结题的网络化管理。

二、护理信息系统的优势

（一）护理文书书写更规范

NIS 改变了护士手工抄写、处理文书的时代，规范了护理文书书写内容及格式、护理记录的书写顺序、专业术语的使用等，有助于护理人力资源成本的科学管理。

（二）生命体征录入更及时

观察患者生命体征的变化，并及时完成书写，是护理工作最基本、最重要的部分。NIS使患者生命体征的录入更加及时、准确、清晰，让医生快速方便查阅电子体温单，及时了解患者的病情变化，处理病情更迅速。

（三）医嘱处理更便捷

医生在工作站下达医嘱提交后，护士工作站即可同步接收到信息，直接在医嘱系统中查看、审核、执行医嘱，避免护士手工转抄医嘱导致差错的发生。

（四）费用查询更方便

运用 NIS，可以实时对患者的住院费用进行自动统计，患者在住院期间可以随时查看费用清单，减少了护士因工作繁忙对费用问题解释不及时的情况。费用清单的透明化可有效提升患者对护士工作的信任度和对医院的满意度。

（五）数据共享更便利

以医嘱数据为源头，生成用药、检查、检验、护理等各类执行项目，点击 PDA 查询执行后，同步生成护理记录中的相应内容，再后续生成交接班报告等。NIS 的应用使护理过程中产生的各类数据可以被系统多次利用、多次整合，最大限度地体现数据价值，实现了数据共享、内容同质，高效方便。

三、信息化手段在护理实践中的应用

（一）移动护理信息系统在护理实践中的应用

移动护理信息系统是以医院信息系统（HIS）为基础，以无线网络及终端掌控电脑（PDA）为平台，利用条码识别技术、射频识别技术及移动计算来实现床旁治疗护理工作的移动信息系统。该系统的应用范围包括住院、门诊、急诊和手术的全护理过程。PDA 是一种移动信息的终端设备，通过无线网络技术连接医院服务器及手持式终端进行信息的传递，利用条形码、二维码等信息技术，实现对患者信息的采集、接收、处理等工作，它是护士工作站在患者床旁的扩展和延伸，具有价格低廉、体积小巧、方便携带、功能性强等优势。护士通过 PDA 可随时查看患者信息，及时执行医嘱，同时又减少了护士大量的手工纸质文书工作，实现护理工作的无纸化。其主要包括以下功能。

1. 患者身份识别　患者办理住院后需佩戴含个人信息的二维码腕带，在进行床旁治疗、护理、检查项目核查等，护士通过 PDA 扫描腕带的二维码进行患者身份识别，降低了护理差错的发生。

2. 实时生命体征录入　护士为患者测量生命体征后，即可在床旁使用 PDA 录入移动护理信息系统，避免了护士纸质记录后再转录到电子体温单的程序，确保了数据的及时性、准确性。

3. 医嘱执行　护士通过 PDA 直接在床旁查询有无新医嘱或更改医嘱，以及医嘱的执行情况，无须回护士站查看，节省护士时间。执行医嘱时使用 PDA 扫描患者的手腕带，核实身份正确，即可完成该项医嘱的执行，并在电子病历系统中查询该医嘱的执行护士和执行时间，实现了对医嘱执行的全过程跟踪管理。

4. 分级护理巡视　根据分级级别管理制度的规定，护士需按时对患者进行巡视工作。护士可采用 PDA 扫描患者腕带，自行记录巡视时间、巡视人员等信息，并对患者外出检查或不在病房等特殊情况进行记录，还可以通过系统查看分级护理巡视落实情况，有利于护理制度的规范执行。

5. 床旁记录护理文书　护理管理者根据临床需求在 PDA 内设置医院护理记录模板，护士可以使用 PDA 将在患者床旁测量的数据、观察到的病情、执行的操作和治疗直接进行记录，系统会同步到 HIS 中，提高护理文书的书写效率及书写质量。

6. 健康宣教　使用移动护理信息系统后，将健康宣教模板导入 PDA，护士可以在床旁准确实时地对患者进行健康宣教，避免因护士工作经验不足、个人能力差异等导致宣教不到位，从而有助于提高患者满意度。

7. 辅助检查项目核查　护士通过 PDA 扫描患者腕带识别身份，提取检验医嘱，对试管条码扫描后即可进行采血，避免人工核对的烦琐，减少错误发生率，保证了患者跟检验试管信息的一致性。同样，护士在分发检查单时，通过 PDA 扫描患者腕带和检查单的二维码，核查身份正确性，避免错误发生。

8. 护理质量检查移动记录　护理管理者根据质量管理需要在 PDA 内导入护理质量检查记录模板，进行实地质量检查时，根据发现的问题，选择对应的检查条目，输入相关问题，检查结果同步上传到护理部，便于护理管理的信息化、标准化。

（二）人工智能在护理实践中的应用

人工智能的应用领域包括认知科学、自然语言理解、机器学习、计算机博弈、模式识别、专家系统、人工神经网络、知识发现与数据挖掘自动程序设计、智能决策支持系统、分布式人工智能、"互联网＋"以及大数据和云计算等。目前，人工智能在护理领域主要应用于慢病管理、健康管理、医学辅助诊断、机器人服务等方面。

1. 健康管理及慢病管理　在健康管理领域，护士通过对基因、代谢及表型等数据的分析，对普通人群提供个体化的生活饮食等方面的建议，帮助规避患病风险。在慢病管理领域，通过对高血压、糖尿病、冠心病、脑卒中等慢病进行跟踪服务与管理，建立个人档案，对健康数据信息和行为习惯进行分析和监测，及时提供管理干预措施。

2. 医学辅助诊断　人工智能通过智能语音识别技术可以应用于医疗文书转写系统、门诊语音电子病历系统，基于机器学习的医疗决策系统，为医护人员提供快速、高效、精准的医学诊断结果。

3. 机器人服务　随着科技发展，各类智能机器人也开始应用于护理领域。护理机器人是指具有听觉、视觉、嗅觉和简单操作性能的智能服务机器人。护理机器人能照顾老年人衣食起居，还能在患者出院后监控其身体状况，跟医院进行信息沟通。康复机器人不仅促进了康复医学的发展，同时也带动了相关领域的新技术和新理论的发展。康复机器人可以通过监控器和传感器，帮助患者进行行走、站立和爬楼等康复训练，或为瘫痪患者提供物理治疗，协助医护人员完成患者的康复训练。医用教学机器人是理想的医学实验教具，美国医护人员使用一部名为"诺埃尔"的教学机器人，模拟即将生产的孕妇，通过模拟真实接生，提高妇产科医护人员手术配合和临场反应。医疗物流机器人主要用于满足医院药品、耗材、被服、餐饮、医疗废弃物等大型物流需求，提高运输效率，运输过程无人驾驶，实时追踪，自动充电。全流程机器人具有建档、业务办理、满意度测评、健康宣教等功能。

（三）大数据在护理实践中的应用

大数据是指无法使用常用和传统的软件技术及工具在一定时间内完成获取、管理和处理的大型数据集。随着我国医疗卫生服务信息技术的推进，产生了大量的医疗数据，集成了医疗服务、个人健康管理及政府公共卫生决策的大量数据。

1. 临床诊疗服务　临床大数据可为医护人员提供有效的诊疗服务，包括风险评估、疾病诊疗、临床医护决策支持、合理用药、成本效益分析等。通过实时处理医疗数据，及早发现问题，如通过对重症监护室患者的检查、检验、病情变化等数据进行实时分析，尽早发现感染征象，及时进行护理干预，有效降低患者的感染发生率。护理管理者通过护理质量检查结果的数据分析，可以对院内重点护理问题进行管控。随着区域卫生信息平台的发展，不同医疗机构的数据共享更加便捷，确保了不同区域医疗护理服务的有效延续。

2. 临床科研应用　大数据技术应用于科学研究，既可以帮助收集专业领域里研究的热点问题，通过将申请数据与当前的热点问题比较分析，又能将相关科研项目的大量数据共享，提高科研数据的质量、数量、研究效率，节约人力成本。

3. 健康管理及卫生管理决策　通过临床数据、智能设备、移动设备，生活方式数据监测等方面对个体健康进行实时监测数据的集成和分析，帮助医护人员更好地为患者提供远程医疗服务，指导个体进行疾病预防和健康管理。此外，利用大数据技术对医疗健康资源进行多维度分析、处理，挖掘医疗数据的潜在价值，为医疗管理决策、卫生行政管理、资源合理配置利用等提供支持。大数据在临床诊疗、临床科研、健康管理、制定卫生管理决策等方面的应用，缓解了我国医疗费用快速增长、医疗服务中诊疗护理监管不到位、医护人员不足、健康管理压力大等诸多问题，对提高医院管理水平、降低运营成本具有重要意义。

（四）物联网在护理实践中的应用

物联网（internet of things，IoT）是指物物相连的网，其核心与基础是互联网，通过无线射频识别（radio frequency identification，RFID）装置、GPS、红外感应器、激光扫描的信息传感设备，按照约定协议，把任一物品与互联网相连，进行信息交换和通信，以实现智能化识别和管理的一种网络。物联网技术在护理领域的应用主要包括手术器械管理、标本管理、固定资产管理及医疗服务等方面。

1. 手术器械管理　通过为每个手术包配置 RFID 标签存储手术器械包的相关信息（包括手术器械种类、数量、编号、包装日期等），手术室护理人员利用 RFID 读写器对 RFID 标签进行读取信息，实现手术器械包的定位、跟踪、管理和使用情况分析。

2. 标本管理　患者标本采集后，通过 RFID 标签，跟踪和监控标本的运送和使用全过程，减少医护人员在标本成分提取、制备中进行多次打印、粘贴标签等操作，减少因标签污染、脱落、错误等问题造成的隐患，提高对标本的过程管理效率。

3. 固定资产管理　通过为物体贴上 RFID 标签确定每台设备的身份，通过传感器记录设备及物品的状态，便于护理管理者对设备和物品的精准化管理。

4. 医疗服务　物联网技术主要通过 RFID 标签与患者关联，进行生命体征监测、信息确认、患者管理、智能用药提醒、行为识别及跌倒提醒、健康管理等医疗服务，促进护理工作进一步智能化、信息化、精准化。如通过感知设备可以进行生命体征、生理指标的实时监测，将电子血糖仪植入到被监护者体内记录各种生理指标，通过内嵌在设备中的通信模块以无线方式及时将信息传输给医护人员。通过病区设置门禁控制功能，只有佩戴 RFID 标签的相关人员才可以正常进出，便于护士对某些特殊患者（如智障患者、精神病患者等）的监管，节省人力成本和保障患者安全。

（五）"互联网＋护理服务"在护理实践中的应用

"互联网＋护理服务"是指医疗机构利用在本机构注册的护士，依托互联网技术，以"线上申请、线下服务"的模式为主，为出院患者或罹患疾病且行动不便的特殊人群提供的护理服务。目前，我国"互联网＋护理服务"主要的服务对象是出院后对居家护理有较高需求或有再次入院概率的患者，通常为老年人、独居、高龄、缺乏社会支持等人群，以及高血压、糖尿病、脑卒中等慢性病患者。根据"需求量大、医疗风险低、易操作实施"的原则，"互联网＋护理服务"主要提供慢病管理，专项护理、健康指导、康复护理、中医护理、安宁疗护等方面的服务，部分通过设立互联网护理专科门诊，线上为孕产妇、慢性病患者、特殊人群等提供医疗健康教育服务。"互联网＋护理服务"通过信息技术的支持，成为一种快捷、高效的护理服务模式，来满足人群多样化、多层次的健康需求。

 知识拓展

信息技术助力患者看诊，提升就医体验

2020 年 5 月，国家卫生健康委印发《关于进一步完善预约诊疗制度加强智慧医院建设的通知》指出，要以"智慧服务"建设为抓手，进一步提升患者就医体验，推动信息技术与医疗服务深度融合。某三级甲等综合医院积极响应政策，利用信息化技术开发了一款门诊导诊服务小程序。该程序可以提供建档、分诊、预约挂号、取号、就诊叫号查询、缴费、检查预约、报告查询、用药指导、院内导航、线上支付停车费等智慧服务，实现了脱卡便捷就医，优化了患者门诊就医流程，提升了就医体验，明显提高了患者满意度。

本章小结

思考题
1. 简述护理信息的特征。
2. 简述护理信息安全的保障举措。
3. 简述移动护理信息系统在护理实践中的应用。

更多内容

（张　若）

第十章　护理管理与法律法规

教学课件

学习目标

1. 素质目标

(1) 能够增强依法执业和自我保护意识。

(2) 具备高度工作责任心与职业道德修养，领悟"人民至上，生命至上"的价值理念。

2. 知识目标

(1) 能解释护理法律法规基础知识、护士的执业权利和义务。

(2) 能列出与护理管理相关的法律法规和政策。

(3) 能阐述我国医疗事故等级及处理方式。

3. 能力目标

(1) 能根据《护士条例》《医疗事故处理条例》《中华人民共和国民法典》等相关法律法规判断医疗事故的鉴定依据、分级及责任主体。

(2) 能分析护理相关法律问题发生的原因，并提出相应对策。

案例

【案例导入】

疫情上报"第一人"张继先医生

2019 年 12 月 26 日上午，湖北省中西医结合医院呼吸内科主任张继先在专家门诊时，接诊了三位发热、咳嗽的患者，患者胸部 CT 片结果与其他病毒性肺炎完全不同。张继先凭着对传染病疫情的高度敏感，将情况向医院领导汇报，医院迅速上报江汉区疾控中心。

【请分析】

张继先医生发现疫情后及时上报，符合哪条法律法规？其他单位或个人发现传染病患者或者疑似传染病患者时，应该如何上报？

【案例分析】

法律由国家制定或认可并依靠国家强制力保证实施，全面依法治国是新时代坚持和发展中国特色社会主义的基本方略。医疗卫生法律法规是保障人民健康和生命安全的重要手段，也是推动医药卫生事业发展和医学科学进步的关键。护理工作是医疗卫生工作的重要组成部分，与人的健康和生命安全息息相关。依法执业与管理是维护护士合法权益、守护人民群众健康的重要保障。

第一节 概　述

一、卫生法体系

（一）卫生法

卫生法（health law）是指由国家制定或认可的，并由国家强制力作保证，以调整人们在医疗卫生活动中各种社会关系的行为规范总和，是我国法律体系的重要组成部分。立法的目的在于维护国家安全，维护卫生事业的公益性地位，及时有效地控制突发性公共卫生事件，维护卫生事业健康有序发展。

目前我国没有专门的卫生法，只有以公共卫生与医政管理为主的单个法律法规构成的一个相对完整的卫生法体系。医疗方面主要是由《中华人民共和国执业医师法》《医疗机构管理条例》及其实施细则、《护士条例》《中华人民共和国母婴保健法》及其实施办法、《中华人民共和国义务献血法》《医疗事故处理条例》等法律法规构成。

（二）医政法

医政法（medical law）是指国家制定的用以规范国家医政活动和社会医事活动，调整因医政活动而产生的各种社会关系的法律法规的总称。医政法有四大特点：①以保护公民的生命健康权为根本宗旨。②跨越卫生法和行政法两大法律体系。③社会管理功能显著。④技术规范多。

目前，我国还没有颁布医政法，主要是由医疗机构法、医务人员法、医事行为法、医政组织法、医政人员法、医政行为法、医疗纠纷处理法、急救法、尸体医用管理法形成的医政管理法规体系。

二、护理法

护理法（nursing legislation）是由国家制定的，用以规范护理活动（如护理教育、护士注册和护理服务）及调整因这些活动而产生的各种社会关系的法律规范的总称。护理立法始于20世纪初，1919年英国率先颁布了本国的护理法——《英国护理法》；1921年荷兰颁布了护理法；1947年国际护士委员会发表了一系列有关护理立法的专著；1953年世界卫生组织发表了第一份有关护理立法的研究报告；1968年国际护士委员会特别成立了一个专家委员会，制定了护理立法史上划时代的文件——《系统制定护理法规的参考指导大纲》，为各国护理法必须涉及的内容提供了权威性的指导。1984年WHO调查报告，欧洲18国、西太平洋地区12国、中东20国、东亚10国及非洲16国均已制定了护理法规。目前我国尚未颁布护理法，正在执行的是《护士条例》以及与护理工作相关的法规、规章及规范性文件。

第二节　我国护理管理相关的法律法规

一、《医疗机构管理条例》

（一）施行与修订

条例于 1994 年 2 月 26 日通过，在 2016 年 2 月 6 日、2022 年 3 月 29 日进行二次修订。条例共 7 章、55 条，具体包括总则、规划布局和设置审批、登记、执业、监督管理、罚则和附则七个部分。

（二）条例特点

1. 任何单位或者个人，未取得《医疗机构执业许可证》或者未经备案，不得开展诊疗活动。

2. 医疗机构执业，必须遵守有关法律法规和医疗技术规范。

3. 医疗机构必须将《医疗机构执业许可证》、诊疗科目、诊疗时间和收费标准悬挂于明显处所。

4. 医疗机构必须按照核准登记或者备案的诊疗科目开展诊疗活动。

5. 医疗机构不得使用非卫生技术人员从事医疗卫生技术工作。

6. 医疗机构应当加强对医务人员的医德教育。

7. 医疗机构工作人员上岗工作，必须佩戴载有本人姓名、职务或者职称的标牌。

8. 医疗机构对危重患者应当立即抢救。对限于设备或者技术条件不能诊治的患者，应当及时转诊。

二、《护士条例》

（一）施行与修订

经 2008 年 1 月 23 日国务院第 206 次常务会议通过，2008 年 1 月 31 日国务院令第 517 号公布，2008 年 5 月 12 日起施行，2020 年 3 月 27 日中华人民共和国国务院令第 726 号《国务院关于修改和废止部分行政法规的决定》进行第一次修订。修订后的《护士条例》共六章三十五条，目的是维护护士的合法权益，规范护理行为，促进护患关系和谐发展，保障医疗安全和人体健康。

（二）条例特点

1. **充分保障护士的合法权益**　通过明确护士应当享有的权利，规定对优秀护士的表彰、奖励措施，来激发护士的工作积极性；鼓励社会符合条件的人员学习护理知识，从事护理工作。在全社会形成尊重护士、关爱护士的良好氛围。

2. **严格规范护士的执业行为**　通过细化护士的法定义务和执业规范，明确护士不履行法定义务、不遵守执业规范的法律责任，促使广大护士尽职尽责，全心全意为人民群众的健康服务。

3. **强化医疗卫生机构的职责**　通过规定医疗卫生机构在配备护士、保障护士合法权益和加强在本机构执业护士的管理等方面的职责，促使医疗卫生机构加强护士队伍建设，保障护士的合法权益，规范护士护理行为，为促进护理事业发展发挥应有的积极作用。

三、《护士执业注册管理办法》

（一）发布与施行

2008年5月4日经卫生部部务会议讨论通过，卫生部令第59号发布，自2008年5月12日起施行，共二十四条。它在《护士条例》基础上进一步规范了护士执业注册管理，明确了护士执业注册应具备的条件及延续注册、变更注册的规定等。

（二）护士执业注册应具备的条件

1. 具有完全民事行为能力。

2. 在中等职业学校、高等学校完成教育部和卫生部规定的普通全日制3年以上的护理、助产专业课程学习，包括在教学、综合医院完成8个月以上护理临床实习，并取得相应学历证书。

3. 通过卫生部组织的护士执业资格考试。

4. 符合下列健康标准：无精神病史；无色盲、色弱、双耳听力障碍；无影响履行护理职责的疾病、残疾或者功能障碍者。

（三）护士执业注册应提交的材料

1. 护士执业注册申请审核表。

2. 申请人身份证明。

3. 申请人学历证书及专业学习中的临床实习证明。

4. 护士执业资格考试成绩合格证明。

5. 省、自治区、直辖市人民政府卫生行政部门指定的医疗机构出具的申请人6个月内健康体检证明。

6. 医疗卫生机构拟聘用的相关材料。护士执业注册有效期为5年。

（四）护士延续注册

护士执业注册有效期届满需要继续执业的，应当在有效期届满前30日，向原注册部门申请延续注册。护士申请延续注册，应当提交下列材料：

1. 护士延续注册申请审核表。

2. 申请人的《护士执业证书》。

3. 省、自治区、直辖市人民政府卫生行政部门指定的医疗机构出具的申请人6个月内健康体检证明。医疗卫生机构可以为本机构聘用的护士集体申请办理护士执业注册和延续注册。

（五）重新申请注册

有下列情形之一的拟在医疗卫生机构执业时，应当重新申请注册：

1. 注册有效期届满未延续注册的。

2. 受吊销《护士执业证书》处罚，自吊销之日起满2年的。重新申请注册应按照规定提交材料，中断护理执业活动超过3年的，还应当提交在省、自治区、直辖市人民政府卫生行政部门规定的教学、综合医院接受 3 个月临床护理培训并考核合格的证明。

（六）变更执业注册

护士在其执业注册有效期内变更执业地点的，应当向拟执业地注册主管部门报告，并提交下列材料：

1. 护士变更注册申请审核表。

2. 申请人的《护士执业证书》。

四、《中华人民共和国传染病防治法》

（一）施行与修订

由中华人民共和国第七届全国人民代表大会常务委员会第六次会议于 1989 年 2 月 21 日通过，自 1989 年 9 月 1 日起施行。2004 年 8 月 28 日第十届全国人民代表大会常务委员会第十一次会议修订。根据 2013 年 6 月 29 日第十二届全国人民代表大会常务委员会第三次会议《关于修改〈中华人民共和国文物保护法〉等十二部法律的决定》修正。新修订的《中华人民共和国传染病防治法》共九章八十条，分别就传染病预防、疫情报告、通报和公布、疫情控制、医疗救治监督管理等做了修订和说明。2020 年 10 月 2 日，国家卫健委发布《中华人民共和国传染病防治法》修订征求意见稿，明确提出甲乙丙三类传染病的特征。

（二）传染病的分类

本法规定的传染病分为三类。

1. 甲类传染病包括鼠疫、霍乱。

2. 乙类传染病包括传染性非典型肺炎、艾滋病、病毒性肝炎、脊髓灰质炎、人感染高致病性禽流感、麻疹、流行性出血热、狂犬病、流行性乙型脑炎、登革热、炭疽、细菌性和阿米巴性痢疾、肺结核、伤寒和副伤寒、流行性脑脊髓膜炎、百日咳、白喉、新生儿破伤风、猩红热、布鲁氏菌病、淋病、梅毒、钩端螺旋体病、血吸虫病、疟疾。

3. 丙类传染病包括流行性感冒、流行性腮腺炎、风疹、急性出血性结膜炎、麻风病、流行性和地方性斑疹、伤寒、黑热病、棘球蚴病、丝虫病，除霍乱、细菌性和阿米巴性痢疾、伤寒和副伤寒以外的感染性腹泻病。

4. 国务院卫生行政部门根据传染病暴发、流行情况和危害程度，可以决定增加、减少或者调整乙类、丙类传染病病种并予以公布。

5. 对乙类传染病中传染性非典型肺炎、炭疽中的肺炭疽和人感染高致病性禽流感，采取本法所称甲类传染病的预防、控制措施。

6. 其他乙类传染病和突发原因不明的传染病需要采取本法所称甲类传染病的预防、控制措施的，由国务院卫生行政部门及时报经国务院批准后予以公布、实施。省、自治区、直辖市人民政府对本行政区域内常见、多发的其他地方性传染病，可以根据情况决定按照乙类或者丙类传染病管理并予以公布，报国务院卫生行政部门备案。乙类传染病新增人感染H7N9 禽流感和新型冠状病毒感染两种。

（三）传染病预防、控制预案

1. 传染病预防控制指挥部的组成和相关部门的职责。

2. 传染病的监测、信息收集、分析、报告、通报制度。

3. 疾病预防控制机构、医疗机构在发生传染病疫情时的任务与职责。

4. 传染病暴发、流行情况的分级以及相应的应急工作方案。

5. 传染病预防、疫点疫区现场控制，应急设施、设备、救治药品、医疗器械以及其他物资和技术的储备与调用。

（四）传染病救治

1. 医疗机构应当对传染病患者，或者疑似传染病患者提供医疗救护、现场救援和接诊治疗。

2. 书写病历记录以及其他有关资料，并妥善保管。

3. 实行传染病预检、分诊制度。

4. 对传染病患者、疑似传染病患者，应当引导至相对隔离的分诊点进行初诊。

5. 不具备相应救治能力的，应当将患者及其病历记录复印件一并转至具备相应救治能力的医疗机构，具体办法由国务院卫生行政部门规定。

（五）传染病疫情报告

1. 疾病预防控制机构、医疗机构和采供血机构及其执行职务的人员发现本法规定的传染病疫情或者发现其他传染病暴发、流行以及突发原因不明的传染病时，应当遵循疫情报告属地管理原则，按照国务院规定的或者国务院卫生行政部门规定的内容、程序、方式和时限报告。

2. 任何单位和个人发现传染病患者或者疑似传染病患者时，应当及时向附近的疾病预防控制机构或者医疗机构报告。

3. 地方各级人民政府未依照本法的规定履行报告职责，或者隐瞒、谎报、缓报传染病疫情，或者在传染病暴发、流行时，未及时组织救治、采取控制措施的，由上级人民政府责令改正，通报批评，造成传染病传播、流行或者其他严重后果的，对负有责任的主管人员，依法给予行政处分，构成犯罪的，依法追究刑事责任。

五、《中华人民共和国民法典》

（一）施行

2020 年 5 月 28 日，十三届全国人大三次会议表决通过了《中华人民共和国民法典》，自 2021 年 1 月 1 日起施行。《中华人民共和国民法典》是新中国第一部以法典命名的法律，在法律体系中居于基础性地位，共七编、一千二百六十条，各编依次为总则、物权、合同、人格权、婚姻家庭、继承、侵权责任以及附则，第七编第六章为"医疗损害责任"。

（二）医疗损害责任

1. 患者在诊疗活动中受到损害，医疗机构或者其医务人员有过错的，由医疗机构承担赔偿责任。

2. 医务人员在诊疗活动中应当向患者说明病情和医疗措施。需要实施手术、特殊检查、特殊治疗的，医务人员应当及时向患者具体说明医疗风险、替代医疗方案等情况，并取得其明确同意；不能或者不宜向患者说明的，应当向患者的近亲属说明，并取得其明确同意。医务人员未尽到前款义务，造成患者损害的，医疗机构应当承担赔偿责任。

3. 因抢救生命垂危的患者等紧急情况，不能取得患者或者其近亲属意见的，经医疗机构负责人或者授权的负责人批准，可以立即实施相应的医疗措施。

4. 医务人员在诊疗活动中未尽到与当时的医疗水平相应的诊疗义务，造成患者损害的，医疗机构应当承担赔偿责任。

5. 患者在诊疗活动中受到损害，有下列情形之一的，推定医疗机构有过错：违反法律、行政法规、规章以及其他有关诊疗规范的规定；隐匿或者拒绝提供与纠纷有关的病历资料；遗失、伪造、篡改或者违法销毁病历资料。

6. 因药品、消毒产品、医疗器械的缺陷，或者输入不合格的血液造成患者损害的，患者可以向药品上市许可持有人、生产者、血液提供机构请求赔偿，也可以向医疗机构请求赔偿。患者向医疗机构请求赔偿的，医疗机构赔偿后，有权向负有责任的药品上市许可持有人、生产者、血液提供机构追偿。

7. 患者在诊疗活动中受到损害，有下列情形之一的，医疗机构不承担赔偿责任：患者或者其近亲属不配合医疗机构进行符合诊疗规范的诊疗；医务人员在抢救生命垂危的患者等紧急情况下已经尽到合理诊疗义务；限于当时的医疗水平难以诊疗。前款第一项情形中，医疗机构或者其医务人员也有过错的，应当承担相应的赔偿责任。

8. 医疗机构及其医务人员应当按照规定填写并妥善保管住院志、医嘱单、检验报告、手术及麻醉记录、病理资料、护理记录等病历资料。患者要求查阅、复制前款规定的病历资料的，医疗机构应当及时提供。

9. 医疗机构及其医务人员应当对患者的隐私和个人信息保密。泄露患者的隐私和个人信息，或者未经患者同意公开其病历资料的，应当承担侵权责任。

10. 医疗机构及其医务人员不得违反诊疗规范实施不必要的检查。

11. 医疗机构及其医务人员的合法权益受法律保护。干扰医疗秩序，妨碍医务人员工作、生活，侵害医务人员合法权益的，应当依法承担法律责任。

六、《医疗事故处理条例》

（一）施行

《医疗事故处理条例》是为正确处理医疗事故，保护患者和医疗机构及其医务人员的合法权益，维护医疗秩序，保障医疗安全，促进医学科学的发展而制定。经 2002 年 2 月 20 日国务院第 55 次常务会议通过，由中华人民共和国国务院于 2002 年 4 月 4 日发布，自 2002 年 9 月 1 日起施行。条例分总则、医疗事故的预防与处置、医疗事故的技术鉴定、医疗事故的行政处理与监督、医疗事故的赔偿、罚则、附则共七章六十三条。

（二）医疗事故

1. 医疗事故的定义与分级 医疗事故（medical negligence）是指医疗机构及其医务人员在医疗活动中，违反医疗卫生管理法律、行政法规、部门规章和诊疗护理规范、常规，过失造成患者人身损害的事故。根据对患者人身造成的损害程度分为四级。一级医疗事故：造成患者死亡、重度残疾的；二级医疗事故：造成患者中度残疾、器官组织损伤导致严重功能障碍的；三级医疗事故：造成患者轻度残疾、器官组织损伤导致一般功能障碍的；四级医疗事故；造成患者明显人身损害的其他后果的。

2. 医疗事故的预防与处置

（1）医疗机构及其医务人员在医疗活动中，必须严格遵守医疗卫生管理法律、行政法规、部门规章和诊疗护理规范、常规，恪守医疗服务职业道德。

（2）医疗机构应当对其医务人员进行医疗卫生管理法律、行政法规、部门规章、诊疗护理规范、常规的培训和医疗服务职业道德的行业培训。

（3）医疗机构应当设置医疗服务质量监控部门或者配备专（兼）职人员，负责监督医务人员的医疗服务工作，检查医务人员执业情况，接受患者对医疗服务的投诉，向其提供咨询服务。

（4）应当按照国务院卫生行政部门规定的要求，书写并妥善保管病历资料，因抢救急危患者，未能及时书写病历的，有关医务人员应当在抢救结束后6小时内据实补记，并加以注明。

（5）严禁涂改、伪造、隐匿、销毁或者抢夺病历资料。

（6）患者有权复印或者复制其门诊病历、住院志、体温单、医嘱单、化验单（检验报告）、医学影像检查资料、特殊检查同意书、手术同意书、手术及麻醉记录单、病理资料、护理记录以及国务院卫生行政部门规定的其他病历资料；医疗机构应当提供复印或者复制服务并在复印或者复制的病历资料上加盖证明印记，复印或者复制病历资料时，应当有患者在场。

（7）在医疗活动中，医疗机构及其医务人员应当将患者的病情、医疗措施、医疗风险等如实告知患者，及时解答其咨询，但是，应当避免对患者产生不利后果。

（8）医疗机构应当制定防范、处理医疗事故的预案，预防医疗事故的发生，减轻医疗事故的损害。

（9）医务人员在医疗活动中发生或者发现医疗事故、可能引起医疗事故的医疗过失行为或者发生医疗事故争议的，应当立即向所在科室负责人报告，科室负责人应当及时向本医疗机构负责医疗服务质量监控的部门或者专（兼）职人员报告，负责医疗服务质量监控的部门或者专（兼）职人员接到报告后，应当立即进行调查、核实，将有关情况如实向本医疗机构的负责人报告，并向患者通报、解释。

（10）发生医疗事故的，医疗机构应当按照规定向所在地卫生行政部门报告：导致患者死亡或者可能为二级以上的医疗事故；或导致3人以上人身损害后果；医疗机构应当在12小时内向所在地卫生行政部门报告：国务院卫生行政部门和省、自治区、直辖市人民政府卫生行政部门规定的其他情形。

（11）发生或者发现医疗过失行为，医疗机构及其医务人员应当立即采取有效措施，避免或者减轻对患者身体健康的损害，防止损害扩大。发生医疗事故争议时，死亡病例讨论记录、疑难病例讨论记录、上级医师查房记录、会诊意见、病程记录应当在医患双方在场的情况下封存和启封，封存的病历资料可以是复印件，由医疗机构保管。

（12）对疑似输液、输血、注射、药物等引起不良后果的，医患双方应当共同对现场实物进行封存和启封，封存的现场实物由医疗机构保存，需要检验的，应当由双方共同指定的、依法具有检验资格的检验机构进行检验，双方无法共同指定时，由卫生行政部门指定，疑似输血引起不良后果，需要对血液进行封存保留的，医疗机构应当通知提供该血液的采供血机构派员到场。

（13）患者死亡，医患双方当事人不能确定死因或者对死因有异议的，应当在患者死亡后48小时内进行尸检，具备尸体冻存条件的，可以延长至7日。

（14）患者在医疗机构内死亡的，尸体应当立即移放太平间，死者尸体存放时间一般不得超过2周，逾期不处理的尸体，经医疗机构所在地卫生行政部门批准，并报经同级公安部门备案后，由医疗机构按照规定进行处理。

（三）非医疗事故

1. 医疗事故技术鉴定规定有下列情形之一的，不属于医疗事故。

（1）在紧急情况下为抢救垂危患者生命而采取紧急医学措施造成不良后果的。

（2）在医疗活动中由于患者病情异常或者患者体质特殊而发生医疗意外的。

（3）在现有医学科学技术条件下，发生无法预料或者不能防范的不良后果的。

（4）无过错输血感染造成不良后果的。

（5）因患方原因延误诊疗导致不良后果的。

（6）因不可抗力造成不良后果的。

（7）医疗事故的处罚规定。

2. 有下列情形之一的，由卫生行政部门责令改正，情节严重的，对负有责任的主管人员和其他直接责任人员依法给予行政处分或纪律处分。

（1）未如实告知患者病情、医疗措施和医疗风险的。

（2）没有正当理由，拒绝为患者提供复印或者复制病历资料服务的。

（3）未按照国务院卫生行政部门规定的要求书写和妥善保管病历资料的。

（4）未在规定时间内补记抢救工作病历内容的。

（5）未按照本条例的规定封存、保管和启封病历资料和实物的。

（6）未设置医疗服务质量监控部门或者配备专（兼）职人员的。

（7）未制定有关医疗事故防范和处理预案的。

（8）未在规定时间内向卫生行政部门报告重大医疗过失行为的。

（9）未按照本条例的规定向卫生行政部门报告医疗事故的。

（10）未按照规定进行尸检和保存、处理尸体的。

 知识拓展　　●●●

实习护士发生医疗事故谁承担责任？

实习护士发生医疗事故是由医疗机构进行责任的承担，医疗机构承担责任之后向相关的责任人进行追偿，医疗事故的责任包括行政责任，进行行政处罚，民事责任还有刑事责任等责任。医院在医疗事故中存在过错，依据国务院发布施行的《医疗事故处理条例》，被告应承担医疗事故对患者造成人身损害所产生的医疗费并按规定进行赔偿。

七、《中华人民共和国献血法》

（一）施行

是为保证医疗临床用血需要和安全，保障献血者和用血者身体健康，发扬人道主义精神，促进社会主义物质文明和精神文明建设，制定的法规。由中华人民共和国第八届全国人民代表大会常务委员会第二十九次会议于1997年12月29日通过，自1998年10月1日起施行。

（二）临床用血安全

临床用血的包装、储存、运输，必须符合国家规定的卫生标准和要求；医疗机构对临床用血必须进行核查，不得将不符合国家规定标准的血液用于临床。为保障公民临床急救用血的需要，国家提倡并指导择期手术的患者自身储血，动员家庭、亲友、所在单位以及社会互助献血，为保证应急用血，医疗机构可以临时采集血液，但应当依照本法规定，确保采血用血安全，医疗机构临床用血应当制定用血计划，遵循合理、科学的原则，不得浪费和滥用血液。

（三）血站违反有关操作规程和制度采集血液的处理

由县级以上地方人民政府卫生行政部门责令改正，给献血者健康造成损害的，应当依法赔偿，对直接负责的主管人员和其他直接责任人员，依法给予行政处分，构成犯罪的，依法追究刑事责任。有下列行为之一的，由县级以上地方人民政府卫生行政部门予以取缔，没收违法所得，并处十万元以下的罚款，构成犯罪的，依法追究刑事责任。

1. 非法采集血液的。
2. 血站、医疗机构出售无偿献血血液的。
3. 非法组织他人出卖血液的。

（四）医疗机构的医务人员违反本法规定的处理

医务人员将不符合国家规定标准的血液用于患者的，由县级以上地方人民政府卫生行政部门责令改正，给患者健康造成损害的，应当依法赔偿，对直接负责的主管人员和其他直接责任人员，依法给予行政处分，构成犯罪的，依法追究刑事责任。

八、《医疗机构从业人员行为规范》

（一）施行

2012年6月26日，由卫生部、国家食品药品监督管理局、国家中医药管理局联合印发的规范性文件。该《规范》分总则、医疗机构从业人员基本行为规范、管理人员行为规范、医师行为规范、护士行为规范、药学技术人员行为规范、医技人员行为规范、其他人员行为规范、实施与监督、附则共十章六十条，自公布之日起施行。

（二）护士行为规范

1. 不断更新知识，提高专业技术能力和综合素质，尊重关心爱护患者，保护患者的隐私，注重沟通，体现人文关怀，维护患者的健康权益。

2. 严格落实各项规章制度，正确执行临床护理实践和护理技术规范，全面履行医学照顾、病情观察、协助诊疗、心理支持、健康教育和康复指导等护理职责，为患者提供安全优质的护理服务。

3. 工作严谨、慎独，对执业行为负责。发现患者病情危急，应立即通知医师，在紧急情况下为抢救垂危患者生命，应及时实施必要的紧急救护。

4. 严格执行医嘱，发现医嘱违反法律法规、规章或者临床诊疗技术规范，应及时与医师沟通或按规定报告。

5. 按照要求及时准确、完整规范书写病历，认真管理，不伪造、隐匿或违规涂改、销毁病历。

九、《药品不良反应报告和监测管理办法》

（一）发布与施行

于 2010 年 12 月 13 日经卫生部部务会议审议通过，2011 年 5 月 4 日中华人民共和国卫生部令第 81 号发布，自 2011 年 7 月 1 日起施行，共八章六十七条。为药品上市后的监管，规范药品不良反应报告和监测，及时、有效控制药品风险，公众用药安全提供了保障。

（二）相关概念

1. 药品不良反应　是指合格药品在正常用法用量下出现的与用药目的无关的有害反应。药品不良反应报告和监测是指药品不良反应的发现、报告、评价和控制的过程。

2. 严重药品不良反应　是指因使用药品引起以下损害情形之一的反应：导致死亡；危及生命；致癌、致畸、致出生缺陷；导致显著的或者永久的人体伤残或者器官功能的损伤；导致住院或者住院时间延长；导致其他重要医学事件，如不进行治疗可能出现上述所列情况的。

3. 新的药品不良反应　是指药品说明书中未载明的不良反应。说明书中已有描述，但不良反应发生的性质、程度、后果或者频率与说明书描述不一致或者更严重的，按照新的药品不良反应处理。

4. 药品群体不良事件　是指同一药品在使用过程中，在相对集中的时间、区域内，对一定数量人群的身体健康或者生命安全造成损害或者威胁，需要予以紧急处置的事件。同一药品，指同一生产企业生产的同一药品名称、同一剂型、同一规格的药品。

5. 药品重点监测　是指为进一步了解药品的临床使用和不良反应发生情况，研究不良反应的发生特征、严重程度、发生率等所开展的药品安全性监测活动。

（三）药品不良反应报告制度

1. 药品生产企业、经营企业、医疗机构应当按照规定报告所发现的药品不良反应。

2. 药品生产、经营企业和医疗机构应当建立药品不良反应报告和监测管理制度，药品生产企业应当设立专门机构并配备专职人员，药品经营企业和医疗机构应当设立或者指定机构并配备专（兼）职人员，承担本单位的药品不良反应报告和监测工作。

3. 从事药品不良反应报告和监测的工作人员应当具有医学、药学、流行病学或者统计学等相关专业知识，具备科学分析评价药品不良反应的能力。

4. 药品生产、经营企业和医疗机构获知或者发现可能与用药有关的不良反应，应当通过国家药品不良反应监测信息网络报告，不具备在线报告条件的，应当通过纸质报表报所在地药品不良反应监测机构，由所在地药品不良反应监测机构代为在线报告，报告内容应当真实、完整、准确。

5. 药品生产、经营企业和医疗机构发现或者获知新的、严重的药品不良反应应当在 15 日内报告，其中死亡病例须立即报告，其他药品不良反应应当在 30 日内报告，有随访信息的，应当及时报告。

6. 个人发现新的或者严重的药品不良反应，可以向经治医师报告，也可以向药品生产、经营企业或者当地的药品不良反应监测机构报告，必要时提供相关的病历资料。

（四）医疗卫生机构药品不良反应报告的法律责任

医疗卫生机构有下列情形之一的，由所在地卫生行政部门给予警告，责令限期改正，逾期不改的，处三万元以下的罚款，情节严重并造成严重后果的，由所在地卫生行政部门对相关责任人给予行政处分。

1. 无专职或者兼职人员负责本单位药品不良反应监测工作的。

2. 未按照要求开展药品不良反应或者群体不良事件报告、调查、评价和处理的。

3. 不配合严重药品不良反应和群体不良事件相关调查工作的，药品监督管理部门发现医疗机构有前款规定行为之一的，应当移交同级卫生行政部门处理，卫生行政部门对医疗机构作出行政处罚决定的，应当及时通报同级药品监督管理部门。

第三节　护理管理中常见的法律问题

一、护士的执业权利和义务

我国首部保护护士劳动权益的法规《护士条例》的出台，为保障护士的合法权益筑起了强有力的法律保证，使护理劳动者维权做到有法可依，更明确了护士的权利和义务。

（一）护士的执业权利

1. 护士执业按照国家有关规定获取工资报酬、享受福利待遇、参加社会保险的权利，任何单位或者个人不得克扣护士工资，降低或者取消护士福利等待遇。

2. 护士执业有获得与其所从事的护理工作相适应的卫生防护、医疗保健服务的权利。从事直接接触有毒有害物质、有感染传染病危险工作的护士，有依照有关法律、行政法规的规定接受职业健康监护的权利；患职业病的，有依照有关法律、行政法规的规定获得赔偿的权利。

3. 护士有按照国家有关规定获得与本人业务能力和学术水平相应的专业技术职务、职称的权利；有参加专业培训、从事学术研究和交流、参加行业协会和专业学术团体的权利。

4. 护士有获得疾病诊疗、护理相关信息的权利和其他与履行护理职责相关的权利，可以对医疗卫生机构和卫生主管部门的工作提出意见和建议。

5. 护士的其他执业权利：护士培训、医疗机构配备护理人员的比例、政府对护理人员表彰等方面，也要充分体现对护理人员权利的保障。

（二）护士的执业义务

1. 护士执业应当遵守法律法规、规章和诊疗技术规范的规定。

2. 护士执业活动中，发现患者病情危急，应当立即通知医师；紧急情况下为抢救垂危患者生命，应当先行实施必要的紧急救护。

3. 护士发现医嘱违反法律法规、规章或者诊疗技术规范规定的，应当及时向开具医嘱的医师提出；必要时，应当向该医师所在科室的负责人或者医疗卫生机构负责医疗服务管理的人员报告。

4. 护士应当尊重、关心、爱护患者，保护患者的隐私。

5. 护士有义务参与公共卫生和疾病预防控制工作，发生自然灾害、公共卫生事件等严重威胁公众生命健康的突发事件，护士应当服从县级以上人民政府卫生主管部门或者所在医疗卫生机构的安排，参加医疗救护。

（三）护士禁业

1. 未取得护士执业证书的人员。

2. 未按规定办理执业地点变更手续的护士。

3. 执业注册有效期满未延续注册的护士。

4. 虽取得执业证书但未经注册的护士，护理管理者应安排他们在注册护士的指导下做一些护理辅助工作，不能以任何理由安排他们独立上岗，否则被视为无证上岗、非法执业。

二、依法执业问题

（一）医疗事故

医疗事故是指医疗机构的主要医务工作人员因违反医疗卫生管理法律、行政法规、部门规章和诊疗护理规范、常规，在接诊运输、登记检查、护理治疗诊疗等活动程序中，未尽到应有的措施和治疗水平或措施不当、治疗态度消极、延误时机，告知错误，误诊漏诊、弄虚作假错误干预等不良行为，以致患者智力、身体发生了不应有的损害或延误了治疗时机造成了病情加重或死亡所产生的生命财产有额外损失的情况。《中华人民共和国刑法》第三百三十五条规定：医务人员由于严重不负责任，造成就诊人死亡或者严重损害就诊人身体健康的，处三年以下有期徒刑或者拘役。如护士执业时，错误使用医疗器械，不按操作规程办事，造成患者身体受损，违反了《中华人民共和国刑法》规定，构成了犯罪。

（二）患者隐私和信息保密责任

《中华人民共和国民法典》第七篇第一千二百二十六条规定：医疗机构及其医务人员应当对患者的隐私和个人信息保密。泄露患者的隐私和个人信息，或者未经患者同意公开其病历资料的，应当承担侵权责任。如在手术室、ICU及急诊科室随手在医院内拍照患者资料上传个人微博、微信等新媒体；在医院内电梯等公共场合谈论患者病情；疑难病案讨论、科室查房讨论，或者患者的死亡讨论透露患者个人信息、床号、身份工作信息、个人地址等。

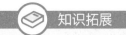 知识拓展

医院新生儿护士出售婴儿信息

2018 年，被告人护士 A 利用其在医院工作的便利，非法下载新生儿和产妇的个人信息，通过 QQ、邮箱等方式提供给经营母婴产业的被告人 B。被告人 B 将上述个人信息用于为其经营的母婴服务中心发展客户。截至 2020 年 6 月案发，李某共计向被告人 B 非法提供公民个人信息 89 904 条，获取非法所得 5.64 万元。

据被告人护士 A 交代，她以为最多是违反医院的管理规定，直到案发时，才知道自己触犯了法律。被告人护士 A 及被告人 B 违反国家有关规定，向他人非法提供、获取公民个人信息，情节特别严重，触犯了《中华人民共和国刑法》第二百五十三条之一的规定，应当以侵犯公民个人信息罪追究刑事责任。

（三）失职行为与渎职

主观上的不良行为或明显的疏忽大意，造成严重后果者属失职行为。例如：对危、急、重患者不采取任何急救措施或转院治疗，不遵循首诊负责制原则，不请示医生进行转诊以致贻误治疗或丧失抢救时机，造成严重后果的行为；擅离职守，不履行职责，以致贻误诊疗或抢救时机的行为；护理活动中，由于查对不严格或查对错误，不遵守操作规程，以致打错针，发错药的行为；不认真执行消毒、隔离制度和无菌操作规程，使患者发生交叉感染者；不认真履行护理基本职责，护理文件书写不实事求是等，违反护士职业道德要求，如为戒酒、戒毒者提供酒或毒品是严重渎职行为，窃取病区毒、麻限制药品，如哌替啶、吗啡等，或自己使用成瘾，视为吸毒，贩卖捞取钱财构成贩毒罪，将受到法律严惩。

（四）护理记录不规范

护理记录不仅是检查衡量护理质量的重要资料，也是医生观察诊疗效果、调整治疗方案的重要依据。在法律上，也有其不容忽视的重要性，不认真记录，或漏记、错记等均可能导致误诊、误治、引起医疗纠纷。护理记录在法律上的重要性，还表现在记录本身也能成为法庭上的证据，若与患者发生了医疗纠纷或与某刑事犯罪有关，此时护理记录则成为判断医疗纠纷性质的重要依据，或成为侦破某刑事案件的重要线索。因此，不能随意对原始记录进行添删或篡改。

（五）执行医嘱

医嘱通常是护理人员对患者施行诊断和治疗措施的依据。一般情况下，护理人员应一丝不苟地执行医嘱，随意篡改或无故不执行医嘱都属于违规行为，但如发现医嘱有明显的错误，护理人员有权拒绝执行，并向医生质疑和申辩。反之，若明知该医嘱可能给患者造成损害，酿成严重后果，仍照旧执行，护理人员将与医生共同承担其所引起的法律责任。

（六）麻醉药品与物品管理

"麻醉"药品主要指的是哌替啶、吗啡类药物。临床上只用于晚期癌症或术后镇痛等，护理人员若利用职权将这些药品提供给一些不法分子倒卖或吸毒自用，这些行为事实上已构

成了参与贩毒、吸毒罪。因此，护理管理者应严格抓好这类药品管理制度的贯彻执行，并经常向有条件接触这类药品的护理人员进行法律教育。另外，护理人员还负责保管、使用各种贵重药品、医疗用品、办公用品等，绝不允许利用职务之便，将这些物品占为己有。如占为己有且情节严重者，可被起诉犯盗窃公共财产罪。

（七）实习护生的职责范围

实习护生是正在学习的护理专业学生，尚不具备独立工作的权利。如果在执业护士的指导下，护生因操作不当给患者造成损害，可以不负法律责任。实习护生如果离开了注册护士的指导，独立进行操作，对患者造成了损害，就应负法律责任。所以，护生进入临床实习前，应该明确自己法定的职责范围。带教老师要严格带教，护士长在排班时，不可只考虑人员的短缺而将护生当作执业护士使用。

三、执业安全问题

执业安全（practice safety）是防止职工在执业活动过程中发生各种伤亡事故为目的的工作领域及在法律、技术、设备、组织制度和教育等方面所采取的相应措施。护士执业活动中，有获得与其所从事的护理工作相适应的卫生防护、医疗保健服务的权利。《护士条例》规定，"扰乱医疗秩序，阻碍护士依法开展执业活动，侮辱、威胁、殴打护士，或者有其他侵犯护士合法权益行为的，由公安机关依照治安管理处罚法的规定给予处罚；构成犯罪的，依法追究刑事责任"。《中华人民共和国民法典》也规定，"医疗机构及其医务人员的合法权益受法律保护。干扰医疗秩序，妨碍医务人员工作、生活，侵害医务人员合法权益的，应当依法承担法律责任"。由于工作环境、服务对象的特殊性，护理人员面临多种职业危害，包括生物性危害、化学性危害、物理性危害、心理危害、社会危害等，目前也是护理人员较关心的问题。因此，护理管理者要重视护理职业安全，加强教育，增强护士的防护意识，增加护士的防护知识，为护士提供必要的防护用具、药品和设备，最大程度地保障护士的职业安全。

四、护理工作中法律问题的预防

（一）加强对护理人员的法制教育

在护理基础教育阶段增加法制课程，将法制教育纳入继续教育范畴，强化护士终身学习，把法制教育贯穿到护理工作的整个过程中。

（二）加强护理过程管理

护理管理部门应根据患者数量和病情轻重，安排相应数量及资格的护士，通过法律、法规、政策、条例、操作规程规范护士言行，并经常深入临床一线督察规章制度的落实与执行情况，做好护理过程管理。

（三）加强安全管理

1. 预防处理医嘱差错　严格执行处理医嘱制度，如有疑问或发现错误，须和主管医生校对清楚后方可执行；抢救患者时执行电话或口头医嘱，应听清医嘱，再问一遍，看清药品，保存安瓿，及时补写并转抄医嘱；护士要随时查看医嘱，核对治疗单、服药单；每周由护士长总查对医嘱一次，核对后用红笔签名。

2. 执行护理核心制度

（1）严格执行分级护理制度：护理人员要按护理级别要求执行，特别是对一级护理患者要做到按规定时间巡视；根据病情协助患者采取正确舒适的卧位；认真观察、及时发现患者的病情动态变化；当患者病情发生变化，及时按照医嘱更改护理级别。

（2）严格执行交接班制度：对当班患者的心理状况、病情特殊变化、当天或次日手术及特殊检查的患者准备工作及注意事项，特殊治疗、特殊标本的留取等进行交接。交接班者双方共同巡视病房，对新入院、转入、手术、病危、待产者及有病情特殊变化和特殊心理状况的重点患者进行床头交接。

3. 提高护理记录的书写质量　要求护理人员认真学习《病历书写基本规范》，书写应当客观、真实、准确、及时、完整。从法律的角度规范护理文书；禁止涂改、粘贴、错写、漏写。一般患者护理记录内容包括患者姓名、科别、住院病历号（或病案号）、床位号、页码、记录日期和时间、病情观察情况、护理措施和效果、护士签名等；危重患者护理记录应当根据相应专科的护理特点书写。内容包括患者姓名、科别、住院病历号（或病案号）、床位号、页码、记录日期和时间、出入液量、体温、脉搏、呼吸、血压等病情观察、护理措施和效果、护士签名等。记录时间应当具体到分钟。

本章小结

思考题　1. 请列举我国护理管理相关的法律法规。

2. 护士依法执业常见问题有哪些？

3. 管理者如何预防护理工作中法律问题的发生？

更多练习

（陈　玲）

参考文献

［1］斯蒂芬·P.罗宾斯,玛丽·库尔特,戴维·A.德森佐.管理学原理与实践［M］.10版.北京:机械工业出版社,2019.

［2］刘同柱.智慧医院建设模式与创新［M］.安徽:中国科学技术大学出版社,2019.

［3］孙宗耀,荆春丽,周鹏.管理学基础［M］.北京:北京理工大学出版社,2020.

［4］赵鹤.团队时间领导的形成及有效性研究［D］.武汉大学,2020.

［5］应波,韩斌如.临床移动护理信息系统使用指引［M］.北京:中国科学技术出版社,2020.

［6］李鼎新.简明管理学教程［M］.北京:中国人民大学出版社,2020.

［7］郑承志.管理学基础［M］.中国科学技术大学出版社,2020.

［8］米光丽.护理管理学［M］.北京:科学出版社,2021.

［9］李现红,任安霁.互联网+护理服务:探索与展望［M］.长沙:中南大学出版社,2021.

［10］张英奎,孙军,姚水洪.现代管理学［M］.3版.北京:机械工业出版社,2021.

［11］全小明,柏亚妹.护理管理学［M］.4版.北京:中国中医药出版社,2021.

［12］杨善林.企业管理学［M］.4版.北京:高等教育出版社,2021.

［13］胡艳宁,熊振芳.护理管理学［M］.3版.北京:人民卫生出版社,2021.

［14］胡斌春,王华芬.护理管理与临床护理技术规范护理管理规范［M］.浙江:浙江大学出版社,2021.

［15］于玲玲,段东山,刘秀.管理学［M］.北京:北京理工大学出版社,2022.

［16］唐园媛,苗晓琦,张成.护理管理学［M］.5版.北京:中国人口出版社,2022.

［17］吴欣娟,王艳梅.护理管理学［M］.5版.北京:人民卫生出版社,2022.

［18］王小宁,刘中民.生命科学与健康产业新模态研究蓝皮书2021—2022［M］.北京:中国科学技术出版社,2022.

［19］龚峰.人力资源管理［M］.2版.上海:上海财经大学出版社,2022.

［20］张智光.管理学原理领域、层次与过程［M］.4版.北京:复旦大学出版社,2022.

［21］吴崑.管理学基础［M］.北京:清华大学出版社,2022.

［22］罗力.医院信息管理［M］.北京:中国协和医科大学出版社,2022.

［23］朱海华,杨银玲,赵敏.智慧护理信息打造［M］.厦门:厦门大学出版社,2021.

［24］秦月兰,石泽亚,石小毛.互联网+护理服务实践指南［M］.长沙:湖南科学技术出版社,2022.

［25］张鹭鹭，李士雪．医院管理学概论［M］．北京：中国协和医科大学出版社，2022.

［26］刘云．医院信息系统［M］．南京：东南大学出版社，2022.

［27］秦雯霞，陈莉梅，孙清，等．信息化手段在医疗管理中的应用［M］．成都：四川大学出版社，2023.

［28］李乐之，黄伶智．高级护理管理理论与实践［M］．长沙：中南大学出版社，2023.

［29］吴炜炜，姜小鹰．外籍护理先驱对中国近代护理的影响［J］．中华护理杂志，2023，58（16）：1945-1950.